CANCER DU SEIN

Mireille Fortier

CANCER DU SEIN

Accompagnement pas à pas pour mieux traverser l'épreuve

MÉDIASPAUL

Médiaspaul reconnaît l'aide financière du Gouvernement du Canada par l'entremise du Fonds du livre du Canada, du Conseil des Arts du Canada et de la Société de développement des entreprises culturelles du Québec (SODEC) pour ses activités d'édition.

Conseil des Arts du Canada | Canada Council for the Arts | Patrimoine canadien | Canadian Heritage | Société de développement des entreprises culturelles Québec

Catalogage avant publication de Bibliothèque et Archives nationales du Québec et Bibliothèque et Archives Canada

Fortier, Mireille, 1971-

Cancer du sein : accompagnement pas à pas pour mieux traverser l'épreuve

Comprend des références bibliographiques.

ISBN 978-2-89760-120-1

1. Sein– Cancer. 2. Sein – Cancer – Traitement. 3. Fortier, Mireille, 1971- – Santé. I. Titre.

RC280.B8F67 2017 616.99'449 C2017-940623-X

ISBN 978-2-89760-120-1 (papier)
ISBN 978-2-89760-139-3 (epub)
ISBN 978-2-89760-140-9 (PDF)

Maquette de la couverture : *Anne-Sophie Caouette*
Photo de la couverture : *Shutterstock*
Composition et mise en pages : *Robert Charbonneau*
Révision et direction éditoriale : *Marie-Andrée Lamontagne*

Dépôt légal — 4e trimestre 2017
Bibliothèque et Archives nationales du Québec
Bibliothèque et Archives Canada

Médiaspaul
3965, boul. Henri-Bourassa Est
Montréal, QC, H1H 1L1 (Canada)
www.mediaspaul.ca
mediaspaul@mediaspaul.ca

Médiaspaul
48, rue du Four
75006 Paris (France)
distribution@mediaspaul.fr

Imprimé au Canada – Printed in Canada

Le contenu d'ordre médical ainsi que la terminologie propres aux domaines médical et oncologique ont été lus et approuvés par le Dr Georges-Étienne Rivard, hémato-oncologue à l'hôpital Sainte-Justine de Montréal. Je l'en remercie chaleureusement et lui exprime toute ma reconnaissance.

Toute opinion exprimée dans ce livre demeure celle de l'auteure.

À mon team *de trois, je vous aime.*

Et à Guylaine, Fabienne, Linda, Isabelle,
Francine, Armelle, Marie, Martine, Chantal…

Avant-propos

ÉCRIRE. J'ai envie d'écrire. Pour celles qui comme moi passent par là. Pour celles qui sont inquiètes de ce qui va leur arriver, de ce qui va se passer. Qui voudraient savoir comment on fait, s'il y a des trucs pour mieux passer au travers. À l'époque où je fréquentais sur Internet des forums de discussion sur le cancer, je lisais de nombreuses questions du genre : « Est-ce que c'est normal ? », « Qu'est-ce que ça veut dire ? », « Est-ce que c'était comme ça pour vous autres aussi ? », « Répondez-moi, svp ! »

Beaucoup d'angoisse, de questions, de noirceur, comme quand on avance à tâtons, sans trop savoir ce qu'il y a devant. On cherche alors des éclaireurs. Des fanaux. L'expérience de quelqu'un qui est passé par là, qui s'en est bien sorti et qui pourra rassurer. Parce que c'est surtout de ça dont on a besoin : être rassurée. Pas sottement rassurée, bien sûr. On ne veut pas se faire raconter des histoires pour s'endormir. On ressent plutôt le besoin de se raconter, entre femmes, de se tourner vers d'autres femmes qui ont vécu cette épreuve et qui pourront aider et accompagner celles qui la vivent à présent. Ce qui était mon cas, il y a peu de temps.

On veut juste être normales, semblables aux autres femmes. Car avoir un cancer donne envie de penser qu'on n'est plus comme les autres femmes ; brutalement, on a basculé dans un univers a priori étranger. On voit soudain sa vie menacée par un mal sournois, comme tapi dans l'ombre, qui a évolué au cœur de soi-même. Puis viennent la mastectomie, les douleurs cicatricielles, la souffrance à l'idée de se voir amputée, marquée de cicatrices qui raconteront à tout jamais le chemin par lequel on est passée. Et que dire de la chimiothérapie et de la radiothérapie, de ces mots qui font peur et qui évoquent les pires images ? Le dur chemin qui vous transforme en profondeur. Et le double sentiment qui habite chacune : grande reconnaissance envers la vie qui est préservée et, en même temps, crainte terrible des traitements qui font mal à l'intérieur. Ce double sentiment est paradoxal, car le mal dans cette histoire, c'est le cancer. Mal invisible qui peut détruire une vie et qui sera combattu par des méthodes aux effets tout aussi violents et qui se feront sentir non seulement durant les traitements, mais longtemps après, en laissant des séquelles.

Ce livre se veut donc un accompagnement pour toute femme atteinte d'un cancer du sein, ainsi que pour ses proches qui se tiendront à ses côtés pendant son parcours. Un livre qui accompagnera, pas à pas, la femme qui reçoit un diagnostic du cancer du sein et qui devra passer par l'une ou l'autre, voire par toutes les étapes ici répertoriées.

Recevoir un diagnostic de cancer fait entrer dans le système hospitalier par la grande porte, soit. Mais encore faut-il savoir y naviguer, et j'ai constaté que ce n'était pas chose facile. J'ai appris à le faire à mesure que les événements s'enchaînaient et, à maintes reprises, je me suis dit que j'aurais bien aimé en connaître les détails à l'avance. Bien sûr, il existe de nombreux bouquins sur le cancer, sur la maladie, sur des témoignages faits par de nombreuses femmes qui y ont survécu. En librairie, en bibliothèque, j'ai trouvé quelques guides qui expliquaient très mécaniquement les procédures chirurgicales. Ceux-ci ne répondaient que très peu à mes questions sur la chimiothérapie et encore moins sur la radiothérapie. Leurs explications me semblaient froides et dépourvues de la chaleur humaine que donnerait au récit une femme qui serait passée par là.

À ces ouvrages s'ajoute tout ce qui traîne sur Internet, et là mes réserves sont encore plus grandes, car chacun sait qu'on y trouve tout et son contraire. Comment alors départager le vrai du faux ? Comment savoir si ce que je lis est conforme à la réalité ou n'est pas quelque peu exagéré ? Il me semblait qu'une femme ayant traversé ces diverses épreuves aurait davantage de précieux conseils à faire partager que la plupart des commentateurs. Des conseils qui peuvent paraître banals et anodins pour qui n'est pas directement touché par le cancer, mais qui prennent toute leur importance pour celle qui devra surmonter ces épreuves l'une après l'autre.

Les cancers du sein étant nombreux et de nature très variable, chaque femme étant d'ailleurs différente et réagissant différemment, chaque histoire est unique et il serait présomptueux de prétendre que ce livre répondra à toutes les questions de toutes les femmes. Cependant, chacune de ces situations particulières se rattache à un tronc commun, à un chemin principal emprunté par toutes, quel que soit le type de cancer du sein.

C'est de ce chemin que je veux témoigner, et j'espère du plus profond de mon cœur que ce livre aidera les femmes à mieux anticiper ce qui se présentera sur leur route et, du coup, à mieux comprendre ce qu'il leur arrive. J'espère aussi que les renseignements qu'il contient les aideront à mieux se préparer aux différentes étapes et donneront envie à chacune de prendre sa santé en mains, de se considérer, à juste titre, comme membre à part entière de l'équipe soignante. Que ce livre leur permettra d'atténuer, autant que possible, les effets secondaires d'une longue suite de traitements dont le coût total, physique et psychologique, devrait être réduit au minimum. J'espère enfin que les renseignements fournis dans ce livre leur donneront envie de se donner le premier rôle dans cette histoire et de transformer en actes et en gestes efficaces le terrible sentiment d'impuissance qui nous habite toutes à l'annonce du diagnostic. De tous ces buts, s'ils sont atteints, découleront forcément une joie intérieure et une fierté qui ne les quitteront plus ensuite.

Au fil de cette longue épreuve, j'ai surtout eu recours à des gestes, à des attitudes et à des façons de faire pour me permettre de la traverser de manière à ce qu'elle laisse le moins de traces possibles, à la fois sur mon corps et sur mon moral. Je voulais trouver des moyens de soutenir mon système immunitaire, de maintenir au mieux ma vitalité et, surtout, de ne pas sombrer dans une torpeur post-cancer, voire dans la dépression. Les cas de ce genre sont malheureusement trop nombreux et je ne voulais pas ajouter mon nom à cette longue liste. On m'a raconté à ce sujet une anecdote qui m'a beaucoup aidée et j'aimerais à mon tour vous en faire part en espérant vous aider ainsi à mieux comprendre l'importance de préparer très tôt l'après-cancer.

Ma cousine, dont le mari a souffert d'un cancer des amygdales, m'a raconté leur première rencontre avec l'oncologue. Après leur avoir expliqué la nature du cancer et des traitements à suivre, le médecin leur a donné congé. Ma cousine et son mari s'apprêtaient à partir lorsque l'oncologue les a retenus et leur a demandé, de but en blanc : « Est-ce que je vous ai fait mon *speech* du marathonien ? » « Non », ont-ils répondu. « Rassoyez-vous alors, je n'ai pas fini. » Et là, il s'est lancé dans une analogie entre le patient qui subit des traitements contre le cancer et le marathonien.

Le marathonien est un sportif d'endurance. Il court sur une longue distance et doit fournir tout au long du parcours une énergie constante et renouveler sa performance à chaque pas. La course n'est pas finie tant que la ligne d'arrivée n'est pas franchie. Il s'accroche donc, pas après pas, au but de la course et endure, pendant tout le trajet, la douleur, la soif, la fatigue, le découragement. Il résiste à l'envie de tout laisser tomber et concentre son attention, son énergie et sa détermination sur cette fameuse ligne d'arrivée. Celle-ci semble éloignée au début de la course et le marathonien aura souvent l'impression qu'il n'y arrivera jamais, mais il n'abandonne pas et il continue de courir, mettant un pas devant l'autre, et ainsi il avance. Inexorablement, il se rapproche du but.

Alors dites-moi, après tous ces efforts déployés, qu'arrive-t-il au marathonien lorsqu'il franchit la fameuse ligne d'arrivée ?

Quel est son premier geste ? Il s'écroule. Il tombe. Il s'effondre sur lui-même. Ses efforts, son énergie, toute sa douleur convergent vers un but précis et, lorsque le coureur sent qu'il n'a plus à tenir bon, qu'il a fourni l'effort qu'il devait, il laisse son immense fatigue prendre le dessus. En fait, il cesse de la combattre en lui-même et il la laisse prendre toute la place.

Trop de personnes ayant souffert d'un cancer et ayant dû se battre avec cette terrible maladie ont, une fois les traitements terminés, succombé à cette fatigue en montrant les signes d'une dépression. Je ne parle pas ici de quelques moments probables de déprime ou d'épuisement. La situation est documentée et bien connue des oncologues. Je parle de dépression. De celle qui survient quand la chimie du cerveau est déséquilibrée et que des fonctions naturelles comme manger et dormir sont perturbées. Le moindre geste – faire une activité quelconque, voir des gens, participer à la vie de famille, exécuter les tâches de la vie quotidienne, se laver, s'habiller, travailler – prend alors une ampleur démesurée et exige une force titanesque pour être accompli. Tout comme le marathonien, le patient aura déployé tellement d'efforts, tant sur le plan mental que physique, pendant l'épreuve qu'une fois celle-ci terminée, lui aussi s'effondre sur la ligne d'arrivée.

De l'extérieur, qui n'a pas vécu cette épreuve pourrait croire que c'est l'inverse qui doit se produire. Ayant vaincu le cancer, le patient devrait en principe se réjouir d'être arrivé au but, jubiler à l'idée de ne plus avoir à subir de lourds traitements, à ne plus devoir se rendre sur une base régulière à ses rendez-vous à l'hôpital. Il en a fini avec le cancer, vous dites-vous.

Détrompez-vous. C'est malheureusement souvent le contraire qui se produit. Bien sûr, tous les patients en oncologie ne risquent pas la dépression. Mais tous doivent demeurer vigilants. Le danger résiderait dans le fait que la dépression passe souvent inaperçue dans le brouhaha des traitements et le tourbillon incessant d'émotions qui assaillent le malade, même une fois terminée la phase thérapeutique.

Prévenue de cette éventualité, j'ai voulu préparer l'après-cancer pendant mes traitements et faire en sorte de ne pas m'écrouler sur la ligne d'arrivée. Dans ce livre, j'expliquerai donc aussi ce qui peut aider à ne pas s'effondrer une fois les traitements terminés et, de même par la suite, à remonter la pente de la santé de la manière la plus assurée qui soit. Je proposerai des moyens de réduire au maximum les traces, à la fois physiques et psychologiques, laissées par l'épreuve du cancer afin de retrouver énergie et qualité de vie.

Je souhaite sincèrement que ce livre vienne en aide au plus grand nombre de femmes possible. Mais s'il devait n'en toucher qu'une, ce serait déjà très bien. Si l'épreuve d'avoir un cancer amenait une femme, une seule, à se questionner, à remettre en question certains comportements qu'elle tient pour acquis et, surtout, l'amenait à se prendre en mains, à être celle qui prend l'initiative dans l'épreuve, eh bien, cette femme en ressortirait forcément gagnante… et grandie.

L'épreuve du cancer est très intime. Elle fait résonner en nous les questions les plus fondamentales et mobilise nos forces intérieures les plus vives. C'est la raison pour laquelle j'ai envie, dans la suite de ce livre, d'utiliser la deuxième personne du singulier, le « tu ». J'espère qu'on me pardonnera cette familiarité, qu'on y verra plutôt le souhait de me rapprocher de la femme à qui je m'adresse, de cette femme que je tenterai d'informer et de rassurer, d'accompagner afin qu'elle se sente moins seule au long d'un parcours à la fois terrifiant et révélateur. Le chemin est ardu, décourageant, semé d'embûches et déroutant. Mais il est aussi le lieu de rencontres formidables et inspirantes. C'est surtout un chemin qui mène directement à soi-même et qui conduit au-delà des limites qu'on croyait les siennes. Merci de me permettre de te tutoyer, toi qui t'apprêtes à emprunter cette route. Merci de me permettre de partager avec toi ce que j'ai découvert et qui te viendra en aide, car tel est mon souhait le plus cher. Ainsi, si tu dois passer par là, voici ce qu'il te serait bon et utile de savoir…

Mise en garde

Pour écrire ce guide, je me suis très largement inspirée de ma propre expérience, des traitements que j'ai dû subir et des effets qu'ils ont eus sur moi. À partir de ces expériences, j'ai cherché à atténuer les traces qu'ils laisseraient sur mon corps et sur mon esprit. Dans ce but, j'ai privilégié diverses approches qui m'ont été bénéfiques.

Le cancer est une maladie complexe. Le cancer du sein, plus particulièrement, se décline suivant de nombreux types. Certains sont de type *in situ*, d'autres sont dits infiltrants, certains sont canalaires, d'autres lobulaires. Certains sont de type HER_2 positif, d'autres négatif, certains hormonodépendants, d'autres non. Bref, il existe de nombreux types de cancers du sein et, donc, tout autant de protocoles thérapeutiques touchant à la fois à la chirurgie, à la chimiothérapie, à la radiothérapie, aux traitements ciblés et hormonaux ou autre. À cette diversité de nature s'ajoute évidemment le fait que, à cancer du sein et traitements égaux, deux femmes n'en auront pas nécessairement la même expérience. Chez certaines, les effets secondaires de tel ou tel traitement seront pires que chez d'autres. Des femmes éprouveront certaines difficultés ou se heurteront à certains obstacles que d'autres, dans la même situation, n'expérimenteront pas ou, sinon, à des degrés variables. Je crois qu'on pourrait écrire un livre différent pour chaque femme souffrant d'un cancer du sein tellement sont nombreuses les variables en jeu.

Le fait d'avoir vécu cette épreuve du cancer ne fait pas de moi une experte, loin de là. Je tiens à rappeler que je ne suis pas médecin, encore moins oncologue. Je ne prétends pas m'arroger des compétences qui ne sont pas les miennes. J'ai trop de respect pour celles et ceux qui ont étudié la médecine et pratiquent cette profession. L'oncologie est un domaine complexe et en constante évolution. Cela étant, je peux tout de même écrire cet ouvrage en m'appuyant sur un chemin principal, un chemin commun à toutes les femmes ayant dû traverser cette épreuve.

J'ai rédigé cet ouvrage en portant trois chapeaux : celui de la technicienne en réadaptation physique que j'ai été, celui de l'ancienne patiente de cancer et celui de la pédagogue que je suis. J'ai fait appel tour à tour à mon expérience, à mes compétences et aux nombreuses lectures que j'ai faites dans le seul but de soutenir les femmes atteintes d'un cancer du sein. J'espère que ce livre sera un guide général, une source d'inspiration pour prendre sa santé en mains et qu'il offrira des pistes de solutions aux nombreux obstacles qui jalonnent ce dur chemin. Il appartient à chacune de puiser dans ce livre ce qui lui convient, de laisser tomber ce qui ne correspond pas à sa situation et de trouver en elle-même la meilleure façon de traverser l'épreuve.

Bonne chance à toutes, bonne chance à toi.

Regarder la vie en face
Toujours
Regarder la vie en face
Et la reconnaître pour ce qu'elle est
Et enfin, la reconnaître et l'aimer pour ce qu'elle est

Michael Cunningham, *Les Heures*

PREMIÈRE
PARTIE

Plonger la tête la première

*L'allant des armées peut être sapé comme la résolution
du général ébranlée ; parce qu'il a la maîtrise de la résolution,
il oppose l'ordre au désordre, le calme à l'affolement.*

SUN TZU, *L'ART DE LA GUERRE*

1

Recevoir un diagnostic de cancer

23 SEPTEMBRE, peu après 18 h. Je me prépare, car je vais assister au premier concert de la saison. Je suis abonnée à l'OSM depuis quatre ans et j'adore me rendre à la Maison Symphonique pour assister à un concert de musique classique. J'ai pris un abonnement à une série de six concerts pour l'année et celui de ce mardi soir sera le premier de la série. J'ai très hâte.

On m'a fait une biopsie le 8 septembre et, depuis lors, j'attends les résultats. Je sais que, en principe, il faut compter environ deux bonnes semaines pour les obtenir. Je me dis que ce ne sera plus très long maintenant et que le résultat me sera communiqué sous peu. Chaque jour qui passe me rend un peu plus nerveuse. Je sais que je me rapproche du jour où j'apprendrai la nouvelle et, curieusement, j'ai le pressentiment très net que les nouvelles seront mauvaises. Je ne sais pas pourquoi, mais je le sens au plus profond de moi. Et puis, le téléphone sonne. C'est le Dr Bureau, mon gynécologue. Il m'appelle de Sherbrooke. Il a reçu les résultats de la biopsie et veut me les communiquer. Il met des gants blancs :

— Habituellement, je n'annonce pas ce genre de nouvelle au téléphone, on prend rendez-vous... Je suis désolé de vous dire ça au téléphone... Les résultats sont revenus positifs.

Discours de médecin, langage abstrait et déroutant. Quand le résultat d'un test est positif, c'est généralement négatif, d'un certain point de vue... Sauf s'il s'agit d'une grossesse désirée, bien sûr. Je lui demande d'être clair : s'agit-il bel et bien de cancer, ici ? J'avais besoin d'entendre le mot. Et j'ai entendu le médecin le prononcer. Ce mot a résonné au plus profond de moi :

— Oui, c'est cancéreux. Je suis désolé.

— ...

Coup de masse. Je cesse de respirer. Le temps s'arrête. Je ne peux tout simplement pas croire ce que j'entends. C'est impossible. Réaction classique : tout le monde réagit de même, me dira-t-on. On n'arrive pas à croire que ce genre de maladie peut frapper, là, maintenant. Puis le verdict tombe, il est trop tard pour espérer un dénouement différent. On ne peut plus rien changer à la situation. Tant et aussi longtemps que les résultats de la biopsie ne sont pas connus, tous les espoirs sont permis. On sourit aux gens, les gens nous sourient et se font rassurants : « C'est sûrement rien du tout », « Si cette masse te fait mal, c'est signe que ce n'est pas cancéreux », « Tu te seras inquiétée pour rien finalement ».

Mais, au fond de moi-même, je me dis que je le savais déjà depuis plusieurs semaines. La différence, c'est que là, c'est confirmé, c'est officiel. Pas de retour en arrière possible. Je dois maintenant m'engager sur un chemin dont j'ignore tout à fait les détours et l'issue. Ma vie bascule en un instant, ma vie, ma propre vie, chamboulée en quelques secondes… pour le reste de mon existence. À partir de ce moment, il y aura pour moi un avant et un après le cancer. Je crois qu'il est difficile d'échapper à ce tournant. Comme c'est le cas, d'ailleurs, pour tout événement marquant.

Je dois prendre une décision sur-le-champ. Mon choix est le suivant : ou je me fais suivre chez moi à Montréal, ou je me fais soigner à Sherbrooke. Si c'est à Montréal, le Dr Bureau ne peut pas me piloter dans ce réseau qu'il ne connaît pas. Je devrai m'introduire dans le réseau de la santé de Montréal par moi-même, trouver un médecin qui me prendra en charge. Et ce n'est pas une mince affaire par les temps qui courent. Si c'est à Sherbrooke, le Dr Bureau m'offre de lancer la requête en oncologie pour assurer la suite des choses. La démarche peut être rapidement enclenchée, les tests dépisteurs sont faits, un médecin est déjà impliqué. Et, facteur déterminant, ma mère, qui est à la retraite, habite encore Sherbrooke. Célibataire et sans enfant, je trouve plus simple de recevoir des soins à Sherbrooke et de vivre chez ma mère, qui pourra s'occuper de moi lorsque ce sera nécessaire. Or, le temps presse, je sens le besoin d'agir, et au plus vite. Apprendre ce genre de nouvelle s'accompagne d'un sentiment d'urgence. Il faut penser vite et bien. En quelques secondes, ma décision est prise. Je serai soignée à Sherbrooke. Le Dr Bureau en prend note.

— Très bien. Laissez-moi ça entre les mains, je m'en occupe. Je vais transférer votre dossier au Dr Forget, qui est un chirurgien spécialiste du cancer du sein. Il s'est déjà occupé de ma mère et de ma sœur dans le passé ; j'ai une grande confiance en lui. Je voudrais que ce soit lui qui s'occupe de vous.

Il ajoute :

— Vous savez, il faut que je vous dise quelque chose. Ce qui vous arrive, ce n'est pas de votre faute. Vous n'avez rien fait pour avoir ça. Ce n'est pas de votre faute.

Il conclut sur ces mots : « Bonne chance, madame Fortier. »

Je raccroche le combiné. Ma vie a basculé. À tout jamais. Rien ne sera plus jamais comme avant. En une seconde, un voile blanc est tombé sur mes yeux. Le silence… tout juste avant le tsunami d'émotions qui s'empare de moi ensuite. La peur. Telle est la toute première émotion montée du plus profond de moi. Une peur viscérale. Une peur nouvelle, très différente de toutes les autres sortes de peur qu'on peut ressentir dans sa vie, dans diverses situations. Mais cette fois, cette peur-là est différente. Le fragile équilibre dans lequel on se maintient se défait en quelques secondes et on se retrouve de l'autre côté de la barrière. Du côté des gens dont la vie est menacée pour vrai. J'apprendrai par la suite à apprivoiser cette peur, à vivre avec elle, et même, à m'en faire une alliée pour surmonter l'épreuve. Pour le moment, la peur me paralyse, me saisit, me fait trembler.

Puis les larmes jaillissent. Même si c'est peu. Après coup, je vois bien que tout s'est passé comme si je n'avais pas vraiment conscience de ce qui m'arrivait. Et, effectivement, cette réalité prendra quelques semaines à s'imposer. Mais je n'en suis pas encore là. Mon premier réflexe est de prévenir ma mère. Je sais qu'elle attend elle aussi avec impatience les résultats de la biopsie. Lorsqu'elle décroche le combiné et que je lui annonce que j'ai reçu les résultats, ma voix brisée ne lui laisse aucun espoir. Elle pousse un cri d'horreur et d'effroi. Après avoir pleuré avec elle, je décide d'appeler mon frère pour lui annoncer la nouvelle, puis mes amis les plus proches, ceux qui attendaient avec moi les résultats.

2

Leur apprendre la nouvelle

COMME TOUTES CELLES QUI SUIVRONT, l'étape de l'annonce n'a rien de facile.

Paradoxalement, simplicité sera le maître mot.

À l'entourage

J'ai passé la soirée au téléphone à annoncer à mon entourage que j'avais un cancer. À prononcer le mot : *cancer.* Toute la soirée, plusieurs heures au téléphone, à revenir de nombreuses fois sur le déroulement des événements, à répéter pour chacun ce que je savais, ce que le médecin m'avait dit et ce que j'avais décidé de faire. Et de passer ainsi la soirée à raconter ce qu'il m'arrivait, à partager le diagnostic avec les gens que j'aime et à recevoir, du coup, les témoignages d'affection, de soutien, de solidarité de toutes ces personnes, tout cela m'a fait beaucoup de bien. Plutôt que de rester seule avec la terrible nouvelle, j'ai éprouvé l'irrésistible besoin de partager mon fardeau avec les personnes qui me sont les plus chères. J'avais besoin d'un filet qui me donnerait sécurité, assurance et chaleur. J'ai été servie.

La parole est libératrice, salvatrice et, avec le recul, je crois que la parole aura été mon premier réflexe en vue de la guérison. Le processus de retour à la santé était déjà enclenché avant même que je m'en rende compte. Je m'en félicite aujourd'hui. Et je te souhaite, à ton tour, de trouver autour de toi des gens à qui t'ouvrir et qui sauront t'accueillir et t'écouter.

Je crois qu'il ne faut pas sous-estimer les effets bénéfiques de partager sa souffrance avec ses proches. Spontanément, certaines personnes auront peut-être un mouvement de recul devant tes difficultés. Pour celles-ci, faire face à un cancer semblera au-dessus de leurs forces, et ce, pour des raisons qui leur appartiennent. Ce genre de réaction est très probable. Mon conseil est le suivant : ne t'attarde pas trop longtemps sur l'incapacité de ces proches à t'accompagner ; mets-toi plutôt immédiatement à la recherche de personnes qui sauront, chacune à sa manière, faire un bout de chemin avec toi.

À partir du moment où le processus médical est enclenché, les événements se bousculeront. Le temps pressera et il sera important que tu sois bien entourée dès le début. Les défis, tout au long de ce parcours, seront nombreux et il serait présomptueux et naïf de t'imaginer pouvoir l'emprunter seule, sans jamais éprouver le besoin d'être épaulée et écoutée de temps à autre.

Aux enfants

N'ayant pas d'enfants, je n'ai pas eu à vivre l'épreuve supplémentaire qui consiste à leur annoncer que leur mère est atteinte d'un cancer du sein. Pour écrire ce livre, je suis donc partie à la recherche de mères qui avaient vécu l'épreuve du cancer du sein. J'ai voulu recueillir leur témoignage, savoir comment elles s'y étaient prises pour l'annoncer à leurs enfants, comment ces derniers avaient réagi et vécu la maladie de leur mère. Je me suis ainsi tournée vers Linda, qui vit en couple et est mère de deux garçons âgés, au moment du diagnostic, de 26 et 13 ans et d'une fille âgée de 9 ans ; vers Isabelle, chef de famille monoparentale et mère d'une fille de 10 ans ; vers Guylaine, qui vit en couple et est mère d'un garçon de 14 ans et d'une fillette de 4 ans.

Toutes trois ont fait preuve d'une grande générosité en acceptant de me faire part de leur expérience et de me raconter comment elles avaient abordé le sujet avec leurs enfants. Je crois que ce qu'elles ont vécu peut nous être à toutes très utile. Voici les propos qu'elles m'ont tenus au cours d'entrevues menées séparément.

Comment l'as-tu annoncé à tes enfants ?

Linda : Le soir même où j'ai appris le diagnostic, avec mon conjoint, tous assis ensemble à la table de la cuisine. Nous leur avons annoncé de façon très simple, en leur parlant avec des mots simples. Nous avons expliqué qu'il s'agissait d'un cancer. Nous avons refusé d'adopter une attitude défaitiste face à la situation. Nous avons plutôt mis l'accent sur l'existence des traitements pour y faire face.

Isabelle : J'ai utilisé les vrais mots. J'ai prononcé les mots « cancer du sein ». J'ai parlé des traitements. Je me suis adressée à ma fille comme à une adulte. J'ai choisi de miser sur les avancées de la médecine en lui expliquant que, malgré le fait que j'avais un cancer, j'étais chanceuse que la science soit aussi avancée de nos jours, que ça augmentait grandement mes chances de m'en sortir.

Guylaine : Avec la petite de 4 ans, on a été plus vagues. Je le lui ai annoncé à travers le jeu, avec des poupées, que maman était malade.

Quelle a été la réaction des enfants à l'annonce du diagnostic ? Comprenaient-ils ce qu'il se passait ?

Linda : L'aîné (celui de 26 ans), qui n'habite pas avec nous, est celui qui l'a le moins bien pris. Il était en colère et avait beaucoup de peine. Mon aîné s'est par la suite ressaisi et a beaucoup rassuré son frère et sa sœur. Il les incitait régulièrement à bien prendre soin de moi, à être sages et obéissants. Il m'a même offert d'aller magasiner avec moi les perruques lorsque j'en viendrais à perdre mes cheveux durant la chimiothérapie. Finalement, ce ne fut pas nécessaire, puisque des amies s'étaient cotisées pour m'en acheter une. Mais de savoir que mon fils a proposé de m'accompagner dans les magasins m'a beaucoup touchée. Le deuxième (celui âgé de 13 ans) a posé beaucoup de questions sur la maladie, sur les traitements. Je répondais à toutes ses questions le plus clairement et le plus simplement possible. Le dialogue avec lui, tout comme avec les deux autres d'ailleurs, a toujours été franc et ouvert. Quant à ma plus jeune, elle a manifesté son inquiétude de manière très directe en me demandant : « Vas-tu mourir, maman ? »

Isabelle : Ma fille, lorsqu'elle avait 4 ans, avait vu son grand-père décéder des suites d'un cancer. Elle en avait donc gardé le souvenir et comprenait très bien ce que le mot « cancer » voulait dire. Malgré tout, elle a voulu être forte pour sa mère, elle a acquis beaucoup de maturité durant toute cette période. L'école étant à proximité, elle venait manger chaque midi à la maison pour être avec moi.

Guylaine : Ça les a marqués, surtout lorsque j'ai dû être hospitalisée pour une dizaine de jours. Je n'étais plus à la maison, j'avais disparu ! Par chance, ma belle-mère est venue vivre chez nous pour nous apporter son soutien. Ma fille s'est beaucoup accrochée à sa grand-mère, dont elle s'est rapprochée. Elle a trouvé, dans la présence quotidienne de sa grand-mère, le réconfort d'une figure féminine significative dont elle avait besoin.

Comment s'est passée la phase de traitements avec les enfants ?

Linda : Ça s'est bien passé pour eux, en général. Par contre, durant les traitements qui me fatiguaient, je me sentais agitée, j'avais des difficultés à me concentrer, comme si mon cerveau fonctionnait au ralenti. J'avoue avoir souvent pratiqué l'écoute sélective avec les enfants…

Isabelle : Au début, ma fille s'est montrée agressive avec ses professeurs et avec ses camarades de classe. Puis, elle a rencontré une psychologue et une travailleuse sociale. Cette dernière avait déjà eu un cancer du sein et s'en était bien sortie. Ma fille lui a posé des questions et ça l'a rassurée. Elle m'arrivait, même le soir, avec des renseignements sur le cancer qu'elle me communiquait. Par la suite, la situation s'est peu à peu améliorée. Ma fille m'a beaucoup aidée. Elle a appris à cuisiner. Lorsque j'étais trop malade ou fatiguée, je m'assoyais à la table de la cuisine et je lui donnais les directives pour préparer les repas. Ma fille a appris à faire de la sauce à spaghetti, des crêpes, etc. Elle est devenue de plus en plus autonome. Un jour, elle m'a accompagnée à une visite chez l'oncologue. J'y allais afin d'apprendre à quel stade de la maladie j'étais. Je suis ressortie du bureau du médecin en lui annonçant triomphalement que ce n'était qu'un stade 3, et non le stade 4, qui est le stade avec des métastases. Ce jour-là, elle et moi avons célébré la bonne nouvelle au moût de pommes !

Guylaine : Mes enfants ont eu un choc quand j'ai perdu mes cheveux. Étonnamment, ma fille a adapté ses besoins d'enfant à mes capacités. Lorsque j'étais plus fatiguée, elle m'en demandait moins et se tournait davantage vers son père ou sa grand-mère. Lorsqu'elle voyait que j'allais mieux, elle se tournait de nouveau vers moi. Mon fils, quant à lui, ne parlait pas beaucoup de ses émotions. C'est un esprit plus cartésien. Il a somatisé ses émotions : il s'est mis à être malade lui aussi, il avait des maux d'estomac. J'ai écrit à l'école pour mettre la direction et son professeur au courant de la situation. Ça va mieux maintenant. Ses camarades de classe sont au courant de ce qu'il vit. Il reçoit beaucoup de soutien et d'encouragement de leur part. Pour le moment, il a l'air bien.

Pour écrire cette section, j'ai voulu en outre me documenter sur le sujet. Je souhaitais connaître les principales recommandations des psychologues et des pédopsychiatres en la matière. À la lecture de leurs diverses recommandations, je constate que tous s'entendent sur un certain nombre de points. Le tout premier est de ne pas cacher la vérité aux enfants. Il est recommandé de jouer cartes sur table, doucement, simplement. Tous sont unanimes à dire que les enfants ressentent ce qu'on leur cache et qu'ils en viennent rapidement à s'inquiéter. Leur imagination fertile supplée leur ignorance, ce qui est bien pire.

De plus, les enfants ont un talent fou pour croire que ce qui arrive à maman est forcément de leur faute : c'est parce qu'ils ont désobéi l'autre jour ou qu'ils lui ont secrètement souhaité du mal après avoir été punis.

De plus, un enfant à qui on ne dit pas la vérité, à qui on cache des choses, croira qu'il n'est pas digne de confiance. Il peut en être marqué, et le fait de lui avoir dissimulé la réalité pourrait même avoir des conséquences sur ses relations affectives plus tard, aux dires des psychologues pour enfants. Une chose est sûre : ce sont toujours les parents qui doivent leur apprendre la mauvaise nouvelle. Eux seuls peuvent le faire. Il ne faut pas que l'enfant l'apprenne d'une tierce personne.

Il est aussi recommandé d'adapter à l'âge des enfants les renseignements donnés. Un enfant âgé de 10 ou 14 ans posera davantage de questions, auxquelles il est suggéré de répondre sans détour, le plus simplement possible. Les enfants plus jeunes ne poseront peut-être pas de questions sur le coup. Leur silence s'expliquerait pas le fait qu'ils éprouvent le besoin de prendre du temps pour assimiler la nouvelle situation afin de mieux l'accepter. Le cancer n'est pas une maladie visible comme l'est une jambe cassée par exemple. Par conséquent, la réalité de la maladie prendra du temps avant de s'imposer avec toutes ses conséquences. Maman ne part plus travailler, elle a l'air plus fatiguée, elle a perdu ses cheveux… Ainsi, il est tout à fait possible qu'en cours de route, les jeunes enfants posent des questions plus abruptes ou plus directes. Ces questions parfois déroutantes montrent à quel point les enfants sont, eux aussi, décontenancés par la situation. À l'école, ils entendent des choses à droite et à gauche ; ils entendent les adultes de la famille discuter entre eux ; ils observent des modifications de la routine à la maison et peuvent se sentir perdus au milieu de tous ces changements et de toutes ces conversations lourdes de sous-entendus inquiétants dont ils sont témoins. Encore une fois, il est suggéré de répondre simplement et le plus doucement possible, sans étourdir l'enfant avec des renseignements de toutes sortes.

Parmi les aspects les plus importants à retenir, il y a d'abord celui d'annoncer la mauvaise nouvelle à tous, en même temps, devant la fratrie réunie. Si un enfant comprend qu'il a appris la nouvelle après ses frères et sœurs, il risque d'en être profondément blessé. Une fois l'annonce faite, attendre les questions des enfants et y répondre le plus simplement possible, sans mentir ni montrer un excès de confiance, ni faire des promesses qu'on risque de ne pas pouvoir tenir. Leur dire qu'on les aime, que leurs besoins seront toujours satisfaits, et qu'ils ne sont en rien responsables de ce qui arrive à maman. Plusieurs spécialistes suggèrent la présence d'un adulte de confiance (une tante, un grand-père, par exemple) qui pourrait s'impliquer auprès des enfants, ce qui réduit la pression sur les parents et permet aux enfants de s'accrocher à quelqu'un qui pourra les accompagner aux moments les plus angoissants.

On est toujours surpris devant l'extraordinaire résilience des enfants et leur capacité à faire face aux événements, même les plus difficiles. Je citerai un passage d'un article de Catherine Maillard, où celle-ci rapporte des anecdotes instructives et rassurantes sur les situations vécues par des femmes atteintes d'un cancer du sein. Deux mères racontent la réaction de leurs enfants devant la perte de leurs cheveux :

« "J'étais stressée chaque fois que je les habillais", confie Isabelle Viennois. Et puis un jour, c'est arrivé ! Camille s'agrippe aux cheveux de sa maman et tombe à la renverse. Elle éclate de rire en disant : "Maman, tes cheveux, ils sont partis." La petite Emma, elle, sort de sa chambre et voit sa maman, Isabelle Denervaud, tête nue… et chauve. L'enfant s'exclame : "Maman, tu ressembles à Voldemort dans Harry Potter." Son cri du cœur est suivi d'un fou rire, signe d'une communication rétablie. Emma précisera également à sa maman qu'elle peut rester sans perruque, si elle veut[1]. »

Les deux mères ont dès lors compris l'importance de dédramatiser la situation face aux enfants et de s'adapter à leur âge et à leur univers.

Aborder ce sujet avec ses enfants est très délicat. J'ai voulu dans cette section transmettre un peu de ce que j'avais appris et je m'en suis tenue aux observations générales des psychologues.

Si, par malheur, la maladie s'aggravait et que la situation tournait au plus mal, faudrait-il aborder le difficile sujet de la mort avec ses enfants ? Si oui, comment le fait-on ? Comment répondre aux questions déroutantes de ses enfants quand on ne s'en sent pas soi-même capable ? Je crois qu'alors il ne faut pas hésiter à demander de l'aide. Dans la plupart des centres hospitaliers, le département d'oncologie offre un service

1. Article disponible en ligne sur le site www.doctissimo.fr. Voir aussi l'entrée « Catherine Maillard » dans la bibliographie en fin de volume, où l'on trouvera toutes les références du présent livre.

d'accompagnement psychologique. Les psychologues qui y travaillent sont habilités à répondre aux questions plus pointues que tu pourrais avoir et à t'outiller pour faire face à la situation de la manière la plus saine qui soit. Informe-toi auprès de ton infirmière-pivot – je t'expliquerai plus loin son rôle – qui saura t'orienter vers les ressources appropriées.

Tu en apprendras davantage sur le site internet de la Fondation du cancer du sein du Québec (www.rubanrose.org). J'y ai trouvé une mine de conseils donnés, quand je l'ai consulté, par madame Josée Masson, travailleuse sociale, fondatrice et directrice de Deuil Jeunesse. Tu y trouveras également des suggestions de petits livres adaptés pour les enfants de divers âges à lire ensemble, mère et enfant, pour aborder la réalité du cancer chez la mère.

Je conclus en mettant en garde les parents contre le risque de trop responsabiliser leurs enfants. Certains enfants préparent les repas, aident au ménage, s'efforcent d'être toujours sages et parfaits… Je voudrais rappeler le fait que les enfants doivent pouvoir continuer d'être des enfants, malgré la maladie de leur mère. Trop les responsabiliser risque de les amener à assumer un rôle parental qui ne leur revient pas. Il est permis de s'inquiéter des effets à long terme sur les enfants ayant dû prendre soin de leur mère pendant des années, alors que la maladie se prolongeait… Cette responsabilisation précoce risque d'avoir des conséquences importantes à long terme sur le développement de leur personnalité, et pas nécessairement dans le sens souhaité… Il est suggéré de s'appuyer davantage sur un réseau de soutien constitué d'adultes (membres de la famille, amis, voisins de confiance, etc.) afin d'alléger les petites épaules de ces enfants et leur éviter d'assumer des responsabilités trop lourdes et angoissantes pour leur âge.

Aux collègues de travail

J'ai dû ensuite annoncer la nouvelle à mon employeur, à mes collègues et à mes étudiants. Je ne peux que remercier du fond du cœur la directrice du centre où je travaillais cette année-là. La remercier pour sa sollicitude, son calme, son accueil et la qualité de son écoute. Je n'ai senti aucune pression de sa part. Il est vrai que je travaille dans un milieu syndiqué où mes droits sont protégés. Même si la Charte des droits de la personne protège les employés dans ce genre de situation, les médias d'information ont rapporté des cas où des employés avaient été congédiés après avoir reçu un diagnostic de cancer. Bien sûr, les motifs invoqués par l'employeur sont toujours d'ordre économique. Certains se retranchent derrière des raisons administratives, de gestion et de productivité. Il est permis d'en douter. Fort heureusement, je n'ai pas eu à vivre une telle situation, mais j'ai une pensée pour ceux et celles à qui c'est arrivé. Car rapidement, tu prendras conscience des tracas financiers associés au cancer, et les dépenses qu'il entraîne de près ou de loin s'ajouteront au stress déjà grand.

J'ai ensuite annoncé la nouvelle à certains collègues, à raison d'une ou deux personnes à la fois, en échelonnant ces rencontres sur plusieurs jours. J'ai choisi de le leur annoncer moi-même. Je ne me voyais pas disparaître du jour au lendemain, pour plusieurs mois, sans explications. J'aurais sans doute été mal à l'aise au moment de revenir au travail. Mais peut-être pas, après tout. Je n'en sais rien. Ce que je sais, cependant, c'est que, contre toute attente, mes collègues ont su se montrer constants dans leur soutien et leurs encouragements. J'étais persuadée qu'ils m'oublieraient après deux ou trois mois, étant repris, eux, par leur routine, avec une collègue en moins dans l'équipe, certes, mais rapidement remplacée par une suppléante. À mon grand étonnement, les collègues ont gardé contact avec moi, la plupart par courriel ou par l'entremise des médias sociaux. Ils s'informaient de mes progrès, de mon état. Ils m'envoyaient des pensées positives, certains disaient prier pour moi, d'autres disaient me voir comme une source d'inspiration dans les moments difficiles. Plusieurs connaissaient quelqu'un ayant été atteint de cancer, certains l'ayant déjà eu eux-mêmes. Ces derniers me racontaient alors comment ils s'en étaient sortis.

On l'oublie mais les statistiques montrent qu'une personne sur deux au Canada sera atteinte de cancer dans sa vie, et il suffit d'en parler autour de soi pour que ce chiffre devienne réalité. Personne n'a été épargné, tout le monde connaît quelqu'un ayant combattu un cancer ou y ayant succombé. Toutes ces histoires échangées sont autant de sources d'inspiration et d'apprentissage, et se murer dans sa propre histoire n'est pas une solution, à mon avis. En parler, partager avec les autres ce qui t'arrive te fera te sentir moins seule.

Le plus difficile pour moi à cette étape fut de l'annoncer à mes étudiants. J'enseigne à des adultes immigrants, inscrits à un programme de francisation. Je m'étais bien préparée à leur annoncer la nouvelle. J'avais choisi avec soin les mots, soucieuse à la fois de bien me faire comprendre de gens qui ne connaissent pratiquement pas la langue. En même temps, je voulais ne pas trop créer de remous et les rassurer. Ç'a été un moment très difficile. J'ai annoncé les choses avec simplicité en insistant sur le fait que la science et la médecine ont fait des progrès importants dans le domaine et que mes chances de guérir étaient très bonnes. Une vague de sympathie a aussitôt déferlé sur moi. Plusieurs se sont levés pour venir m'embrasser et me serrer dans leurs bras. Certains hommes, émus et trop fiers pour le montrer, sont sortis discrètement de la classe quelques instants pour y revenir ensuite. Une étudiante m'a profondément remuée. Une Afghane, dans la jeune vingtaine, s'est mise à pleurer. Elle m'a dit :

— Madame, vous êtes la deuxième personne que je connais qui a un cancer. La première était ma mère et elle est morte quand j'avais 7 ans.

Puis, elle s'est littéralement jetée dans mes bras, en me serrant très fort. Je ne savais plus qui consolait qui. J'avais toujours le souci de garder une attitude professionnelle, une saine distance. Mais la spontanéité avec laquelle cette étudiante me faisait part de sa peine, devant toute la classe, en pleurant dans mes bras, m'a bouleversée. Je l'ai regardée dans les yeux en lui souriant doucement et lui ai dit :

— Je suis désolée pour ta mère. C'est terrible de perdre sa mère à un si jeune âge. Mais ne t'inquiète pas pour moi, je ne vais pas mourir. Je ne vais pas mourir.

Avec le recul, je n'arrive pas à comprendre comment j'ai pu faire pour me maîtriser. Il n'y a pas de bonne manière pour annoncer une pareille nouvelle, car le mot « cancer » porte en lui une telle charge émotive, une association si forte avec la mort, avec notre propre finalité. Ce que je sais c'est qu'après cette annonce à mes étudiants, j'étais vidée. Ayant répondu à leurs questions, je suis doucement revenue à un sujet plus scolaire. La classe a repris lentement son rythme et j'ai réussi à donner un cours à peu près normalement. Le pire, ce jour-là, était passé.

Le lendemain, en classe, pendant que je donnais une explication au tableau, j'ai soudain senti mes forces m'abandonner très rapidement. Heureusement, c'était le moment de la pause. J'ai pris mes clés, mon sac et je suis sortie à pas lents de la classe pour me réfugier dans la salle des professeurs. Je me suis assise dans un fauteuil et me suis mise à pleurer. Me voyant ainsi, une collègue, conseillère pédagogique, s'est informée de mon état. Je lui ai dit que je n'avais plus la force d'enseigner. Tout mon corps se rebellait : je n'arrivais plus à parler, à peine un mince filet de voix, je n'arrivais plus à me tenir debout sur mes jambes. Je pleurais, j'étais secouée de tremblements, j'étais vidée, épuisée.

La direction a renvoyé les étudiants chez eux. Elle a ensuite émis un document confirmant mon départ en congé de maladie à compter de ce jour. J'étais seule avec ma collègue dans la salle des profs quand j'ai appris que les papiers étaient prêts et que je n'avais qu'à passer les prendre. J'ai alors senti une énorme vague de soulagement me submerger. Ça y est, je pouvais enfin penser à moi, me concentrer sur ce qui m'arrivait. Je n'avais plus à me soucier des autres, du travail à faire, des leçons à donner. Je sentais que mon énergie m'avait quittée. J'avais fait, en mon for intérieur, tout ce qu'il fallait à ce stade. Devant moi se dressait maintenant un monde fait de néant, d'incertitude, d'images troublantes de femmes au crâne dégarni muni d'un foulard, de femmes vomissant, blafardes, amaigries, faibles. Je voyais dans ma tête ces images qui correspondent à l'idée qu'on se fait des gens en chimio et je me répétais : « Je ne veux pas passer par là ! » Puis, telle une délivrance attendue depuis trop longtemps, je me suis abandonnée à mes peurs et mes angoisses les plus profondes. J'ai poussé un long cri, suivi d'un hurlement déchirant. Un interminable hurlement. Ma collègue, présente à mes côtés, me tenait la main et m'encourageait en m'assurant que personne ne pouvait m'entendre, que tous étaient de retour en classe. Que je pouvais me laisser aller. Ce que j'ai fait.

J'ai hurlé, comme je sais ne l'avoir jamais fait de toute ma vie. J'ai hurlé ma vie. J'ai hurlé, tant et tant que j'ai cru que ma poitrine, mon cœur allaient se déchirer. Je hurlais, en boucle : « J'veux pas passer par là ! J'veux pas passer par là ! » Puis, au bout d'un certain temps qui m'a paru une éternité, épuisée, éreintée, j'ai arrêté de crier. Et en moi s'est imposée une nouvelle image. Celle d'un chemin. J'allais passer par là. Coûte que coûte, puisqu'il le fallait. Et au bout de ce chemin, de l'autre côté, je trouverais ou, plutôt, retrouverais ma vie telle que je l'aimais. Ce que je ne savais pas encore, c'est que cette vie-là que je craignais tant de quitter n'allait pas me manquer par la suite. J'allais, au contraire, découvrir une toute nouvelle vie, tellement plus riche, plus pleine que celle d'avant. Une vie qui ressemblerait tellement plus à celle que je suis et qui m'ouvrirait les portes d'univers dont je ne soupçonnais pas l'existence.

Je remercie encore ma collègue pour son accueil si précieux, si approprié, si parfait, en cet instant crucial pour moi. Elle seule m'aura vue donner libre cours à ma peur viscérale. J'en suis désolée pour elle, mais elle doit savoir combien ce cri fut libérateur. Elle est restée à mes côtés, se contentant de me tenir la main, silencieuse. À l'exception de ses premiers encouragements à me laisser aller à crier, elle n'a pas cherché à me rassurer ni à me dire quoi que ce soit. Seule sa présence, exprimée dans sa main qui tenait la mienne, a suffi. Je ne crois pas que j'aurais pu tolérer qu'on me dise comment me sentir, quoi penser. Je n'aurais pas été capable d'entendre qui que ce soit d'ailleurs me dire des phrases censées me faire me sentir mieux. Des phrases du genre : « Tu dois être positive », « Moi, je connais quelqu'un qui... », « T'en fais pas, ça va bien aller ». Ma collègue a eu l'intelligence de se contenter d'écouter et d'être présente. D'ailleurs, elle aurait voulu trouver les bons mots qu'elle ne les aurait pas trouvés. Et cela parce qu'il n'y a tout simplement rien à dire dans une situation pareille. Personne ne peut se mettre à ta place et imaginer un seul instant comment tu te sens et, surtout, te dire comment tu devrais te sentir.

Si je pouvais donner un seul conseil aux proches d'une personne qui vient d'apprendre qu'elle a le cancer, c'est celui-ci : ne vous improvisez pas psychologue ; n'essayez pas de dire des phrases rassurantes pour balayer sous le tapis des angoisses et des peurs de la taille d'un mammouth. Ça ne marchera pas. Soyez plutôt à l'écoute, calmes, chaleureux. Assurez à la personne que vous êtes là pour elle. C'est tout. Ne pas se sentir seule dans cette épreuve, c'est, à ce stade, tout ce dont tu auras besoin. Je le répèterai souvent dans ce livre : les choses les plus simples sont souvent les plus efficaces et celles qui aident le plus.

3

Apprendre à naviguer dans le système de santé

UNE FOIS LE DIAGNOSTIC CONNU, il est rassurant de constater que le système de santé se met rapidement en branle pour nous. On entre par la grande porte sans trop se douter qu'on entre par le fait même dans une machine bien huilée, certes, mais qui peut comporter son lot d'incohérences, de mauvaises stratégies de communication, de questions restées sans réponses, de situations frustrantes. Le jargon médical parfois utilisé peut laisser pantois avec le sentiment qu'on ne contrôle rien, qu'on n'a pas de choix à faire, aucune volonté à exprimer. Les rouages complexes de cette machine peuvent sembler intimidants par moments. Il est alors facile de se sentir démunie et mal outillée pour faire face à tout ça.

Quand on apprend qu'on est atteint d'un cancer, on sait qu'on devra livrer un rude combat pour sauver sa vie, mais on ne sait pas que, du coup, on entre dans un immense système dont il faudra apprendre le fonctionnement. Que tu le veuilles ou non, il te faudra apprendre à naviguer dans ce système et savoir t'organiser pour affronter les épreuves difficiles qui se trouveront sur ton chemin.

Mon premier conseil serait de t'entourer d'une personne au minimum, si possible de deux ou trois personnes de grande confiance qui sauront t'accompagner durant cette traversée. Te rendre à tes rendez-vous médicaux en étant accompagnée est un immense atout. D'abord, pour le soutien moral, ça va de soi. Mais aussi parce qu'on n'est jamais trop de deux têtes pour comprendre les explications du médecin, poser les bonnes questions, assimiler les renseignements et les directives données.

De plus, prévoir la présence de quelqu'un pour assurer tes besoins de base après la chirurgie ou aux pires moments de la chimiothérapie n'est pas à sous-estimer. Je le redis : tu t'engages sur un long chemin qui exigera de l'endurance, qui s'étendra facilement sur une année complète, voire plus pour certaines. Il est important de savoir à l'avance que l'accumulation de tous ces traitements influera sur ton degré de fatigue. Savoir que tu peux compter sur des personnes de confiance aux moments les plus difficiles est primordial. Je n'insisterai jamais assez sur ce point.

L'infirmière-pivot en oncologie

Une des toutes premières personnes que tu rencontreras sera l'infirmière-pivot en oncologie (IPO). C'était la première fois que j'avais affaire à une infirmière-pivot et j'avais une très vague idée du rôle qu'elle allait jouer dans cette histoire. Je croyais que les médecins – le chirurgien, l'oncologue – seraient ceux avec qui j'allais échanger le plus, et j'avoue avoir regardé un peu de haut la fonction d'infirmière-pivot. Disons que je n'ai pas tardé à comprendre son importance dans les semaines qui ont suivi.

L'infirmière-pivot en oncologie, le mot le dit, est une personne ressource centrale. Elle est au cœur de toutes les interventions et est celle qui coordonne ton dossier. Elle est dûment formée en oncologie. Dans certains milieux hospitaliers, les infirmières-pivots en oncologie sont même spécialisées dans un ou deux types de cancer en particulier. L'IPO est donc très bien formée et expérimentée non seulement sur les mécanismes du cancer, mais également sur les différents types d'interventions chirurgicales, les traitements de chimiothérapie et de radiothérapie, l'hormonothérapie et les traitements ciblés divers. Elle répondra à toutes tes questions concernant les caractéristiques du cancer que tu as développé, les traitements que tu recevras, les éventuels effets secondaires. Si tu as le moindre doute concernant un effet secondaire, si tu t'inquiètes de savoir s'il est normal de ressentir un tel effet, si tu as des douleurs particulières, l'infirmière-pivot en oncologie est la personne à contacter. Tu la rencontreras d'ailleurs assez tôt au cours du processus.

Pendant la première rencontre, l'IPO cherchera à évaluer ta situation personnelle sous divers aspects : l'aide à la maison dont tu disposeras au cours des traitements, les personnes de ton entourage qui seront présentes, l'impact financier, les assurances. Elle cherchera aussi à faire ton portrait psychologique, à savoir comment tu vis cette épreuve, les émotions que tu exprimes et celles que tu refoules, les mécanismes de protection que tu mets en place, même à ton insu. L'IPO fonctionne un peu comme un radar. Elle cherche à cerner rapidement la personne que tu es afin de repérer les difficultés potentielles et, bien sûr, les ressources dont tu pourrais avoir besoin au départ ou en cours de route. Il est important de jouer cartes sur table au cours de cette rencontre. Les questions que l'infirmière-pivot te posera pourront te sembler très personnelles et indiscrètes, mais elles ont leur raison d'être et, plus tu te montreras ouverte, plus tu en bénéficieras.

L'IPO te remettra de la documentation qui t'expliquera de façon générale les traitements et leurs effets secondaires, les différentes précautions à prendre et ce qu'il est indiqué de faire ou pas. Dans cette trousse, tu trouveras aussi toutes sortes de renseignements concernant aussi bien les détaillants en perruques, bonnets et sous-vêtements adaptés, que les organismes d'aide offrant divers services (services psychologiques, service de transport adapté, programmes de motivation personnelle, regroupements de femmes, sites de conditionnement physique adaptés aux femmes atteintes du cancer du sein, etc.). Si la trousse qu'on t'aura remise à ton centre hospitalier ne contient pas ces renseignements, demande où obtenir la documentation. Il existe de nombreux dépliants informatifs et des brochures sur divers aspects touchant le cancer et ses impacts. Tu dois pouvoir en disposer.

Une fois les traitements débutés, l'IPO maintient le lien avec toi et s'informe de leur déroulement. Dans toute situation incertaine ou ambiguë, ton réflexe doit toujours être d'appeler ton IPO. Par exemple, si en cours de route, on te réfère à un autre spécialiste ou qu'un examen précis est prescrit, mais qu'on tarde à t'appeler pour fixer un rendez-vous, appelle ton

IPO. Cette dernière a le pouvoir nécessaire pour faire bouger les choses ou, à tout le moins, pour s'informer en ton nom de la raison des délais. Autre exemple : tu as passé un examen, mais on ne t'a toujours pas appelée pour te communiquer les résultats, et ce silence t'inquiète. L'IPO a accès à ton dossier et peut te communiquer les résultats d'analyse et de tests, si elle y est autorisée par le médecin. Ou encore, tu ressens des effets secondaires inusités comme des rougeurs à la suite d'une chimiothérapie ou de la douleur après la pose de ton *picc-line* ou de ton port-a-cath (je t'expliquerai plus loin de quoi il s'agit), et tu veux savoir si ces réactions sont normales : appelle ton IPO.

Le message est donc clair, et il doit résonner en toi comme un mantra : en cas de doute ou de problème, appelle ton IPO. Celle-ci est la personne ressource qui pourra apporter des réponses à tes questions, te rassurer et veiller à la coordination entre les différents départements et intervenants dans ton dossier. Apprendre à naviguer dans le système, c'est d'abord et avant tout apprendre à demander de l'aide et apprendre à t'adresser aux personnes qui pourront effectivement t'aider. Tu ne dois surtout pas rester seule avec ton problème et croire que tu vas importuner le personnel médical avec tes questions. Aucune question n'est stupide. Si tu te la poses, c'est qu'elle est importante. Le cancer est suffisamment anxiogène en soi sans qu'en plus tu te débattes avec des interrogations susceptibles d'accroître ton anxiété et de te garder éveillée la nuit.

S'organiser

Tu ne t'en rendras peut-être pas compte au début mais, très vite, le téléphone se mettra à sonner souvent. En effet, on va t'appeler pour fixer divers rendez-vous : tests, examens plus poussés, bilans de toutes sortes, rencontres avec divers médecins et spécialistes, traitements, visites au CLSC, interventions chirurgicales, etc. Même si ton parcours se déroule sans anicroches et selon un plan sans faille, les rendez-vous ne manqueront pas, et tu seras surprise de constater à quel point on te tiendra drôlement occupée… et cela pour la prochaine année au moins, peut-être même plus. Il devient alors impératif de t'organiser.

L'agenda

Selon moi, le tout premier geste à faire est de te munir d'un agenda pour gérer tes rendez-vous. À titre d'exemple, à partir de ma simple expérience, j'ai compté près de 90 rendez-vous médicaux de toutes sortes durant la première année seulement. Près de 90 déplacements à l'hôpital. Ce nombre n'inclut même pas les prises de sang au centre de prélèvement ni les rendez-vous en acupuncture et en massothérapie que je m'offrais à l'occasion. Bien sûr, il fallait aussi coordonner mes rendez-vous avec ceux de mon aidante naturelle, en l'occurrence, ma mère, qui elle aussi continuait de mener sa vie (mine de rien) et qui avait ses propres rendez-vous, en plus de me consacrer du temps pour que je puisse aller aux miens. Je devais donc m'assurer que la voiture était disponible et qu'il n'y avait pas de conflit d'horaires. Certains jours, j'avais parfois l'impression d'avoir un agenda de première ministre. Il faut savoir en rire, mais, surtout, il faut tenir compte de cette réalité. Tu peux rapidement t'y perdre entre tous ces rendez-vous, d'autant qu'il se pourrait qu'un rendez-vous fixé à une date précise soit repoussé ou alors que l'heure en soit changée. Cela m'est très souvent arrivé. Bref, l'achat d'un agenda est la toute première démarche à faire pour bien t'organiser. Si tu es dépassée par l'ampleur de la tâche, demande à quelqu'un de confiance de tenir un agenda pour toi. Griffonner à la hâte tes rendez-vous sur des petits bouts de papier laissés près du téléphone n'est pas une bonne idée, car les bouts de papiers se perdent très facilement. De grâce, rassemble tous tes rendez-vous en un seul endroit : ton agenda.

Le dossier médical

Tout au long de cette année et plus que durera la traversée, tu recevras des brochures et des dépliants d'information sur les divers organismes offrant des services aux femmes atteintes du cancer du sein. De nombreuses ressources sont en effet disponibles et je t'en parlerai plus longuement dans un instant. Ce qu'il importe ici de retenir, c'est qu'à mesure que l'année avancera, les traitements, examens, tests et documents divers s'additionneront. Le mieux est de trouver un moyen sûr de ne perdre aucun des nombreux rapports médicaux, rapports d'invalidité pour l'employeur, reçus d'assurance et autres dépliants. Un mini-classeur à onglets ou un porte-documents fera très bien l'affaire. Sur-le-champ, tu ne mesureras pas l'ampleur de la paperasse tellement tu seras accaparée par tout ce qui t'arrive. Mais plus l'année avance, plus tu accumuleras des documents de toutes sortes. Tu crois que j'exagère ? Dis-toi que, quand je me suis fait dire par l'infirmière-pivot que le centre des Archives de l'hôpital avait perdu mon dossier et que, aux archives, on aimerait bien récupérer les copies que j'avais en main pour reconstituer mon dossier, eh bien cela m'a fait réfléchir... Le pire, c'est que je ne suis pas la seule dans cette situation. Ne prends donc aucun risque et conserve tous tes documents, résultats et rapports en un lieu sûr, chez toi.

Les ressources disponibles

Aussi étrange que cela puisse paraître, être atteinte d'un cancer du sein plutôt que d'un autre type de cancer, moins courant, est un mal pour un bien, car le fait donne accès à un large éventail de services gratuits. Devant le nombre grandissant de femmes atteintes du cancer du sein, de très nombreux organismes ont vu le jour pour leur venir en aide au quotidien. Selon les régions, certains organismes pourront même t'orienter vers un service ou un autre, selon tes besoins. Je pense à La Rose des Vents, organisme situé à Sherbrooke et qui vient en aide aux personnes atteintes de cancer dans la région de l'Estrie. Comme son nom l'indique, l'organisme oriente les patients vers les services disponibles en région et les informe, ainsi que leur famille, de ce qu'ils ont à offrir. Ces services sont nombreux. Ils vont des ateliers « Belle et bien dans sa peau », qui donnent aux femmes des conseils beauté pendant les difficiles mois de traitement, aux centres d'activités physiques (gym, tai chi, yoga, ateliers supervisés par des kinésiologues), en passant par des ateliers pour se détendre à l'aide de la méditation, de la visualisation ou de l'art-thérapie. Il existe aussi des groupes de soutien et des cafés rencontres, pour la patiente et ses proches qui désirent échanger et partager leur expérience avec des gens vivant la même situation. Un service de transport adapté pour se rendre à ses soins, à un prix très raisonnable, est également disponible. Entre les séances gratuites de massothérapie et les consultations gratuites pour le choix d'une perruque ou de bonnets, le choix des services offerts est vaste. Il est bon de savoir que les femmes atteintes de cancer du sein ne sont plus laissées à elles-mêmes avec leur condition et qu'une panoplie de ressources est mise à leur disposition. Des organismes de ce genre se trouvent dans les différentes régions du Québec.

Je t'invite à feuilleter les divers dépliants qui te seront remis à l'hôpital. J'ai été surprise de la qualité et de la variété de ce qui était offert, et j'ai ainsi parfois appris l'existence de services insoupçonnés. La plupart sont offerts gratuitement, d'autres nécessitent des frais minimes. Certains ne demanderont qu'une autorisation écrite de la part de ton médecin. Mais ce genre de document est toujours très simple à obtenir et, si le médecin ne voit pas d'objection médicale, il s'y prêtera volontiers. N'hésite pas à poser des questions. L'infirmière-pivot est la personne toute désignée pour t'orienter vers les ressources disponibles, peu importe le besoin à satisfaire. Passé le choc initial, tu plongeras la tête la première dans cet univers et tu découvriras des gens généreux, prêts à t'aider.

Par exemple, en prenant connaissance des services offerts par La Rose des Vents, j'apprends que des massothérapeutes proposent des séances gratuites aux personnes atteintes de cancer. Ayant obtenu l'autorisation écrite de mon médecin, j'ai pu bénéficier de quatre séances gratuites de soins d'une heure auprès d'une massothérapeute dûment formée et expérimentée pour ce type de soins. J'étais limitée dans mes mouvements et dans les postures que je pouvais prendre après la chirurgie. J'étais également un peu intimidée par la nouvelle apparence de mon corps et me montrer telle que j'étais devant une inconnue me mettait mal à l'aise. La massothérapeute a su me procurer bien-être, confort et détente au moment où j'en avais bien besoin. J'ai vu ces rencontres comme une récompense méritée, et chacune aura été enrichissante et bienfaisante. Ce n'est là qu'un exemple parmi d'autres. Je connais une femme atteinte de cancer du sein qui a préféré aller dans un gym où un entraîneur s'occupait d'elle et lui recommandait des exercices adaptés à sa condition et à ses capacités. Se défouler au gym lui a permis d'évacuer une bonne part de stress tout en gardant la forme et un bon niveau d'énergie. C'est en feuilletant ces dépliants que j'ai appris que le centre de tai chi de mon quartier offrait des cours adaptés aux femmes atteintes d'un cancer du sein. L'initiative m'a tout de suite plu et je me suis inscrite.

Bref, il est difficile d'avoir une idée de la panoplie offerte tant l'offre de services est étendue et suffisamment variée pour plaire à un large public, chaque femme y trouvant son compte, selon sa personnalité et ses besoins. Le fait de se sentir épaulée et accompagnée dans ces moments-là est un sérieux coup de pouce et je remercie chaleureusement tous les organismes et les gens qui donnent si généreusement de leur temps et de leur savoir-faire. Tous font certainement une différence dans l'équation.

L'aspect financier

On a beau dire que le système de santé au Québec est universel et gratuit, il ne faut pas sous-estimer les menues dépenses inattendues qui s'accumuleront au fil des mois, et cela tout simplement parce que tu n'as aucune idée du chemin sur lequel tu t'es engagée. Un exemple : les frais de stationnement qui s'accumulent à chaque rendez-vous. Je l'ai dit : dans mon cas, pas moins de 90 visites à l'hôpital ont été nécessaires en une seule année. Et je peux dire que je suis dans la moyenne. À Sherbrooke, les frais de stationnement n'étaient pas prohibitifs : 6,25 $ par visite. Surtout quand on les compare à ceux de certains hôpitaux de la grande région de Montréal qui peuvent facilement passer à une dizaine de dollars par visite, voire jusqu'à 21 $ pour certains. Dans certains centres hospitaliers, les tarifs sont dégressifs, en fonction de la durée de la visite, mais comme celle-ci n'est jamais moins de 30 minutes… tu risques fort de payer le plein tarif, de toute façon. Je ne peux que déplorer une telle situation et je joins ma voix au concert de plaintes déjà entonné dans les médias à ce sujet.

À cette critique, les hôpitaux objecteront parfois que les revenus du stationnement sont versés directement à la Fondation de l'hôpital vouée à la recherche. Soit. Mais mon voisin qui donne à la Fondation le même montant que mes frais de stationnement recevra à la fin de l'année un reçu fiscal pour dons de charité… pas moi. Je suggère donc de conserver précieusement chacun de tes reçus pour frais de stationnement. Tu pourras inscrire ces montants, ainsi que les autres frais engagés, dans ta déclaration de revenus, à la rubrique « frais médicaux ». Dans l'immédiat, tu devras prévoir ces dépenses supplémentaires à ton budget.

Dans ce livre, je n'ai pas consacré un chapitre en particulier à l'aspect économique des traitements contre le cancer, et j'ai préféré distiller tout au long de l'ouvrage les réponses aux questions qui se posaient. À mesure que tu suivras ton propre chemin, des situations se présenteront, des besoins particuliers se feront sentir. Situations et besoins qui exigeront peut-être que tu mettes la main à la poche. Il m'est difficile d'envisager tous les scénarios : encore une fois, les cas de cancer du sein sont si complexes et peuvent emprunter tant de directions différentes. J'aborde ici les situations les plus susceptibles de se produire. La suite de cette section t'aidera à anticiper sommairement ce qui pourrait se présenter à toi dans les prochains mois.

Ainsi, outre les dépenses de stationnement à prévoir, il y a celles liées à certains formulaires et relevés médicaux attestant le diagnostic et les soins reçus et prévoyant la durée de ton absence au travail. Ton employeur ou ta compagnie d'assurances pourrait exiger de tels documents. Ces relevés médicaux remplis par le médecin sont aux frais de la patiente. Pour ma part, j'ai dû débourser entre 10 $ et 60 $ pour chacun d'entre eux (quatre furent nécessaires durant mon absence au travail d'un an et demi).

À quoi s'ajoute la médication que je détaillerai un peu plus loin. Pour l'instant, je mentionnerai simplement les antalgiques (médication antidouleur) à la suite de la chirurgie ou pendant la chimiothérapie. Ou encore la médication nécessaire pour contrôler les effets secondaires de certains médicaments (par exemple : des émollients pour contrer la constipation ou des somnifères pour l'insomnie). Le montant des frais que tu devras assumer dépendra de ta situation particulière, à savoir si tu bénéficies d'un régime d'assurance privé ou public, sachant que la protection varie selon les régimes. Prends note de la couverture offerte par ton assurance et des éléments inclus.

Certaines compagnies d'assurances ne couvrent pas tous les médicaments. Ce pourrait être le cas, par exemple, des médicaments qui favorisent l'augmentation des globules blancs ou des antiémétiques qui contrôlent les vomissements. Renseigne-toi aussi sur la franchise à payer, sur la coassurance et sur le montant maximal à payer en pharmacie, au moment de l'achat du médicament. Vérifie également auprès de ton pharmacien si tu es éligible aux programmes offerts par certaines compagnies pharmaceutiques. Tu trouveras des renseignements sur ces questions au chapitre 9 du présent ouvrage intitulé « La médication périphérique ».

Si une chirurgie se révèle nécessaire, comme c'est très souvent le cas, l'achat de soutiens-gorge adaptés ou de soutiens-gorge pour le sport est fortement suggéré. La chirurgie causera une enflure du thorax ; un œdème se formera sur le sein, dont la forme se modifiera. Si tu as l'habitude de porter des soutiens-gorge avec armature, autant les oublier pendant plusieurs mois. Ceux-ci deviendront rapidement inconfortables, exerçant une pression et nuisant à la circulation sanguine. Un problème similaire pourrait surgir si tu dois recevoir un traitement en radiothérapie. Dans ce cas, les rougeurs et l'inflammation ajouteront à l'inconfort et les endroits où il y a du frottement se multiplieront.

L'achat d'au moins deux soutiens-gorge adaptés ou de modèles pour le sport n'est pas un luxe, c'est une nécessité. Je l'affirme en me basant non seulement sur mon expérience, mais aussi sur les confidences de plusieurs femmes dans cette situation. Dans le présent ouvrage, tu trouveras plus de renseignements à ce sujet dans les sections « La tumorectomie et la mastectomie partielle » et « La mastectomie totale » du chapitre 5 intitulé « La chirurgie », ainsi qu'au chapitre 8, intitulé « La radiothérapie ».

Une chirurgie dans la région axillaire nécessitant l'ablation de ganglions lymphatiques pourrait causer chez toi un lymphœdème. Si une telle complication devait surgir, il te faudra sans doute prévoir l'achat d'un gant et de manchons compressifs de manière à la contrôler. Certaines assurances couvrent ce type de frais, d'autres non. Encore une fois, tout dépendra du type de couverture dont tu bénéficies. Dans le présent ouvrage, tu trouveras des renseignements sur ce sujet dans la section « Le lymphœdème », du chapitre 6 intitulé « Récupérer après une chirurgie ».

Si tu reçois une chimiothérapie, il s'ensuivra vraisemblablement une perte de cheveux. Il te faudra penser à la meilleure solution pour toi : achat d'une perruque (faite de cheveux synthétiques ou humains, le prix variant à l'avenant) ; port de bonnets ou de foulards, si tu ne peux pas envisager de te montrer sans cheveux. Tu verras que le prix varie considérablement selon ton choix. Encore une fois, je te conseille de consulter la brochure fournie par ta compagnie d'assurance, que tu aies souscrit à un régime à titre personnel ou à un régime collectif en tant que salariée, et cela pour prendre la mesure de l'étendue et des limites de la couverture prévue. Pour en apprendre davantage sur les coûts de ce point, la lecture du chapitre 10 intitulé « Perdre ses cheveux » te sera utile.

En août 2014, j'ai dû débourser des frais pour un examen d'échographie en clinique privée, ce qui a permis de détecter la tumeur, justement. Le système de santé public étant saturé, je ne voulais pas attendre qu'on me fixe un rendez-vous. J'ai préféré avoir recours au secteur privé, où les délais sont plus courts, mais mes assurances ne couvraient pas ce type d'examens. Mais depuis janvier 2017, les échographies sous ordonnance d'un médecin et effectuées en cliniques privées (celles reconnues par le Programme québécois de dépistage du cancer du sein – PQDCS) sont couvertes par le régime universel de soins de santé du Québec. Voilà une excellente nouvelle et un souci financier en moins.

Il te faudra peut-être compter des frais de déplacements à l'hôpital. Après un traitement, certaines femmes sont trop fatiguées pour prendre le volant, ou alors, elles n'ont personne pour les conduire à leurs rendez-vous à l'hôpital. Des organismes offrent de l'accompagnement à des tarifs très raisonnables mais qui, en s'additionnant, font augmenter la note. D'autres femmes habitent hors des grands centres urbains. Elles devront parcourir plusieurs kilomètres à de nombreuses reprises pour se rendre à leurs rendez-vous avec le médecin et pour recevoir leurs traitements.

Si tu étais sur le marché du travail au moment du diagnostic, il est probable que tu seras en arrêt maladie pendant plusieurs semaines, plusieurs mois, et peut-être même plus longtemps (un an et demi, dans mon cas). Tu devras donc compter avec un salaire moindre, et encore, seulement si tu bénéficies d'une assurance-salaire au travail. Sinon, tu devras te rabattre sur le régime fédéral de l'assurance-emploi, mais qui ne prévoit des prestations que pendant 15 semaines au maximum. Mais quel que soit ton revenu, tu devras continuer d'assumer les dépenses courantes : hypothèque ou loyer, assurances, électricité, chauffage, épicerie, téléphone, etc.

Si tu te sens dépassée par les événements sur le plan financier, parles-en le plus tôt possible à ton IPO – c'est important. Celle-ci pourra te mettre en rapport avec un travailleur social membre de l'équipe de soins de l'hôpital, avec qui tu pourras analyser ta situation financière et envisager différentes solutions. Ton infirmière-pivot pourra aussi te renseigner sur les divers organismes de soutien, peu importe tes besoins, et cela grâce à des Fondations qui viennent en aide aux gens confrontés à des difficultés financières en raison de la maladie. Des aides de ce genre existent et n'attendent que d'être utilisées. Ne reste pas seule devant ces difficultés. En soi, lutter contre le cancer représente déjà un défi de taille et tu auras besoin de toute ton énergie pour y faire face. Ne laisse pas les problèmes d'argent s'ajouter à ton fardeau.

L'argent est un sujet délicat, j'en conviens. Aussi laisse-moi te raconter une anecdote me concernant. Après une lutte qui aura duré un an et demi, voilà que les traitements arrivaient à terme.

Sous la peau on m'avait implanté un cathéter veineux central (un « port-a-cath », comme tu le verras plus loin) qui nécessitait d'être irrigué à l'héparine une fois par mois jusqu'à son retrait. Je devais donc me rendre chaque mois à mon rendez-vous au CLSC pour procéder à l'irrigation. La première fois, une infirmière m'avise que je dois me procurer moi-même l'héparine chez mon pharmacien. Une très faible dose est nécessaire pour l'irrigation, soit 5 mL. Une ordonnance est transmise à mon pharmacien, que j'appelle pour la faire préparer avant de passer. Ce dernier m'informe qu'il ne tient pas l'héparine en inventaire dans sa pharmacie, parce qu'il en vend peu. Il me promet d'en commander. Le hic, c'est que son fournisseur lui vend l'héparine par caisse de 10 bouteilles de 10mL. Mon pharmacien, qui ne veut pas se retrouver avec un large inventaire d'invendus, me dit qu'il m'en commandera si j'achète une caisse au complet, sinon, il refuse de me servir. Une caisse d'héparine équivaut à 20 mois d'usage, et l'achat représente un montant d'environ 120 $.

J'ai piqué une sainte colère. Je lui ai rappelé qu'il est un professionnel de la santé et que, en tant que tel, il était tenu de respecter une déontologie l'obligeant à offrir au client le meilleur service qui soit. Je lui ai dit d'appeler l'infirmière, à mon CLSC, et de discuter avec elle, entre professionnels de la santé, afin de trouver une solution qui soit dans le meilleur intérêt de la patiente, en l'occurrence, moi. J'ai ajouté que je n'avais pas à assumer les risques de la gestion de son inventaire, que ce n'était pas mon problème. Et j'ai conclu en lui disant que, depuis un an et demi, je m'étais courageusement battue pour sauver ma vie, que j'avais fait mon travail et qu'il devait maintenant faire le sien. Sur quoi, je lui ai raccroché au nez.

Je fulminais en faisant les cent pas dans ma cuisine quand, dix minutes plus tard, le téléphone a sonné. C'était l'infirmière du CLSC qui m'annonçait que le problème était résolu. Le pharmacien refusant toujours d'assumer le coût d'achat d'une caisse d'héparine, le CLSC allait le faire. Du coup, je n'avais plus à me préoccuper de cette dépense. Le CLSC allait me procurer lui-même l'héparine dont j'avais besoin.

Ce n'est là qu'un exemple parmi d'autres qui te montre que, parfois, apprendre à naviguer dans le système de santé signifie aussi savoir monter aux barricades pour faire respecter ses droits. Je ne te le souhaite pas, mais il est probable que tu rencontreras sur ta route des gens peu scrupuleux ou qui n'ont aucune idée de l'épreuve que tu traverses. Ces gens-là ne soupçonnent pas toute l'énergie que tu dois déployer pour guérir. Et ceux qui en ont une idée pourraient vouloir profiter de la situation – je n'en sais rien. Je ne veux pas aller jusqu'à présumer de la bonne ou de la mauvaise foi de certaines personnes. Mais, en quelques occasions, j'ai dû me plaindre à mon infirmière-pivot ou hausser le ton pour faire respecter mes droits. Nul ne devrait vivre ce genre de situations, mais cela arrive, hélas.

De tels individus portent ombrage à la majorité des intervenants du milieu de la santé qui font un travail remarquable, dans des conditions de travail difficiles, sur le plan logistique comme sur le plan humain. Je veux conclure ce passage sur une note positive, en remerciant, encore une fois, tous les médecins, les infirmières, les techniciens des diverses unités, ainsi que tout le personnel hospitalier, les bénévoles et les nombreux organismes d'aide qui œuvrent chaque jour dans nos hôpitaux, nos CLSC, nos quartiers.

Suggestions… en bref

- Prévois le coût du stationnement à l'hôpital. Selon le centre hospitalier et ta situation, ces frais peuvent varier considérablement (entre 800 $ et 3000 $). Si tu dois te rendre à l'hôpital sur une base quotidienne pendant un mois ou plus, la plupart des centres hospitaliers offrent un forfait ou des laissez-passer permettant des économies. Renseigne-toi.

- Prévois une somme (entre 100 $ et 200 $) pour couvrir les frais liés aux formulaires et aux relevés médicaux à remplir pour l'employeur et l'assureur.

- Prévois des frais pour l'achat de médicaments (variables selon les situations et les assureurs).

- Renseigne-toi auprès de ton pharmacien si tu es éligible à l'aide financière offerte par certaines compagnies pharmaceutiques (par exemple, la Fondation Amgen).

- Prévois des frais pour l'achat d'accessoires spécialisés (perruques, bonnets, foulards, soutiens-gorge de sport ou adaptés, gants et manchons compressifs) selon tes goûts et tes besoins. L'achat de la plupart de ces accessoires sera remboursé par les assurances.

- Prévois une somme pour des tests poussés dans des cliniques privées et qui ne seraient pas couverts par le Régime d'assurance-maladie du Québec.
- Prévois une somme pour tes déplacements en transport adapté (environ 15 $ par déplacement) ou si tu habites à l'extérieur des centres urbains. Certains hôpitaux offrent de l'hébergement sur place. Au Centre hospitalier de l'Université de Sherbrooke (CHUS), l'Hôtellerie offre aux patients devant recevoir des traitements sur une base quotidienne la possibilité de louer une chambre avec cuisine équipée. À titre d'exemple, une chambre en occupation double est offerte au tarif de 28 $ par nuit et de 56 $ par nuit en occupation simple (tarifs de 2017). Renseigne-toi auprès de ton IPO.
- Prévois une diminution de salaire plus ou moins importante, selon ta situation.
- Conserve précieusement tous tes tickets et tes reçus pour les diverses dépenses encourues. Celles-ci pourront être déclarées au fisc en tant que frais médicaux.
- Rapporte toute difficulté financière à ton IPO, qui te dirigera vers les personnes ressources concernées.

La maîtrise de soi et le calme

Dans les jours qui ont suivi l'annonce du diagnostic, j'étais submergée d'émotions terribles : colère, peur atroce, inquiétude, anxiété. Je dormais mal. Et pourtant je continuais à travailler. Je n'avais aucune idée de ce que l'avenir me réservait. J'étais tout simplement terrifiée. Pendant ces jours-là, une image s'est imposée à mon esprit, un certain soir. Plutôt qu'une image, un terme technique : cohérence cardiaque. J'en avais vaguement entendu parler quelques années auparavant. À l'époque, j'étais allée consulter une ostéopathe pour soigner des adhérences après une chirurgie de l'utérus. Au fil de mes visites, cette spécialiste m'avait convaincue de l'importance d'apprendre à respirer profondément et montré comment, par la respiration, on pouvait retrouver rapidement son calme en situation de stress. Ses explications m'avaient semblé vagues et je n'y avais accordé que peu d'intérêt. Cependant, j'avais retenu qu'en posant la main au-dessus de la région thoracique, là où est situé le cœur, je pouvais ramener les pulsations cardiaques à un rythme plus mesuré, plus calme. Une profonde quiétude aurait dû en résulter. Malgré mes efforts sincères, je n'étais alors arrivée à aucun résultat et n'avais pas vu en quoi ce simple geste pouvait m'aider. J'avais donc laissé tomber.

Mais voilà que l'expression « cohérence cardiaque » m'était revenue en mémoire peu de temps après l'annonce du terrible diagnostic. Qu'était-ce donc ? Pourquoi l'expression m'était-elle alors précisément revenue à l'esprit ? J'avais tellement de pensées en tête, je me sentais si dépassée par les événements. Pourquoi celle-ci et comme venant de nulle part ? Cédant à une impulsion, je me suis connectée à Internet et j'ai fait une recherche.

Rapidement, j'ai appris qu'il s'agissait d'une méthode toute simple de respiration contrôlée. Une méthode popularisée par le célèbre médecin-chercheur le Dr David Servan-Schreiber, auteur de *Anticancer* et de plusieurs autres ouvrages vendus à des millions d'exemplaires. J'ai ainsi déniché quatre vidéos d'environ quatre minutes chacune dans lesquelles le Dr Servan-Schreiber explique très simplement en quoi consistent cette méthode et les effets produits sur le corps et l'esprit. J'ai regardé ces vidéos et, sur-le-champ, j'ai été convaincue de ses bienfaits. De toute façon, au point où j'en étais, j'étais prête à essayer n'importe quoi pour trouver le calme et faire taire l'horrible petite voix intérieure qui me murmurait les messages les plus inquiétants. Plus que tout, j'avais besoin de dominer mon sentiment d'affolement. De façon confuse, je sentais qu'avec ce cancer je m'embarquais pour un très long voyage, sans savoir exactement de quoi il en retournait. Mais j'avais une certitude : le chemin que je devinais s'étendre devant moi serait ardu, j'aurais besoin de toutes mes forces, de toute mon énergie, de toutes mes nuits de sommeil, et je ne pouvais me payer le luxe de laisser le stress, l'inquiétude, le doute, la peur, l'affolement s'emparer de moi et réduire les chances de m'en sortir. J'ai donc décidé de m'en remettre à mon instinct, de faire confiance à la petite voix intérieure qui me chuchotait d'essayer cette méthode.

Ainsi j'ai commencé à la mettre en pratique autant de fois que nécessaire. J'en ai ressenti aussitôt les bienfaits. C'est pourquoi je veux te la faire connaître. Cette méthode est si simple d'application qu'on pourrait presque douter de son efficacité, mais ce serait tomber dans le panneau. Tous ceux qui pratiquent régulièrement une forme ou une autre de méditation l'ont déjà adoptée. Le mouvement méditation en pleine conscience, très populaire ces dernières années, s'appuie également sur cette méthode. Celle-ci a l'intérêt d'être facile à apprendre, de pouvoir se pratiquer à tout moment de la journée, en tout lieu et en toute circonstance. Elle procure des bienfaits dès le premier instant où on l'adopte et ses effets se font sentir pendant plusieurs heures au cours de la journée. Elle peut être pratiquée chaque fois que c'est nécessaire et, bien comprise, elle t'accompagnera en tout temps. C'est comme un petit outil que tu garderais dans ta poche et que tu ressortirais au besoin. C'est aussi simple que ça. Les sceptiques diront qu'une telle simplicité ne saurait venir à bout d'un stress aussi intense que celui provoqué par un diagnostic de cancer. N'en crois rien. Juges-en plutôt par toi-même et tu seras convaincue. Souvent, les approches les plus simples sont les plus efficaces.

Voici comment pratiquer la méthode de cohérence cardiaque. D'abord s'asseoir confortablement, le dos bien droit sur une chaise à dossier ou dans un fauteuil, les pieds posés sur le sol, les jambes non croisées afin de faciliter une meilleure circulation sanguine. Fermer les yeux. Prendre conscience de son agitation mentale, de ses tics nerveux, des battements de son cœur, des tensions musculaires, du rythme de sa respiration. Prendre conscience de son état physique et mental avant de débuter l'exercice aide à prendre la mesure des bienfaits qu'il apportera par la suite. Avoir à portée de main un chronomètre ou une minuterie de cuisine et programmer trois minutes. Mettre la minuterie en marche et respirer. Compter le nombre de respirations complètes effectuées pendant un intervalle de trois minutes. Idéalement, on devrait arriver à 18 ou 20 respirations tout au plus. L'objectif est d'en arriver à moduler sa respiration de manière à effectuer 18 respirations en trois minutes.

L'exercice peut nécessiter un peu d'entraînement au début, mais on arrive assez facilement à installer en soi un rythme d'inspirations-expirations qui respecte la fréquence idéale de 18 respirations complètes pendant trois minutes. Plus on pratique l'exercice, plus on inscrit ce rythme en soi et, cela accompli, la minuterie n'est plus nécessaire. On a intégré le rythme de respiration si bénéfique. On est libre alors de le mettre en pratique en toute circonstance, en tout lieu, chaque fois que c'est nécessaire.

Tel a été mon tout premier moyen de contrôler le flot chaotique d'émotions en moi. Si tu savais à quel point je me suis accrochée à cet exercice dans les premiers jours de la maladie et, par la suite, chaque fois que je vivais une situation entraînant son lot de stress ! Et comme elles furent nombreuses, ces situations ! J'ai tellement fait mienne cette façon de respirer que je l'ai intégrée à ma vie quotidienne. À bien y penser, je me dis que cet exercice est devenu au fil du temps une forme d'hygiène personnelle, comme me brosser les dents ou me laver les mains. Dans le métro, à l'épicerie, alors que je fais la queue à la caisse enregistreuse, en présence d'une personne désagréable, en regardant la télé, le soir, au lit, juste avant de m'endormir : respirer de cette façon est devenu chez moi une seconde nature. Il est fascinant de constater à quel point cette méthode a un véritable effet sur le rythme cardiaque qu'elle ralentit. La respiration en devient plus profonde, plus satisfaisante ; le calme s'installe.

Alors, tu vois les événements se produire, mais avec un certain détachement. Tu vois ce qui se passe, tu es consciente des difficultés, mais ces événements et les émotions négatives qui les accompagnent cessent de te perturber. C'est là, à mon avis, tout l'intérêt de ce moyen simple et à la portée de tous de rester calme. Les émotions vives associées à l'épreuve, par exemple la colère, la peur, le doute, le découragement, l'accablement ou l'anxiété, demeurent présentes, mais elles ont moins de prise. Elles cessent de te perturber et de t'embrouiller l'esprit. Il en résulte pour toi un plus grand contrôle de la situation, et ce contrôle te conduit inévitablement à avoir une certaine force, une certaine capacité à renverser la vapeur. Tu auras le sentiment de maîtriser les événements et, malgré les difficultés, de pouvoir trouver des solutions. Un esprit calme peut plus aisément apercevoir les issues, les voies d'évitement, les solutions, et cette faculté te donnera la confiance nécessaire pour traverser l'épreuve. Tel est du moins ce que j'ai ressenti pendant cette traversée éprouvante et je continue, encore aujourd'hui, à appliquer quotidiennement cette méthode de respiration.

Suggestions… en bref

- Entoure-toi de personnes de confiance.
- Note les questions qui te viennent à l'esprit et aborde-les quand tu vois l'IPO ou le médecin.
- Munis-toi d'un agenda et notes-y tous tes rendez-vous ainsi que ceux de ton aidant naturel, s'il y a lieu, pour éviter tout conflit d'horaire.
- Réfère-toi à ton IPO pour toute question, inquiétude ou problème que ce soit.

- Prends connaissance des brochures et des dépliants mis à ta disposition et dresse la liste des services susceptibles de t'intéresser.
- Munis-toi d'un classeur portatif où conserver tous les documents liés à ton dossier médical et aux ressources offertes.
- Mets au point dès maintenant une stratégie pour te détendre et gérer ton stress.
- Consulte le site Internet www.guerir.org/videos/coherence-cardiaque.htm pour apprendre la méthode de cohérence cardiaque popularisée par le Dr Servan-Schreiber. Tu y trouveras aussi quatre brèves vidéos expliquant le mode d'utilisation et les effets de la méthode sur le métabolisme.

4

Les tests

NOUS SOMMES AU DÉBUT D'AOÛT et je sens une douleur au sein gauche, lancinante mais qui ne dure que quelques heures pour disparaître aussitôt. Cette douleur revient une semaine plus tard, toujours à la même place. Je me dis alors que cela fait longtemps que je n'ai pas fait mon auto-examen des seins. C'est une habitude que j'ai prise très jeune, dès mes 18 ans, alors que des kystes ont commencé à apparaître. Les kystes, chez les femmes de la famille, on connaît ça ! Nous en avons presque toutes. J'ai donc grandi avec cette idée que les kystes font partie de nous. Quand ils ont commencé à apparaître, je ne me suis donc pas trop inquiétée. Je m'étais faite à l'idée. Et aussi à l'importance de faire son auto-examen des seins.

L'auto-examen des seins

C'est un geste que j'ai appris assez jeune et que je pratiquais systématiquement chaque mois. Mais voilà qu'avec les années, les kystes s'étaient multipliés. Il y en avait tant que j'ai fini par me lasser de les compter, de les inventorier. De me demander si celui-ci y était le mois précédent, si celui-là avait changé de taille ou de forme. Je commençais à devenir franchement mêlée. J'ai fini par renoncer à les examiner, en me disant que, si un cancer devait se développer, je serais incapable de faire la différence entre une tumeur et un kyste. De plus, on m'avait expliqué qu'une tumeur pouvait même se développer à l'intérieur d'un kyste. Comment le savoir au stade de l'auto-examen des seins ? À la longue, l'exercice était devenu une telle source d'anxiété que je préférais m'en remettre au destin : si une maladie me tombait dessus, je finirais bien par l'apprendre. J'ai donc cessé de pratiquer l'auto-examen des seins. Quelle erreur de ma part !

Quand la douleur est sournoisement apparue, je me suis dit qu'il serait peut-être bien que j'investigue un peu l'affaire. C'est donc en palpant mes seins que j'ai découvert ce fichu cancer. Un des kystes que j'avais depuis l'âge de 19 ans et dont je connaissais par cœur la taille, la forme et la localisation avait doublé de volume, voire triplé. Or c'est exactement à cet endroit que j'éprouvais une douleur… J'avais la peur au ventre, celle venue de la douleur sourde qui s'installe en toi et dit : « Non, tu ne te trompes pas. Cette fois, c'est du sérieux. » Tout au fond de moi, je sentais qu'il fallait que j'agisse rapidement. Cette masse qui avait soudainement grossi et me causait des douleurs que je n'avais jamais eues auparavant, je ne pouvais pas faire comme si elle n'existait pas. En mon for intérieur, je savais qu'il était urgent d'agir. Une ombre est passée doucement au-dessus de ma tête, comme un nuage assombrit brusquement une journée ensoleillée. Je me disais : « Mais pourquoi maintenant ? Ce n'est pas vrai. Pas ça. Pas maintenant. Pas à moi. »

Quelques mois plus tard, j'ai compris que ce simple geste de palpation m'avait vraiment sauvé la vie. Ayant détecté la masse, je me suis aussitôt tournée vers un médecin. J'étais en vacances pour quelques jours, chez ma mère, à Sherbrooke. N'étant pas suivie par un gynécologue à Montréal, j'ai décidé de m'adresser au Dr Bureau, mon gynécologue à l'époque où j'habitais encore à Sherbrooke. J'ai téléphoné à son cabinet, j'ai expliqué la situation à sa secrétaire, qui a rapporté mes propos au Dr Bureau entre deux patients. Sans hésiter, ce dernier a rédigé une ordonnance pour une mammographie et une échographie, en insistant pour que je subisse les deux tests dans la foulée.

En effet, chez les femmes plus jeunes ou qui, comme moi, ont les seins polykystiques (c'est-à-dire porteurs de plusieurs kystes) et denses, une mammographie ne permet pas de détecter les tumeurs. L'appareil ne les voit tout simplement pas. L'examen doit donc être complété par une échographie.

La secrétaire m'a rappelée: « Votre requête est prête, vous pouvez passer à la clinique pour la prendre. » Ce que j'ai fait le jour même, sans voir le médecin, et je suis rentrée illico à Montréal, chez moi. Je n'avais évidemment pas le temps d'attendre d'obtenir un rendez-vous dans le système public, alors que les listes d'attente affichent des délais d'un an. J'ai donc appelé une clinique de radiologie spécialisée dans le dépistage du cancer du sein et j'ai obtenu un rendez-vous deux jours plus tard, soit le 22 août. Avec le recul, je peux dire que la rapidité d'investigation à la suite de mon auto-examen des seins a indéniablement contribué à me sauver la vie. Pris à temps, ce cancer n'a pas pu causer des dégâts considérables, malgré son haut niveau d'agressivité. L'histoire aurait pu être beaucoup plus tragique...

À titre d'exemple, laisse-moi te raconter l'histoire de Guylaine, une femme formidable, véritable dynamo sur deux pattes et brillante. Guylaine a 45 ans quand elle se découvre une masse au sein gauche. Elle se méfie et décide d'en parler à son médecin de famille. Celle-ci ne juge pas la masse menaçante. Elle ne juge même pas nécessaire de faire passer une mammographie à sa patiente. Elle la rassure et estime qu'il n'y a rien de suspect. Guylaine se fie à cet avis médical et rentre chez elle.

Une année passe... Dans l'intervalle, depuis quelque temps, Guylaine a des douleurs à l'œsophage et souffre de reflux gastrique. Les symptômes se manifestent de plus en plus fréquemment. Une nuit, les douleurs sont telles qu'elles la tirent du sommeil. N'en pouvant plus, Guylaine réveille à son tour son mari et lui demande de l'accompagner à l'hôpital. Elle y subit plusieurs tests. Rien de concluant... jusqu'à ce que des tests plus poussés découvrent l'impensable : un cancer. Guylaine est atteinte d'un cancer du sein, stade 4, grade 3 (le plus agressif), doublé d'un facteur HER_2+ (j'expliquerai plus loin de quoi il s'agit). Le cancer est fort avancé... Son foie est envahi de métastases à 90 %. Il en est tellement infesté qu'il est inopérable. Les tests montreront aussi la présence de métastases dans les os. Ses chances de survie sont diminuées de beaucoup. On lui prédit cinq ans à vivre. Guylaine est mariée et mère d'un garçon de 14 ans et d'une fillette de 4 ans.

Comme ça. Trop bête. Une masse palpée un an plus tôt, investiguée sérieusement, et le cancer aurait été rapidement détecté, combattu et le pronostic vital aurait été tellement meilleur. Guylaine s'est battue vaillamment. Contre toute attente, la chimiothérapie a mieux fait que ce qu'on lui avait prédit au départ.

Malheureusement, les métastases sont réapparues au foie, et d'autres ont gagné le cerveau. Guylaine a dû reprendre de nouveaux cycles de traitements, cette fois beaucoup plus éprouvants que les premiers. Pendant plus de deux ans après avoir reçu son diagnostic, elle a poursuivi son rude combat. De nouvelles techniques et des traitements à venir lui ont donné de l'espoir. Malgré tous ses efforts, l'inconcevable s'est produit. Guylaine nous a quittés à l'âge de 48 ans, entourée de l'amour des siens, en janvier 2017. Guylaine a toute mon affection et mon admiration pour la force et la persévérance dont elle a fait preuve. Mes pensées et mes prières accompagnent son mari et ses deux enfants.

La leçon que je retiens de mon histoire personnelle, c'est que rien, jamais rien, ne remplacera l'auto-examen des seins. Il s'agit là du tout premier examen de dépistage et, me semble-t-il aussi, du plus important. Chaque femme connaît ses seins mieux que quiconque. Il est donc important de demeurer attentive, de s'écouter et de ne jamais hésiter à consulter un médecin en cas de doute. Avec le recul, je préférerais m'être inquiétée pour rien que d'avoir balayé mes soupçons sous le tapis pour découvrir plus tard qu'il y avait péril en la demeure et que je n'ai pas remédié à la situation.

La leçon que je tire de la triste histoire de Guylaine, c'est qu'une fois qu'on a détecté une masse bizarre, il faut insister auprès de son médecin pour la faire investiguer et subir les examens nécessaires, au minimum une mammographie, quitte à demander un second avis si on se heurte à un médecin refusant quelque test que ce soit.

La mammographie et l'échographie

Me voilà donc avec un rendez-vous dans une clinique privée pour une mammographie et une échographie du sein. On m'explique qu'il n'y aura pas de frais pour la mammographie, couverte par la Régie de l'assurance maladie du Québec. Par contre, pour l'échographie mammaire, les frais s'élèvent à 160 $. Mon assurance ne couvre pas ces frais, que je dois payer de ma poche. J'ai l'argent et je ne veux pas prendre le risque d'attendre entre six mois et un an pour obtenir une réponse à une question aussi angoissante. Je rappelle que le gynécologue ayant ordonné les requêtes a insisté pour que les deux examens soient faits concurremment. Une mammographie à elle seule ne permettrait pas de tirer des conclusions. J'apprécie le bien-fondé de la directive du médecin sans mesurer à quel point ce détail sera déterminant pour la suite des choses.

Je me présente donc à mon rendez-vous. J'ai d'abord subi une mammographie. Elle a révélé des seins très denses et quelques calcifications bénignes de kystes. C'est tout. Rien de très inquiétant pour le moment. Je respire d'aise. Une première étape vient d'être franchie. Je me dis que la seconde étape ne sera qu'une formalité me confirmant que tout va bien, que je me suis inquiétée pour rien…

L'échographie mammaire a localisé dans le quadrant supéro-externe une masse échogène, aux formes arrondies et clairement définies. Le technicien sollicite l'avis du radiologiste en chef. Une quarantaine de minutes plus tard, ce dernier se présente avec une mine basse jusqu'au plancher... Son langage non verbal n'a rien pour me rassurer. Il me pose quelques questions et m'explique qu'il considère cette masse comme suspecte. Il recommandera à mon médecin de faire faire une biopsie dans les plus brefs délais. La masse détectée fait 2,2 cm de diamètre, soit environ la grosseur d'une noix de Grenoble. Sur le rapport de l'échographie mammaire, le radiologiste a inscrit : « Masse d'apparence suspect-sinistre ».

Avec le recul, je suis infiniment reconnaissante à mon gynécologue d'avoir insisté pour que je subisse les deux examens au cours de la même séance. La mammographie n'avait pas détecté une tumeur de la taille d'une noix de Grenoble – il faut le faire ! Heureusement qu'on m'a fait une échographie, sans quoi, j'imagine le scénario... Le médecin aurait d'abord demandé que je prenne rendez-vous avec lui, il ne m'aurait prescrit que la mammographie et, celle-ci étant négative, il n'aurait pas jugé bon de pousser plus loin les examens. Que serait-il arrivé alors ? Ou encore, le médecin, après m'avoir vue, aurait décidé d'investiguer davantage et m'aurait donné une ordonnance pour une échographie... Mais il m'aurait fallu encore attendre pour obtenir ce rendez-vous... Des jours se seraient écoulés, puis des semaines. Que de temps précieux perdu ! Autant de temps qui aurait permis à la tumeur de prendre de l'expansion et de faire des ravages mortels.

Cela étant, je m'interroge : dans de nombreux pays, dont le nôtre, la mammographie est considérée comme un outil de premier choix dans le dépistage du cancer du sein. Pourquoi n'a-t-elle pas vu ce qui pourtant sautait aux yeux ? Cette masse, j'étais tout même capable de la palper entre mes doigts. Comment une masse aussi grosse a-t-elle pu passer inaperçue à l'étape de la mammographie ? Ce type d'examen est-il aussi efficace qu'on le dit pour détecter les cancers du sein ? Ne devrait-on pas plutôt privilégier l'échographie mammaire comme examen de base au lieu de la mammographie ?

En résumé, voici les avantages et les inconvénients des deux méthodes d'imagerie.

	Avantages	**Inconvénients**
Mammographie (rayons X)	1- fait appel à des critères de malignité des nodules clairement établis, ce qui facilite le diagnostic 2- convient aux femmes de 50 ans et plus susceptibles de développer un cancer du sein 3- permet de voir les calcifications des kystes et de déterminer s'ils sont cancéreux 4- couverte par la RAMQ	1- inconfortable pour certaines femmes 2- ne peut être pratiquée sur une patiente enceinte 3- ne détecte pas les masses dans des seins denses

Échographie mammaire (ultrasons)	1- convient mieux aux seins denses (femmes de 40 ans et moins ou femmes ménopausées sous hormonothérapie) 2- en complément d'une mammographie : précise la nature liquide ou solide des masses détectées par ce premier test 3- sans douleur ni inconfort 4- peut être pratiquée sur une patiente enceinte	1- ne montre pas toujours avec précision les microcalcifications des kystes (ceux-ci pouvant être bénins ou malins) 2- s'accompagne de frais (environ 150 $ en clinique privée). Une loi en vigueur depuis janvier 2017 élimine les frais associés à ce test effectué en clinique privée. S'assurer que celle-ci est dûment reconnue par le PQDCS)

Ce qu'il faut retenir, c'est que la mammographie demeure un test diagnostic de premier choix pour la grande majorité des femmes. Cependant, pour les femmes de moins de cinquante ans, l'échographie mammaire est impérative en complément d'une mammographie. Chez ces femmes, le tissu mammaire est en effet dense et, par conséquent, plus difficile à interpréter à partir d'une mammographie. Voilà pourquoi la masse que j'avais au sein n'a pas été détectée et qu'une échographie a été nécessaire pour parachever l'évaluation.

Une étude américaine publiée dans la revue radiologique *American Journal of Roentgenology* a confirmé que les échographies mammaires sont un outil de détection de cancer du sein plus efficace que les mammographies pour les femmes plus jeunes. Des chercheurs d'un centre de cancérologie de Seattle et de l'université de Washington ont comparé l'efficacité des deux méthodes d'imagerie chez des femmes âgées de 30 à 39 ans. Sur un total de 1208 examens de dépistage du cancer du sein, la mammographie a détecté 14 cancers et l'échographie 22. Toujours selon l'étude, l'échographie aurait une plus grande efficacité que la mammographie, avec un taux de dépistage de 95,7 %, contre 60,9 % chez les femmes âgées de 40 ans et moins.

J'en conclus que, si tu as moins de 50 ans ou que tu es ménopausée et reçois des hormones de substitution, et que ton médecin ne te prescrit pas systématiquement une échographie mammaire en complément d'une mammographie, insiste pour qu'il le fasse.

Cela étant, il faut déplorer les délais d'attente qu'impose notre système de santé actuel pour obtenir un rendez-vous. J'ai choisi de m'adresser à une clinique privée afin de subir rapidement les deux examens. Même si mes assurances ne couvraient pas l'échographie mammaire, j'avais l'argent pour me l'offrir. Je tremble de colère mais aussi de peur quand je pense aux femmes qui ont dû choisir entre payer l'épicerie de la semaine ou s'offrir un examen médical. Nulle ne devrait choisir… Ce n'est tout simplement pas juste.

Les tests pré-traitements

La biopsie

Après cette mammographie et cette échographie, le radiologiste avait fortement recommandé à mon médecin de me prescrire une biopsie de la tumeur dans les plus brefs délais. Le radiologiste semblait sûr de son diagnostic à la suite de l'échographie, mais seule une biopsie pouvait confirmer le diagnostic hors de tout doute. Deux semaines plus tard, j'ai obtenu un rendez-vous au département de radiologie de l'hôpital.

La biopsie consiste à prélever un échantillon de tissu de la tumeur pour le faire analyser et en déterminer la composition cellulaire. Elle est effectuée par un médecin radiologiste. Une anesthésie locale est pratiquée sur la zone à examiner. Après quoi, le radiologiste se guide à l'aide de l'appareil à échographie et insère une aiguille spécialement conçue à cet effet (un trocart), lui permettant de se rendre jusqu'à la tumeur suspecte pour y prélever un échantillon. C'est comme si on prélevait une minuscule carotte au cœur de la tumeur. Plusieurs prélèvements peuvent être faits en divers endroits de la tumeur afin d'éliminer tout doute. La procédure en tant que telle prendra environ une heure. Elle est indolore. Un « clac » sonore indique que le médecin a saisi l'échantillon de tissu et l'a enserré dans le trocart. Tu sentiras une pression dans le sein, tout au plus.

Le radiologiste en profitera pour insérer dans la tumeur un marqueur en acier chirurgical. Immédiatement après la biopsie, deux clichés de mammographie seront faits pour s'assurer que le marqueur est bien inséré dans ladite tumeur. Pendant la chirurgie, le marqueur sera retiré en même temps que la tumeur. Entre-temps, la biopsie est envoyée au laboratoire pour analyse. Dans mon cas, une quinzaine de jours ont été nécessaires pour en avoir les résultats. L'étape de la biopsie est cruciale et conditionne tout le processus. Elle seule permet d'énoncer clairement si la tumeur est cancéreuse ou non.

Après avoir reçu mon diagnostic trois semaines plus tard, j'ai été convoquée au centre hospitalier pour y subir divers tests.

Les tests s'échelonnaient sur deux jours et visaient deux objectifs : 1) déterminer la présence ou non de métastases ; 2) évaluer ma capacité à recevoir la chimiothérapie qui pointait à l'horizon. Au menu de ces deux journées de folle équipée : ventriculographie, électrocardiogramme (ECG), radiographie des poumons, scintigraphie osseuse, prise de sang, échographie abdominale, résonance magnétique. À ces tests s'est ajoutée une première rencontre d'une heure avec l'infirmière-pivot en oncologie. Je n'oublierai jamais ces journées du vendredi 17 et lundi 20 octobre. Journées fort chargées, en examens et en émotions.

Une fois que le cancer a été localisé et identifié par la biopsie, les médecins veulent d'abord savoir dans quelle mesure il s'est propagé dans le corps. Les nombreux tests qu'ils te feront subir visent essentiellement à trouver d'autres traces de cancer et serviront à établir le pronostic et le protocole de traitement. Il faut savoir que le cancer du sein, s'il est infiltrant (invasif), cherchera d'abord à envahir les ganglions de la région axillaire. Ces ganglions seront évalués au moment de la chirurgie à l'aide de la technique du ganglion sentinelle (voir la section « La technique du ganglion sentinelle » au chapitre 5 intitulé « La chirurgie »).

Si les cellules cancéreuses progressent à travers les vaisseaux sanguins vers d'autres organes et d'autres tissus, le cancer est devenu métastatique. Il semble que le cancer du sein se propage en des parties du corps très spécifiques : les os, les poumons et le foie. Le cerveau dans les cas plus avancés. Les raisons pour lesquelles les cellules cancéreuses élisent domicile dans ces organes précis plutôt que dans d'autres demeurent inconnues.

Chaque type de cancer se propagera selon un schéma très particulier. Le cancer de l'ovaire, par exemple, développera des métastases dans le péritoine. Celui des intestins, dans le foie, et ainsi de suite. Le cancer du sein ayant dans sa ligne de mire les os, les poumons et le foie, les tests pré-traitements cibleront par conséquent ces organes.

La scintigraphie osseuse

Pour chercher des traces de cancer dans les os, les médecins peuvent avoir recours à la scintigraphie osseuse. Certes la radiographie permettrait de déceler la présence de métastases mais, pour les détecter, la moitié du tissu osseux devrait déjà être détruite par le cancer. C'est pourquoi la scintigraphie osseuse est un outil intéressant, car elle permet de détecter les métastases osseuses à un stade précoce. La scintigraphie osseuse fait partie de la panoplie de la médecine nucléaire.

Le test s'effectue en deux étapes.

Première étape : on t'injectera un liquide légèrement radioactif dans une veine, dans le pli du coude. Ce traceur se fixera dans les zones qui subissent un renouvellement osseux excessif. Si des métastases sont présentes dans les os, celles-ci seront la cause de ce renouvellement osseux, qui sera lui-même un symptôme alertant les médecins. Une fois le traceur radioactif injecté, il te faudra attendre deux heures, voire un peu plus. Dans mon cas, il a fallu me présenter pour cette injection vers 9 heures du matin. Puis, on m'a donné un deuxième rendez-vous, dans la même journée, à 14 heures. Vient alors la seconde étape : examiner le squelette au complet à l'aide d'un appareil.

Pour ce faire, on te fera étendre sur le dos, en chemise d'hôpital, sur une table, dans une pièce à l'air libre (aucun risque de souffrir de claustrophobie...). Tu ne seras pas insérée dans un tube comme pour un examen à résonance magnétique par exemple. En fait, un appareil muni d'une caméra spéciale passera très lentement au-dessus de ton corps, des pieds à la tête, pour capter des images de tes os, et les transmettre à un ordinateur. L'ensemble de l'ossature est ainsi passé au peigne fin. Tu devras demeurer tout à fait immobile pendant l'examen. Tu ne sentiras rien, et l'appareil ne fera entendre aucun bruit. L'examen prendra une trentaine de minutes. Le technicien médical s'assurera de la qualité des images transmises à l'ordinateur. Une fois la transmission confirmée, l'examen est terminé. Ce test aura permis de mesurer l'état de santé de l'ensemble du squelette, de mesurer l'épaisseur des os et de déceler toute activité anormale.

La radiographie des poumons

C'est le plus souvent à l'aide d'une radiographie que les médecins détectent la présence de métastases aux poumons. Sur le film radiographique, les métastases apparaissent généralement comme des taches foncées. Quiconque a déjà subi une radiographie dans sa vie, que ce soit pour une fracture ou au cours d'un examen de routine chez le dentiste, en connaît le déroulement. Il s'agit d'un examen relativement court, indolore, qui ne dure que quelques minutes et ne nécessite aucune étape préparatoire.

L'échographie abdominale

La présence de métastases peut aussi être détectée grâce à une échographie abdominale. Comme son nom l'indique, celle-ci permet de voir les organes situés dans l'abdomen. Le technicien applique un gel sur l'abdomen et enregistre les images des organes internes en balayant la peau à l'aide d'une sonde qui émet des ultrasons et fait apparaître des images sur un écran. Le test est sans douleur et sa durée est variable d'une patiente à l'autre. Dans mon cas, il a duré près d'une heure. Il se peut que tu sois appelée à participer activement à ce test. Ainsi le technicien pourrait te demander d'inspirer profondément à plusieurs reprises ou de retenir ton souffle pendant qu'il enregistre certaines images. Pour ce type d'examen, tu devras avoir été entièrement à jeun pendant 12 heures – pas même une gorgée d'eau. N'oublie pas cependant que, même si l'échographie abdominale détecte des masses et des zones sombres, elle ne permet pas toujours de déterminer avec certitude s'il s'agit de métastases ou non. Si une masse suspecte apparaît à l'écran, des examens plus poussés seront nécessaires, par exemple à l'aide de la résonance magnétique. La décision revient au radiologiste, lorsqu'il procédera à l'analyse des images.

L'analyse sanguine

Elle fait partie des tests préparatoires. L'analyse sanguine signale la présence dans le sang de marqueurs ou de substances qui témoigne d'une activité anormale des organes. Ces marqueurs et ces substances signalent la présence de métastases dans les divers organes du corps, selon les substances détectées.

Il n'est pas nécessaire d'être à jeun pour la prise de sang, qui peut se faire à tout moment, le jour des examens.

Le scan et la résonance magnétique

Il s'agit de tests plus poussés, qui se révèlent parfois nécessaires, selon les pathologies, pour prendre la mesure du sein. Dans mon cas, aucun scan ne fut nécessaire. Mais j'ai subi un examen aux seins par résonance magnétique. Le procédé donne une image du sein à haute résolution, sans émettre de radiations. Plusieurs raisons peuvent inciter un médecin à y avoir recours, que ce soit en complément d'une mammographie, pour confirmer un diagnostic ou pour clarifier une image prise par échographie mammaire. Parfois aussi le médecin aura besoin de connaître l'étendue du cancer à l'intérieur du sein, ainsi que la dimension de la tumeur, pour permettre au chirurgien de se préparer à l'intervention chirurgicale. L'examen pourrait aussi avoir lieu après quelques cycles de chimiothérapie afin de s'assurer de l'efficacité du traitement sur une tumeur ou des métastases.

Contrairement à la radiographie, la résonance magnétique n'émet pas de rayons X, car elle fait appel à un champ magnétique créé par un gros aimant situé à l'intérieur de l'appareil. Le champ magnétique ainsi créé a un effet sur les molécules d'eau présentes à l'intérieur du corps. Posée sur la partie du corps à examiner, une antenne émet des ondes radio qui les font résonner. L'antenne perçoit les signaux émis par les molécules d'eau et envoie les données à un ordinateur où elles sont analysées puis traduites en images à l'écran. L'examen est indolore, mais il peut indisposer les claustrophobes, puisque la patiente doit être insérée dans un grand tube.

Pour l'examen des seins par résonance magnétique, tu seras allongée sur le ventre, sur une planche trouée de manière à ce que les seins pendent dans les orifices. Doucement, tu seras insérée à l'intérieur du tube de l'appareil, d'abord la tête, puis le reste du corps jusqu'aux pieds. Pendant l'examen, tu communiqueras avec les techniciens au moyen d'un micro et d'un petit haut-parleur installés à l'intérieur du tube. Tu auras dans la main une sonnette d'alarme que tu peux actionner à tout moment, en cas de malaise ou de douleur. L'examen pourra nécessiter l'injection d'un produit traceur. Dans ce cas, on t'aura installé dans le pli du coude une aiguille reliée à une tubulure. Pendant l'examen, on t'avertira par radio lorsque le liquide aura été injecté. Tu sentiras alors, un bref instant, une fraîcheur dans les veines de ton bras et qui s'estompera rapidement. Aucune douleur, aucun inconfort. Le traceur permet aux techniciens d'obtenir une variété d'images qui compléteront l'examen.

D'une durée de 40 à 60 minutes, l'examen pourra te sembler long et fatigant. La posture, qui consiste à être allongée dans un tube, sera pénible à certaines. En ce qui me concerne, c'était le bruit assourdissant de la machine qui me dérangeait le plus. Pendant l'examen, j'ai fermé les yeux pour ne pas souffrir de claustrophobie. Je me suis concentrée sur ma respiration comme j'avais appris à le faire quelques semaines plus tôt avec la méthode de cohérence cardiaque, que tu connais maintenant.

Contrairement à la résonance magnétique, le scan est un appareil qui émet des rayons X. L'appareil tournera autour de toi pour capter diverses images au moyen de coupes transversales. Ces images seront transmises à un ordinateur qui les combinera pour n'en former qu'une seule. Ce type de test est parfois utile pour visualiser les métastases étendues aux divers organes et que d'autres tests, par exemple la scintigraphie osseuse ou la résonance magnétique, ne permettent pas toujours de détecter.

L'électrocardiogramme (ECG)

S'ajoutant aux examens servant à préciser le diagnostic, des tests seront peut-être nécessaires pour évaluer la capacité de ton cœur à supporter une chimiothérapie, dès lors que certains traitements nuisent aux fonctions cardiaques. L'électrocardiogramme (ECG) et la ventriculographie évaluant les fonctions cardiaques, les médecins en oncologie leur accordent une attention particulière.

L'ECG mesure divers aspects des fonctions cardiaques : vitesse des battements du cœur, qualité de sa conduction électrique (ce qui lui permet de se contracter), éventuels dommages. Appliqué aux soins oncologiques, l'ECG cherche à évaluer la capacité du cœur à recevoir certains traitements chimiothérapeutiques, ceux-ci pouvant lui être toxiques, et à établir une valeur de référence avant ces traitements. Une fois la chimio commencée, le médecin pourra au besoin s'y référer afin de vérifier si les traitements affectent ou non les fonctions cardiaques. Le personnel médical accorde une grande attention au cœur et à sa capacité à encaisser les traitements chimiothérapeutiques. La raison à cela est que les cellules du muscle cardiaque (le myocarde) ont une faible capacité de renouvellement. Si ton traitement devait affecter sérieusement les fonctions cardiaques, les conséquences à long terme pourraient être graves.

L'ECG est facile à subir, indolore et ne prend que 5 à 10 minutes. Le technicien installera une dizaine d'électrodes en des points stratégiques de ton corps : chevilles, poignets, poitrine. L'appareil enregistrera les données et les traduira en une courbe sur un long ruban de papier. Les résultats seront immédiatement interprétables. Aucune préparation n'est nécessaire.

La ventriculographie

Il s'agit d'un examen permettant de mesurer avec beaucoup de précision et de détails les capacités des muscles cardiaques, plus particulièrement les ventricules gauche et droit. Il détermine la taille des cavités cardiaques, décèle d'éventuelles anomalies dans les ventricules et mesure leur capacité à propulser le sang vers les vaisseaux sanguins. En somme, il permet de mesurer la capacité du muscle cardiaque à recevoir une chimiothérapie et si elle est risquée pour le cœur.

La ventriculographie, dite isotopique, fait partie de la médecine nucléaire. Avant l'examen, le technicien t'injectera un traceur radioactif qui se fixera au niveau du cœur. Pas de longs délais ici, contrairement à la scintigraphie osseuse. Tu seras étendue, vêtue d'une chemise d'hôpital, sur une table d'examen surmontée de caméras. Tu seras à l'air libre et non pas dans un tube, comme pour un examen faisant appel à la résonance magnétique. L'examen prendra entre 30 minutes et une heure. Puis, de grands capteurs gamma tourneront lentement autour de toi. Ces caméras assistées par ordinateur captent des images de ton sang qui circule dans le cœur. L'examen est indolore, l'appareil ne fait aucun bruit (j'en ai même profité pour faire une petite sieste...).

Si la ventriculographie isotopique doit être pratiquée, ce sera au début des traitements afin de s'assurer, comme je te l'ai expliqué plus tôt, de la capacité du cœur à encaisser une chimiothérapie. Elle pourrait cependant être répétée pendant le traitement, si ton médecin doutait de la possibilité de le poursuivre sans danger. La ventriculographie est particulièrement recommandée pour les patientes atteintes du cancer du sein, car certains traitements de chimiothérapie contenant des anthracyclines ou du trastuzumab (administré dans le cas d'un cancer de type HER_2 positif) peuvent compromettre les fonctions cardiaques. Pour plus de détails sur le trastuzumab, reporte-toi plus loin, à la section « La thérapie ciblée (Herceptin) » du chapitre 9 intitulé « La médication périphérique ».

La scintigraphie osseuse m'a mobilisée une bonne partie de la journée du lundi 20 octobre, mais tous les autres examens ont pu être effectués au cours du vendredi précédent, à savoir une échographie abdominale à 8 h 30, suivie d'une ventriculographie, d'une prise de sang, d'un électrocardiogramme et d'une radiographie des poumons. Lunch à la cafétéria de l'hôpital puis, c'était reparti en après-midi avec la résonance magnétique à 14 h 30, suivie d'une première rencontre d'une heure, à 16 h, avec l'IPO, comme je l'ai écrit précédemment.

Être accompagnée

Ces journées de tests sont éprouvantes et la présence d'une personne de confiance à tes côtés jouera beaucoup dans l'équation. Ma mère m'a accompagnée tout au long de ces deux journées. Elle attendait avec moi dans les corridors, partageait avec moi les heures d'inquiétude, évaluait avec moi les progrès de la journée, cherchait à s'orienter, tout comme moi, dans les dédales de l'hôpital, en consultant les panneaux d'affichage, en suivant les flèches sur les murs et les indications pour se rendre d'un département à l'autre. Elle était là aussi pendant la rencontre avec l'infirmière-pivot. Il était important, pour moi, que ma mère entende ce que j'avais à dire à l'infirmière : comment je me sentais, comment j'entrevoyais les choses et les émotions que je vivais. C'est un peu comme si je m'étais adressée à ma mère par le truchement de l'infirmière. De plus, l'infirmière a pu vérifier auprès de ma mère comment elle-même se sentait pour sa part et elle en a profité pour lui faire connaître les services d'accompagnement offerts aux proches par le centre hospitalier.

La nature même de ces tests, à savoir déterminer s'il y a présence ou non de métastases dans l'organisme, est particulièrement anxiogène. Pour ajouter à mon inquiétude, cette journée de tests avait bien mal commencé… En effet, dès le premier examen de la journée (échographie abdominale), la radiologiste avait détecté la présence suspecte d'une tache sombre sur le foie… C'était peut-être là, déjà, des métastases au foie. Elle devait impérieusement s'en assurer. D'où la nécessité de procéder rapidement à un examen du foie à l'aide de la résonance magnétique.

J'ai été opérée au sein le 24 octobre. Deux semaines plus tard, le 10 novembre, j'ai subi un examen du foie par résonance magnétique. Ce n'est que neuf jours après cet examen, au cours d'une visite de suivi chez le chirurgien, que j'en ai reçu le résultat. Entre le 17 octobre et le 19 novembre, ce fut un véritable calvaire pour moi et pour ma famille que d'avoir à se demander si cette tache représentait ou non des métastases au foie. En fin de compte, ce n'était qu'un petit nodule, très exactement une hyperplasie focale nodulaire (je doute même que l'expression puisse me servir au scrabble un jour...). Donc, tout était beau. Quel soulagement ! Ce mois d'attente fut difficile, d'une part à cause de la convalescence post-chirurgicale et, d'autre part, de l'inquiétude devant l'ignorance des résultats. L'éventualité de métastases au foie était suspendue au-dessus de ma tête, telle une épée de Damoclès.

Pour tout te dire, elles ont été nombreuses, les épées de Damoclès à se succéder au-dessus de ma tête, pendant cette longue épreuve du cancer. Chaque fois qu'une « épée » était enlevée grâce à des résultats dissipant tout doute, une nouvelle « épée » la remplaçait, apportant avec elle son lot d'angoisses et d'inquiétudes. Pendant la chimiothérapie, l'oncologue a cru à un moment donné que je ne réagissais pas bien au traitement et que celui-ci n'avait peut-être pas d'effets. Vérification faite le jour même à l'aide de tests plus poussés : les inquiétudes de l'oncologue étaient sans fondement. Soulagement. Puis, après quatre mois de chimiothérapie, un radiologue a évoqué la possibilité d'un nouveau cancer qui se serait logé dans ma gorge. « Possible cancérisation d'un kyste du tractus thyréoglosse », était-il inscrit dans le rapport du radiologiste... Ces mots m'ont hantée tout au long des mois d'avril et de mai, alors que je subissais moult tests et examens en otho-rhino-laryngologie (ORL) : caméras insérées dans la gorge, aiguilles dans le cou pour ponction de liquides, prélèvements de tissus pour les biopsies et j'en passe. Tout ça pour apprendre enfin que tout était en ordre et que les signes observés n'étaient que de fausses alertes.

Les tests précédant la phase de traitements ne sont qu'un avant-goût de ce que tu pourrais devoir vivre au cours des mois suivants... Un diagnostic de cancer est pris très au sérieux dans le système de santé, et chaque imprévu, chaque situation dérogeant au parcours habituel, tire une sonnette d'alarme et fait s'enclencher tout un processus de vérification médicale. Il faut savoir que les médecins ne veulent courir aucun risque et effectuent les tests et les examens jugés nécessaires au moindre doute. C'est très bien ainsi. J'apprécie, et j'ai apprécié, qu'on prenne pour moi toutes ces précautions et qu'on fasse toutes ces vérifications. Malgré leur caractère anxiogène, je préfère mille fois qu'on multiplie les tests pour faire disparaître tout soupçon plutôt que de laisser subsister un doute et permettre à d'éventuelles cellules cancéreuses de reconquérir du terrain.

DEUXIÈME
PARTIE

Les traitements

*Commencent alors les difficultés propres à l'engagement.
Les difficultés inhérentes à l'engagement consistent
essentiellement en ceci : il faut savoir faire du chemin le plus
long le plus court, et renverser le désavantage en avantage.*

SUN TZU, *L'ART DE LA GUERRE*

Présentation

J'ABORDERAI ICI les traitements les plus courants du cancer du sein. Ils sont de trois ordres : 1) la chirurgie ; 2) la chimiothérapie ; 3) la radiothérapie. D'autres types de traitements peuvent se greffer à ceux-ci, tels que l'hormonothérapie, les thérapies ciblées, voire des traitements spéciaux ou expérimentaux, dans certains cas. L'emploi d'un ou de plusieurs traitements dépendra de ta situation particulière. L'équipe médicale analysera une foule de données, dont le type de cancer développé, son degré d'agressivité, le niveau d'envahissement dans le corps, ses caractéristiques propres. C'est l'ensemble de ces données qui l'orientera vers un protocole de traitements plutôt que vers un autre. Malgré tout, garde à l'esprit qu'il est possible qu'un scénario de traitements soit modifié en cours de route. Tout dépendra de la réponse de ton corps aux traitements et de leur capacité à terrasser le cancer.

Cette deuxième partie est donc plus axée sur les aspects médicaux et techniques de la maladie. J'ai tenté autant que possible de vulgariser les diverses approches médicales pour les rendre plus digestes. J'ai aussi voulu expliquer en termes simples les effets secondaires les plus fréquemment observés dans ce genre de traitements. Pour ma part, le fait de mieux comprendre les traitements et leurs effets a contribué à me rassurer et à mettre en perspective ce qui m'arrivait. J'espère qu'il en sera de même pour toi.

Aux explications à caractère technique suivront des suggestions pour atténuer ou éviter les divers effets secondaires. Tu pourras ainsi réduire, voire éliminer certains désagréments dus aux traitements, tout en accroissant tes forces vitales et en fortifiant ton système immunitaire. Je te propose une panoplie de moyens tout simples, à la portée de toutes. Ne crains rien : les moyens suggérés ne compromettent en rien l'efficacité des traitements de la médecine moderne. Bien au contraire, ces moyens te soutiendront et t'aideront à mieux encaisser les traitements. Ils ne sont proposés que dans le but de te soutenir durant cette période difficile. J'ai parfois fait appel à certaines approches empruntées à la médecine douce tout en évitant celles qui auraient pu réduire l'efficacité de mes traitements anticancer. Je n'ai jamais fait appel à la naturopathie ou à la phytothérapie (suppléments vitaminiques, produits dits naturels ou plantes) sans d'abord obtenir l'autorisation de mon pharmacien en oncologie.

En voici un exemple. Pendant un temps, j'ai souffert d'insomnie. Ne souhaitant pas faire usage de somnifères, j'ai préféré utiliser un produit à base de plantes qui s'était révélé efficace pour moi dans le passé. Avant d'en faire usage, j'ai apporté le flacon au pharmacien en oncologie. Ce dernier en a analysé la composition chimique et l'a croisée avec celles des produits chimiothérapeutiques et des médicaments que je prenais afin d'éviter toute interaction médicamenteuse. Heureusement, le pharmacien m'a assurée que je pouvais utiliser le produit de mon choix en toute quiétude. S'il m'avait dit le contraire, j'aurais trouvé un autre moyen de vaincre mes insomnies et aurais renoncé sans hésiter à ce produit naturel. Pas question de mettre en péril l'efficacité des traitements de base.

Cela dit, il est temps d'aborder les trois principaux traitements contre le cancer du sein.

5

La chirurgie

La chirurgie est une étape complexe et importante. Je la traiterai sous deux angles distincts. Le premier présentera les différents types de chirurgies en les expliquant sommairement. J'aborderai au passage la technique du ganglion sentinelle et le drain chirurgical. Dans un second temps, je traiterai de l'après-chirurgie, des aspects touchant à la douleur, à la mobilité et aux moyens d'aider à la récupération. Les conséquences psychologiques pouvant découler d'une chirurgie au sein seront abordées au chapitre 11, intitulé « Quelques astuces pour s'en sortir », plus précisément dans la section « La sexualité et l'image de soi ».

N'étant pas chirurgienne, je ne me lancerai pas dans des explications techniques. Je me contenterai bien humblement de présenter les diverses approches chirurgicales, telles que je les comprends selon les recherches que j'ai faites et en ayant pris soin de faire valider le contenu scientifique de ce livre par un médecin oncologue.

Les chirurgies se divisent en deux types principaux poursuivant deux objectifs distincts. Soit la chirurgie palliative, qui vise essentiellement à soulager la femme d'une tumeur devenue trop grosse et dont le cancer est très avancé. Soit la chirurgie curative, qui vise la rémission de la patiente. C'est cette dernière que nous examinerons maintenant. La chirurgie curative se subdivise elle-même en deux grandes catégories : 1) la *chirurgie mammaire conservatrice* (tumorectomie et mastectomie partielle) ; 2) la *mastectomie* (mastectomie totale et mastectomies radicale et radicale modifiée). Voyons cela de plus près.

La tumorectomie et la mastectomie partielle

La chirurgie mammaire conservatrice consiste à n'enlever que la tumeur (tumorectomie) ou la tumeur et les tissus environnants (mastectomie partielle). Le chirurgien enlèvera juste assez de tissu pour s'assurer qu'il reste des marges saines tout autour, c'est-à-dire exemptes de toute cellule cancéreuse. L'objectif du chirurgien est de n'enlever que la partie atteinte du sein, en s'efforçant de lui conserver son apparence antérieure autant que possible. Il est généralement admis qu'un chirurgien optera pour une chirurgie conservatrice si la tumeur est au stade 1, 2 ou 3 de son développement et affiche un diamètre de cinq centimètres ou moins. Des traitements en radiothérapie seront administrés par la suite afin de s'assurer qu'aucune cellule cancéreuse n'ait été laissée et réduire les risques de récidive.

Dans le cas où la tumeur est d'un diamètre plus grand, l'équipe médicale penchera vers un ou deux cycles de chimiothérapie dite néoadjuvante, c'est-à-dire d'une chimiothérapie administrée avant la chirurgie, afin de faire fondre au maximum la tumeur avant d'opérer. Ce procédé augmente les chances de n'avoir à faire qu'une tumorectomie ou une mastectomie partielle. Toutefois, si la tumeur demeurait trop grosse, ou que le sein présentait plusieurs tumeurs à divers endroits, ou dans tout autre situation jugée appropriée par le chirurgien, alors une mastectomie totale devra, hélas, être envisagée.

La mastectomie totale

La mastectomie totale vise à enlever tout le sein, ainsi que le mamelon, tout en préservant les ganglions et les muscles sous-jacents. On appelle « mastectomie radicale modifiée » l'opération qui consiste à enlever le sein et les ganglions atteints. Dans les cas, de plus en plus rares, de mastectomie radicale, les ganglions lymphatiques et les muscles sous le sein sont aussi retirés.

Toutes les chirurgies, peu importe le type, sont faites sous anesthésie générale. Le temps passé en centre hospitalier dépendra de divers facteurs, notamment de ta situation et du type de chirurgie. Pour la chirurgie conservatrice, tu subiras une chirurgie d'un jour alors que, pour une mastectomie, tu devras prévoir une hospitalisation d'un ou deux jours, selon ta situation. Dans mon cas, j'ai subi une mastectomie partielle en chirurgie d'un jour. Je suis sortie de la salle d'opération vers 16 h et j'ai quitté l'hôpital à 22 h. J'étais très souffrante, je ressentais une vive brûlure, et j'avais de la difficulté à bouger l'épaule, le bras, le tronc. Le voyage de retour a été pénible. C'était un coup à donner, comme on dit, mais j'étais heureuse d'être sortie d'hôpital et de me retrouver chez ma mère.

Dans le cas d'une mastectomie totale, tu discuteras avec le chirurgien de la possibilité et de ton souhait ou non de recevoir une chirurgie reconstructive du sein. La reconstruction du sein peut se faire soit au moment même de la mastectomie, soit quelques mois, voire quelques années plus tard. Ce type de chirurgie n'est pas pratiqué durant les traitements de chimiothérapie et de radiothérapie, les risques d'infection étant alors très élevés et la capacité de régénération des tissus considérablement réduite.

Je ne traiterai pas de la reconstruction mammaire dans le présent ouvrage. Le sujet est à lui seul très complexe et dépasse de loin la tâche que je me suis donnée ici. Cette question est normalement abordée avec ton chirurgien ou avec ton chirurgien plasticien, en l'occurrence. Pour en savoir davantage sur la reconstruction mammaire, consulte le site internet de la Société Canadienne du Cancer ou de la Fondation du cancer du sein du Québec.

Le harponnage

Une chirurgie, quelle qu'elle soit, est toujours source de stress et d'anxiété pour le patient. Quand il s'agit d'un cancer, elle revêt un caractère particulièrement inquiétant. J'avais des sentiments partagés face à cette intervention. D'une part, j'avais hâte qu'on me débarrasse de la tumeur. D'autre part, je n'avais aucune idée de l'état dans lequel j'allais ressortir du bloc opératoire. Le chirurgien réussirait-il à enlever toute trace de cancer ? Devrait-il enlever beaucoup de tissu autour de la tumeur ? Que resterait-il de mon sein après l'opération ? Les ganglions seraient-ils atteints ? Si oui, dans quelle proportion ? Bref, je savais dans quel état j'entrais dans la salle d'opération, non comment j'allais en sortir… J'étais à la fois nerveuse et soulagée qu'on puisse jeter ce fichu cancer à la poubelle.

Mais une mauvaise surprise m'attendait le matin de la chirurgie. Afin de bien localiser la tumeur, le chirurgien m'annonce qu'on va me harponner. On va me poser un harpon dans le sein. Je me suis plutôt sentie comme si on me posait… un lapin ! Un harpon… Se faire harponner… Les images se bousculent dans ma tête. Pour moi, un harpon, c'est un crochet en métal qui sert à attraper des poissons. En soi, le mot est déjà source d'anxiété. Pour ajouter à mon inquiétude, je me suis souvenue qu'une de mes tantes avait combattu trois cancers du sein. Il y a plusieurs années, elle avait dû subir des chirurgies qui avaient nécessité un harponnage. Je ne connaissais pas en détail cette intervention chirurgicale. Tout ce que je savais, c'est que, pour ma tante, le harponnage avait été atrocement douloureux.

Ce matin-là, donc, quand le chirurgien a prononcé le mot « harponnage », mon sang s'est glacé. J'étais déjà dans un état fébrile. D'un seul coup, le stress est monté d'un cran. Pourtant, le chirurgien hésitait… Ce ne serait peut-être pas nécessaire… Pendant qu'il en discutait et analysait la situation avec le radiologiste, je croisais les doigts, priant pour que le harponnage ne soit pas nécessaire. Il a été décidé qu'il le serait.

Morte de peur, j'ai été conduite en radiologie où le radiologiste et son équipe m'attendaient pour m'installer ce fameux harpon. Je te rassure tout de suite : le harponnage s'est fait tout en douceur et sans aucune douleur.

Qu'est-ce que c'est ?

Le harpon est un mince fil métallique, long de plusieurs centimètres. Son bout est recourbé et prend la forme d'une ancre ou d'un hameçon. Le harpon est inséré dans la ou les tumeurs à enlever. Ce fil guide le chirurgien pour enlever la tumeur et la zone environnante affectée. Le harpon est souvent utilisé dans le cas où une tumeur serait difficilement palpable. Ou si le sein est polykystique, afin de différencier la tumeur cancéreuse d'un kyste bénin.

Comment ça se passe ?

Le radiologiste installe le harpon dans le sein dans les heures précédant l'intervention chirurgicale ou juste avant. Tu auras reçu d'abord une anesthésie locale dans le sein. Puis, à l'aide d'une aiguille et guidé par l'échographie, le radiologiste insère un fil métallique à travers la ou les tumeurs. Une fois le fil bien inséré, il lâche le harpon et enlève l'aiguille. L'intervention peut durer de trente minutes à une heure, selon la localisation de la tumeur et la difficulté d'accès. Le bout de fil excédentaire ressortira par où il a été inséré et pendra à l'extérieur du sein. Il est un peu étrange de se voir ainsi affublée d'un fil métallique sortant du sein, ce qui pourra en gêner quelques-unes. Pourtant, ce n'est pas douloureux.

En ce qui me concerne, le radiologiste qui a procédé à l'intervention a été des plus doux et des plus rassurants. Il m'expliquait les étapes au fur et à mesure et s'assurait périodiquement que tout se passait bien de mon côté. Il m'encourageait à lui signaler le moindre inconfort ou la moindre douleur. Mon sein est dense ; il y a de nombreux kystes et des micro-calcifications. La tumeur faisait 2,2 cm de diamètre et le radiologiste a jugé bon d'enfiler tout de suite une seconde tumeur, plus petite, logée à côté. Je pouvais sentir le médecin travailler. Malgré le fait qu'il poussait sur les chairs pour enfiler les masses et s'orienter au travers du sein, je n'ai jamais ressenti quelque douleur que ce soit. Je sentais une pression, c'est tout. Je n'ose imaginer ce qu'il en aurait été sans anesthésie locale. J'ai remercié chaleureusement ce radiologiste qui a su, tout au long de l'intervention, me rassurer et travailler avec douceur et respect. Mon angoisse a été considérablement réduite.

Si je prends la peine de parler du harponnage dans le présent ouvrage, c'est que je sais que certaines femmes ont vécu des histoires d'horreur à ce chapitre. De nos jours, l'intervention se fait sous anesthésie locale. Ce n'était pas le cas il y a encore quelques années seulement. Je serais très surprise d'apprendre qu'au Québec ce type d'intervention ne se fait pas sous anesthésie locale. Si jamais la situation se présente ainsi pour toi, insiste pour en recevoir une. Celle-ci ne compromet en rien l'anesthésie générale, et elle a toute raison d'être.

J'ai aussi lu dans l'ouvrage de Dominique Demers, *Chronique d'un cancer ordinaire. Ma vie avec Igor,* qu'il fut un temps, à Montréal, où le harponnage était fait à l'hôpital l'Hôtel-Dieu et l'opération au sein à l'hôpital Notre-Dame. La patiente prenait une navette pour se rendre d'un hôpital à l'autre, avec un fil de métal pendouillant sous la chemise d'hôpital. Cette histoire paraît incroyable, mais elle est vraie. J'espère vraiment que ce n'est plus le cas depuis.

Et puis, dans le domaine de l'oncologie, certaines pratiques changent bel et bien. En 2010, la D[re] Erica Patocskai, chirurgienne oncologue au CHUM et professeure adjointe à l'Université de Montréal, a mis sur pied, avec d'autres chirurgiens oncologues, un projet pilote pour innover sur cet aspect spécifique. L'étude a porté sur une cinquantaine de femmes et a donné des fruits. La méthode qui en a résulté est maintenant devenue la norme offerte aux femmes suivies au CHUM.

Plutôt que d'insérer un harpon dans la tumeur, la plus récente technique consiste à y insérer une bille de titane légèrement radioactive. L'insertion se fait de la même manière que pour le harpon, c'est-à-dire par guidage échographique. L'intervention peut être faite jusqu'à cinq jours avant la chirurgie, ce qui est pratique d'un point de vue logistique, à la fois pour le chirurgien, pour le radiologiste et pour la patiente.

Quand il opère à son tour, le chirurgien localise précisément l'implant et la tumeur à l'aide d'une sonde gamma. La même technique est utilisée pour le repérage des ganglions sentinelles.

Voici ce qu'écrit la D[re] Patocskai dans le numéro de septembre 2013 de la revue *Le Patient*: « Les résultats préliminaires des études sur cette technique indiquent qu'elle permettrait de réduire de 50 % le taux de marges positives ou serrées. Ceci réduirait le nombre de réinterventions. De plus, les études rapportent que le volume du spécimen est diminué avec la bille d'iode-125 ; le résultat cosmétique s'en trouve donc amélioré. » Pour l'instant, le CHUM est le seul centre hospitalier au Québec à offrir le choix entre le harpon et la bille.

En conclusion, le harponnage peut être nécessaire au chirurgien afin de localiser la tumeur. Le dépistage étant de plus en plus efficace, il arrive souvent que les tumeurs soient plus petites qu'auparavant quand elles sont décelées. Elles sont donc plus difficiles à palper, et c'est parfois même impossible. Le harponnage devient alors un outil précieux pour le chirurgien. L'intervention devrait toujours se faire sans douleur, grâce à l'anesthésie locale. Par conséquent, inutile de craindre le harponnage. Quant à la bille radioactive, elle devient encore plus intéressante si on sait qu'elle permet d'enlever moins de tissu mammaire et qu'elle peut être installée jusqu'à cinq jours avant la chirurgie. Il n'y a rien à craindre non plus de la radioactivité de cette bille, puisque cette dernière est retirée en même temps que la tumeur et que la technique est des plus sécuritaires. Le procédé s'étendra-t-il à d'autres centres hospitaliers qu'au CHUM ? Espérons-le.

Un dernier commentaire. Dans mes recherches portant sur le harponnage, j'ai parfois lu le terme « repère » pour désigner le harpon. À mon avis, le corps médical gagnerait beaucoup à utiliser ce mot auprès des patientes. Il est nettement plus sympathique et moins anxiogène que le terme « harpon » qui fait frissonner. Comment réagiriez-vous, messieurs, si on vous apprenait qu'on va vous installer un harpon dans les testicules ?

La technique du ganglion sentinelle

Jusque dans les années 2000, on retirait systématiquement aux femmes subissant une chirurgie aux seins un très grand nombre de ganglions lymphatiques, voire tous les ganglions, sains ou atteints. Cependant, il en résultait souvent des problèmes importants liés à la présence d'un lymphœdème (voir le chapitre 6 suivant, « Récupérer après une chirurgie », section « Le lymphœdème »), problèmes qui handicapaient les femmes pour le reste de leurs jours. Pour éviter ce genre de séquelles, une nouvelle technique a vu le jour il y a quelques années : la biopsie du ganglion sentinelle.

Les ganglions lymphatiques sont principalement logés dans la région axillaire (l'aisselle) et dans une moindre mesure derrière la clavicule et le long du sternum. Lorsqu'une tumeur au sein devient invasive, des cellules cancéreuses empruntent les canaux lymphatiques menant aux ganglions situés dans la partie axillaire. Les cellules cancéreuses rencontrent d'abord sur leur route les ganglions disposés en première ligne. Ce sont les ganglions sentinelles. Quand il les atteint, le cancer a commencé sa phase métastatique, puisqu'il a migré vers d'autres secteurs. Une fois qu'elles ont atteint les ganglions lymphatiques, les cellules cancéreuses peuvent voyager à travers le réseau sanguin pour envahir d'autres organes. Les organes le plus souvent métastasés par le cancer du sein sont le foie, les poumons et les os. Dans des cas plus graves, il peut en résulter des métastases au cerveau.

Afin de déterminer si les ganglions lymphatiques ont été atteints, une heure avant la chirurgie, un traceur légèrement radioactif est injecté dans le sein, près de la tumeur ou de l'aréole (zone autour du mamelon). La procédure ne prend que quelques minutes et est indolore. Le traceur radioactif empruntera le même trajet lymphatique et ira « illuminer » les ganglions sentinelles. Pendant l'opération, le chirurgien fera une deuxième incision d'environ deux à trois centimètres dans la région axillaire et retirera les ganglions sentinelles repérées grâce au détecteur gamma. Parfois, le chirurgien injectera un colorant bleu plutôt qu'un traceur radioactif. Le chirurgien retirera alors les ganglions teints en bleu. Ces ganglions sentinelles seront envoyés au laboratoire en pathologie pour déterminer s'ils contiennent des cellules cancéreuses.

Dans mon cas, la méthode du traceur radioactif a été utilisée. Quatre ganglions sentinelles se sont ainsi « manifestés » et l'un d'eux était déjà atteint par des cellules cancéreuses. Le fait qu'un ou plusieurs ganglions soient atteints indique que des cellules cancéreuses ont vraisemblablement commencé leur sale manœuvre de dispersion à travers le corps. Une chimiothérapie adjuvante (qui complète le traitement de première intention qu'est la chirurgie) sera alors nécessaire. Il faudra généralement attendre quatre à six semaines après la chirurgie avant de commencer la chimiothérapie, afin de permettre à ton organisme de récupérer de la chirurgie.

La technique du ganglion sentinelle offre d'immenses avantages, car elle permet de n'enlever que les ganglions susceptibles d'être atteints par le cancer plutôt que de procéder à un curage axillaire et de retirer tous les ganglions, ce qui entraîne des séquelles et des désagréments importants pour la femme.

Si des ganglions lymphatiques atteints ont été retirés, on t'installera probablement un drain. Le drain n'est pas nécessaire dans les cas d'une tumorectomie (enlèvement de la tumeur) ou d'une biopsie des ganglions sentinelles (prélèvement de ganglions). Il ne l'est que dans les cas où plusieurs ganglions ont été retirés. Ce drain est un petit collecteur gradué relié à un tube et qui sera inséré sous la peau de ton aisselle. Le collecteur pendra le long de ta cage thoracique et il servira à recueillir le trop-plein de lymphe accumulée à l'endroit où le chirurgien a retiré les ganglions. Le drain devra demeurer en place entre une et deux semaines, le temps que les liquides se résorbent et que ton organisme soit en mesure de les drainer lui-même. Une infirmière te remettra alors de la documentation et t'expliquera comment veiller à l'entretien du drain et ce qu'il faut faire en cas de blocage ou de fuites. Tu devras le vider à plusieurs reprises (deux à trois trois fois par jour) et noter chaque fois la quantité de liquide enlevée. Ne t'inquiète pas de la couleur du liquide : au début, il sera sans doute d'un rouge cerise avant de pâlir jusqu'à devenir couleur paille.

Une question te hantera peut-être. La mastectomie totale n'est-elle pas plus sûre que la chirurgie conservatrice pour s'assurer que toutes les cellules cancéreuses ont été détruites ? Il a été prouvé que non. Lorsque la chirurgie conservatrice a fait son apparition dans les hôpitaux, des études comparatives d'envergure ont été menées sur les résultats cliniques et le taux de rémission des patientes. Deux études importantes impliquant 4000 femmes ont ainsi été menées sur une période de dix ans, entre 1972 et 1982. Les résultats ne laissaient aucun doute. La mastectomie totale n'améliore pas la survie à long terme des patientes par rapport à la tumorectomie ou à la mastectomie partielle. D'autres études au Canada, aux États-Unis et en Italie menées pendant les vingt-cinq années suivantes ont confirmé ces résultats.

La chirurgie conservatrice combinée à la radiothérapie se révèle très efficace et est maintenant considérée comme le traitement habituel au cancer du sein. La mastectomie totale n'est envisagée que dans les cas mentionnés plus tôt. Le choix privilégié par l'équipe soignante demeure toujours de conserver le sein au maximum, sans compromettre les chances de survie de la patiente. Du coup, le Québec est la province canadienne affichant un taux de mastectomie totale le plus bas, soit 25 % de toutes les chirurgies du sein. Malgré ces données encourageantes, au Canada dans son ensemble, ce taux grimpe à 69 %.

6

Récupérer après une chirurgie

CONSERVATRICE OU TOTALE, toute intervention chirurgicale au sein causera forcément une douleur. Cette douleur varie en intensité d'une femme à l'autre et selon le type d'intervention. Elle se manifestera surtout au site axillaire si des ganglions ont été retirés, dans l'épaule du côté opéré, ou encore dans le dos et au cou. La douleur au sein lui-même est plutôt rare. Pour décrire cette douleur, les femmes parlent de sensations de brûlures ou de piqûres d'aiguilles en permanence. Peut aussi surgir le phénomène dit des points gâchettes, bien connu des physiothérapeutes. Qu'est-ce donc ?

Un point gâchette est une masse palpable douloureuse dans la musculature qui cause une douleur à distance, en s'accompagnant parfois d'effets moteurs ou nerveux. Des études (Berlangieri, Sonia, *et al.,* 2012) ont montré que les points gâchettes sont présents chez les femmes opérées au sein dans une proportion de 21 % à 45 %. Les points gâchettes peuvent apparaître, peu importe le type de chirurgie ou le nombre de ganglions retirés. Ces douleurs peuvent être causées par divers facteurs : position de l'épaule durant la chirurgie, cicatrices, présence du drain, retrait de ganglions, nerfs ou fascias (on appelle ainsi les enveloppes des muscles) atteints pendant l'intervention chirurgicale, postures adoptées par la suite pour protéger l'épaule.

Cette posture de protection est un réflexe naturel. La femme aura alors tendance à rentrer l'épaule vers l'intérieur et à la tourner vers l'avant (protraction), en repliant l'avant-bras sur le ventre. Il est difficile de ne pas adopter spontanément une telle posture, qui entraînera cependant des tensions musculaires au cou et aux muscles pectoraux et forcera d'autres muscles, par exemple ceux de l'omoplate, à compenser en s'étirant davantage. Toute cette suite mécanique aura pour effet de causer de l'ankylose (sensation de lourdeur), de la rétraction (raccourcissement) musculaire et de la douleur. Il est impératif de prendre conscience de ta posture le plus tôt possible après la chirurgie et d'éviter d'adopter une telle position. Prendre conscience dès maintenant de ta posture t'évitera bien des douleurs et des inconforts, à court et à long terme.

Aux points gâchettes s'ajouteront éventuellement des phénomènes physiques comme le syndrome des cordelettes axillaires, un lymphœdème au bras (tous phénomènes que j'évoquerai bientôt), un œdème au niveau du tronc, des adhérences cicatricielles et des atteintes possibles de nerfs périphériques. Toutes ces situations ne se présenteront pas nécessairement, mais il est possible que l'un ou l'autre, voire que plusieurs de ces symptômes se manifestent à un moment ou à un autre de la récupération post-chirurgicale.

Tu dois éviter que l'articulation de l'épaule soit immobile. Bouger devient très important. Pendant les premiers jours, plusieurs fois par jour, exerce ta main en ouvrant et en écartant très grand les doigts puis en serrant le poing, alternativement. Remue le poignet et le coude pour maintenir les articulations et les muscles en bon état. Observe-toi dans un miroir et compare la posture de ton épaule droite à celle de la gauche. Vois-tu une différence ? Si oui, corrige ta posture en veillant à bien sentir l'étirement des muscles.

L'exercice du pendule est également très efficace. Pour cet exercice, penche-toi vers l'avant et laisse pendre librement le bras du côté opéré tout en lui donnant un mouvement de pendule gauche-droite. Cet exercice est souvent recommandé dans les tous premiers jours, car il contribue à relâcher les tensions musculaires et à soulager l'articulation de l'épaule. À l'hôpital, après la chirurgie, on te remettra des feuillets explicatifs où sont consignés des exercices à faire à la maison. Je t'encourage fortement à les faire sur une base quotidienne, deux à trois fois par jour. Au fil des semaines, tu augmenteras le niveau de difficulté. Si tu n'as rien reçu de tel, demande ces feuillets explicatifs à ton IPO. La règle d'or : respecter la limite imposée par la douleur. Une sensation d'étirement est acceptable ; elle est le signe que tu progresses et que tu augmentes l'amplitude du mouvement accompli. Mais la douleur doit être un frein. Si tu persistes à faire l'exercice et que tu entres carrément dans une zone de douleur, tu travailles contre toi et contre le processus de récupération en provoquant une inflammation qui ne fera que retarder la guérison. Le dicton populaire *no pain, no gain* n'a jamais été aussi faux. Je l'ai entendu souvent lors de ma pratique en physiothérapie. Tu dois savoir que ce genre d'attitude ne mène nulle part, du moins dans ce cas.

La posture à adopter pour le sommeil pourrait poser un défi… Prépare-toi à vivre quelques nuits d'insomnie, occupée que tu seras à trouver une position confortable. L'énorme pansement que tu porteras pendant les tout premiers jours, la présence du drain, la douleur, la difficulté de trouver une posture confortable écourteront tes nuits. Étendue sur le dos, tu peux déposer ton bras du côté opéré sur un mince oreiller afin de relâcher la tension. Si tu ressens le besoin de changer de position, dormir sur le côté opposé à celui qui a été opéré pourra te soulager.

Une fois le pansement retiré, la position couchée sur le dos risque d'être inconfortable pendant quelques jours ou quelques semaines, à cause du poids du sein qui pend sur le côté et tend les tissus endommagés. La nuit, pendant les deux premières semaines, j'ai porté un soutien-gorge sport très souple pour supporter le sein. Je l'attachais au dernier cran afin de ne pas créer trop de pression sur le tronc. Garde à l'esprit qu'une trop grande compression du buste empêchera la circulation et l'évacuation des liquides.

Le massage des cicatrices

Masser les cicatrices est un des moyens les plus simples et les plus efficaces pour limiter les adhérences et les brides cicatricielles. Mais je sais que, pour plusieurs femmes, masser les cicatrices peut être rebutant. J'ai moi-même eu cette réaction.

Malgré mes études et mon expérience professionnelle en physiothérapie, malgré mes connaissances sur le sujet, je n'aimais pas toucher à mes cicatrices.

Je crois que ce malaise s'explique en partie par la peur de toucher à l'endroit où se trouvait le cancer… Par la crainte de blesser davantage une partie du corps particulièrement malmenée. Par l'inconfort qui résulte à l'idée de toucher du doigt cette nouvelle réalité, ce nouveau sein, amputé, difforme. Un sein que tu ne reconnaîtras pas. Je suis très franche avec toi, en te disant cela maintenant. Tandis que j'écrivais ce chapitre en particulier, des émotions ont refait surface rien qu'à évoquer le massage de la cicatrice… Quand je m'arrête un instant pour réfléchir aux causes de cette émotion, je suis frappée par une évidence.

Toucher, masser ses cicatrices, c'est reconnaître ce qui a été, ce qui a été vécu, ce qui a été enduré, ce qui a été craint, ce qui aurait pu être perdu, ce qui l'a peut-être été, ce qui a été changé, à l'intérieur… comme à l'extérieur. Masser ses cicatrices n'est pas un geste anodin. Le geste m'oblige à entrer en contact direct avec cette souffrance que j'ai portée et que je porte encore en moi, même si l'épreuve est maintenant derrière. Je salue cette prise de conscience. Elle me rend plus vivante, plus reconnaissante encore. Masser ses cicatrices revient à faire plus que de déloger les brides cicatricielles qui pouvaient s'y trouver. C'est reconnaître l'importance d'une expérience qui transforme. Et c'est peut-être là un début d'explication pour comprendre à quel point de nombreuses femmes rechignent à l'idée de masser leurs cicatrices. Pourtant, le geste comporte de nombreux avantages, tant sur le plan physique que sur le plan émotionnel.

Sur le plan pratique, le massage des cicatrices empêche la formation de fibres de collagène qui obstruent les tissus sous-jacents, les nerfs de cette région du corps et les canaux et ganglions lymphatiques. Si tu tardes à le faire et que tu laisses s'installer ces fibres de collagène, il te sera plus difficile par la suite de les déloger. Durant mes études en physiothérapie, un professeur nous répétait souvent cette phrase : « Le collagène : ça colle et ça gêne ! »

Idéalement, il faut attendre que les plaies soient complètement refermées avant de commencer le massage, soit environ trois semaines. Il est suggéré d'utiliser de l'huile de vitamine E. Tu déposes une goutte sur le bout de ton doigt et tu l'appliques sur la cicatrice en massant doucement, par des gestes circulaires au début. Évite les produits parfumés qui risquent d'infecter la plaie. Puis, au fil des semaines, tu feras de légers pétrissages, un pincé-roulé entre le pouce et l'index et tu lisseras les muscles du bout des doigts dans le sens de la longueur, comme le recommandent les spécialistes (Berlangieri, Sonia, *et al.*, 2012).

Il est toujours plus facile, au début du massage, de travailler la peau à sec afin de mieux la saisir et d'assurer un meilleur contact avec les doigts. Ceux-ci ne doivent pas frotter contre la peau mais y être appliqués fermement. Du coup, ce qui bouge, c'est la peau sur la musculature. Cinq minutes de massage suffisent. Tu termines en appliquant une crème hydratante ou une huile. Le massage de la cicatrice permet aux fibres de collagène de s'aligner correctement. Il augmentera la souplesse des tissus et évitera qu'ils ne se fibrosent, c'est-à-dire qu'ils ne se raidissent. Les six premières semaines sont cruciales pour la reconstruction de la peau et du tissu. C'est pourquoi il te sera interdit de soulever des charges trop lourdes. Le travail de reconstruction du tissu cicatriciel pourra prendre de six à douze mois. Mais tu dois savoir que la peau ne redeviendra jamais exactement comme auparavant.

Pour de plus amples renseignements sur le massage de la cicatrice : http://sereconstruireendouceur.com. La masso-kinésithérapeute Jocelyne Rolland a mis en ligne des fiches instructives sur ce type de massage. Ces fiches sont bien faites, faciles à comprendre et regorgent de renseignements et de trucs fort utiles.

Suggestions… en bref

– Discute avec ton chirurgien des diverses interventions chirurgicales possibles et de celle qui vaut le mieux dans les circonstances présentes. N'hésite pas à poser toute question te venant à l'esprit, que ce soit sur la masse de tissu à retirer, les ganglions lymphatiques ou les chances de rémission post-chirurgie.

– Assure-toi d'avoir reçu toute la documentation sur la chirurgie et ses à-côtés (drain, exercices post-chirurgie, soin de la cicatrice, consignes concernant le pansement, les bains, les charges maximales à soulever, etc.)

– Assure-toi d'avoir de l'aide après être sortie de l'hôpital et pour effectuer les tâches quotidiennes à la maison, en particulier pour manipuler les objets lourds : casseroles, sacs de courses, lessives trempées, etc. Souviens-toi que les six premières semaines post-chirurgie sont cruciales pour la récupération des tissus opérés.

- Prends conscience de toute mauvaise posture de protection que tu pourrais avoir adoptée à ton insu. En tout temps, sois consciente de la posture de ton corps.
- Repose-toi. Subir une chirurgie mobilise beaucoup d'énergie. Le corps travaille très fort à se reconstruire et une foule de mécanismes biochimiques sont à l'œuvre. Une courte sieste chaque jour t'aidera à mieux récupérer.
- Commence tes exercices dès que tu le peux. Progresse en douceur, sans forcer et en respectant les seuils de ta douleur. Celle-ci sera ton guide le plus sûr.
- Quand les plaies sont refermées, commence à masser tes cicatrices. Très doucement d'abord, pendant les trois à quatre premières semaines. Puis, peu à peu, en travaillant un peu plus profondément les tissus.
- Surtout n'hésite jamais à prendre ta médication antidouleur et n'attends pas que la douleur soit devenue insupportable pour le faire. Prendre les analgésiques sur une base régulière évite à la douleur de s'installer. Si tu acceptes la présence de la douleur et que tu la laisses croître, elle n'en sera que plus difficile à surmonter par la suite à l'aide d'analgésiques. La présence de la douleur nuit beaucoup plus au processus de guérison que la prise de médicaments. L'énergie que tu mobilises pour supporter la douleur, tu ne l'emploies pas à guérir et à te reposer. Encaisser la douleur coûte cher et ne rapporte rien.

Le syndrome des cordelettes axillaires

Il s'agit d'un phénomène assez courant chez les femmes ayant subi une chirurgie dans le creux axillaire. Si des ganglions lymphatiques ont été retirés, il y a de fortes probabilités de voir apparaître ce syndrome. N'y vois rien de grave. Le mal est réversible dans la plupart des cas, mais s'il se produit, il viendra avec son lot d'angoisses, de douleurs et d'inquiétudes si tu n'y es pas préparée.

De quoi s'agit-il ?

Ce syndrome se manifeste par des cordes plus ou moins grosses, parfois du diamètre d'une corde à linge, qui prennent naissance près de la cicatrice de l'aisselle, là où le chirurgien a prélevé des ganglions lymphatiques. Ces cordes ont la même forme et la même orientation, mais elles sont parfois de longueurs différentes. Habituellement, elles courent sur la face interne du bras jusqu'au coude avant de se prolonger le long de la face interne de l'avant-bras jusqu'au poignet, parfois même jusqu'à la base du pouce. Diverses recherches ont montré que ces cordelettes apparaissent dans les semaines suivant l'intervention chirurgicale. Certaines études mentionnent une à trois semaines après la chirurgie, d'autres quatre à huit semaines. Personnellement, j'ai noté l'apparition de ces cordelettes environ quatre semaines après la chirurgie et elles ont mis quelques semaines à s'allonger. Si au départ, elles n'atteignaient que le coude, dans les semaines qui ont suivi, elles se sont bel et bien étendues jusqu'à la base de mon pouce.

Qu'est-ce que ça fait ?

Les cordelettes se tendent le long du bras. Elles limiteront les mouvements de ton épaule et donneront une sensation de brûlure. De quel ordre ? Si tu as déjà pratiqué le grand écart des jambes, tu te souviendras certainement de la sensation de brûlure qui en résulte dans les muscles internes quand tu as atteint la limite. Eh bien, cette sensation est du même ordre en présence de cordelettes au creux axillaire et le long du bras. Tu auras l'impression d'être littéralement raccourcie de l'intérieur. Tu voudras lever le bras, mais les cordelettes tendues t'en empêcheront. Les principaux mouvements devenus limités par la présence de cordelettes sont l'abduction (lever le bras sur le côté) et, dans une moindre mesure, la flexion antérieure (lever le bras droit devant soi). L'apparition de cordelettes et la réduction de l'amplitude articulaire de l'épaule ont de quoi t'impressionner et t'inquiéter grandement si tu n'es pas prévenue.

Pourquoi ?

Lors d'une chirurgie au sein impliquant une intervention aux ganglions lymphatiques, des dommages peuvent avoir été causés aux vaisseaux lymphatiques ou sanguins. Il en résulte des thromboses (bouchons) ou stases (arrêt ou ralentissement de la circulation des liquides) qui nuisent à la bonne circulation de la lymphe. Les cordelettes axillaires peuvent être également causées par une hypercoagulation des tissus à la suite de la chirurgie. Ni le type de chirurgie subie (tumorectomie, mastectomie partielle ou totale), ni le nombre de ganglions lymphatiques retirés n'influent sur l'apparition du syndrome, sur l'épaisseur des cordelettes ou sur leur longueur.

Si certains chirurgiens font peu de cas du phénomène, d'autres y accordent une certaine importance et usent de méthodes draconiennes pour y remédier. Au cours de mes traitements, j'ai croisé une femme qui souffrait de ce syndrome et dont le médecin s'impatientait de ne pas voir ses cordelettes se résorber. Elle m'a raconté qu'un jour, devant son incapacité à lever le bras aussi haut qu'il l'aurait voulu, il lui aurait dit : « Voyons ! Il faut que ça bouge, ce bras-là ! » Puis, il lui aurait saisi le bras et l'aurait levé brusquement vers le haut, causant chez elle une douleur vive et brûlante. Des mois plus tard, la pauvre femme me racontait l'histoire avec des tremblements dans la voix. Je ressentais sa douleur. Je me suis sentie également très en colère contre ce médecin si peu compatissant et ignorant, qui aurait dû rassurer sa patiente au lieu de la traumatiser davantage.

En effet, selon les études que j'ai évoquées au début de cette section, il semble que les cordelettes axillaires disparaissent toutes seules avec le temps. Certaines études disent trois mois, d'autres évoquent une période plus longue, sans plus de précisions… Voilà qui peut être source d'anxiété pour les femmes qui ne savent pas combien de temps elles devront composer avec leur incapacité à se mouvoir librement. Je connais une femme qui a subi une mastectomie totale et l'ablation d'une dizaine de ganglions lymphatiques et qui, deux ans après la chirurgie, éprouve encore des raideurs dans le bras et une diminution de l'amplitude articulaire de l'épaule. Comme quoi, le problème ne se résout pas nécessairement tout seul et il faut malgré tout lui accorder une certaine attention.

Que faire ?

Il est évident que réduire ses mouvements et adopter la mauvaise posture que j'ai mentionnée plus tôt n'aideront en rien. Au contraire.

Je t'encourage plutôt à profiter de chaque situation qui t'est offerte dans la vie quotidienne pour bouger le bras et l'épaule. Saisir un objet sur une tablette en hauteur, tirer les rideaux : chaque mouvement te demandant de lever le bras est une occasion à saisir. Surtout, ne force rien. Ne va pas au-delà de ton seuil de douleur. Forcer le mouvement ne fera qu'aggraver la situation. Il m'apparaît plus sage de respecter ta tolérance à la douleur tout en cherchant, par le mouvement, à en repousser le seuil.

Cependant, je crois aussi qu'il faut parfois donner un coup de pouce à la nature, et c'est exactement ce que j'ai fait durant cette période, en découvrant la pratique multimillénaire du tai chi.

Forte de mes connaissances en physiothérapie, je m'astreignais deux fois par jour à faire des exercices afin de redonner à mon épaule son amplitude articulaire. Chaque jour, je gagnais quelques infimes degrés supplémentaires de mouvement… pour les perdre pendant la nuit. Au réveil, je constatais que mes gains avaient disparu et que je devais reprendre l'entraînement là où j'en étais la veille. Après plusieurs semaines de ce manège, j'ai commencé à être découragée et à me dire que je n'y arriverais jamais. À Noël, soit deux mois après la chirurgie, au moment de lever le bras, j'en étais toujours aux mêmes limites : pas plus que 90 degrés sur le côté, et environ 120 degrés à l'avant.

Après les Fêtes, j'ai décidé de m'inscrire à des cours de tai chi. La chimiothérapie ayant commencé le 2 décembre, j'avais donc déjà reçu deux cycles de traitements quand j'ai décidé de commencer les cours.

Comme l'acupuncture, le tai chi appartient à la médecine traditionnelle chinoise, plusieurs fois millénaire. Cette pratique consiste à effectuer un enchaînement de plusieurs mouvements, avec lenteur et douceur, de manière à accroître l'équilibre, la coordination, la souplesse et bien d'autres qualités physiques.

Il est intéressant de savoir que le tissu conjonctif sera le premier bénéficiaire d'une pratique régulière du tai chi. Le tissu conjonctif, comme son nom l'indique, est un tissu qui met en conjonction, qui relie des structures. Nos ligaments et nos tendons sont faits de tissu conjonctif. Le fascia (souviens-toi : il s'agit de cette enveloppe qui entoure chaque muscle et chaque organe) est également constitué en grande partie de ce type de tissu. Nos articulations, et jusqu'à nos cellules sont également faites de tissu conjonctif.

Je me suis donc mise à la pratique du tai chi, à raison de deux à trois séances par semaine, sauf pendant la semaine où je recevais un traitement de chimiothérapie. Trop faible pour me rendre à mes cours, je faisais alors mes exercices à la maison. Après moins de trois semaines de tai chi, mon bras avait entièrement retrouvé son amplitude articulaire. Je n'en revenais pas. Quel n'a pas été mon soulagement de constater que les cordelettes axillaires avaient disparu, qu'elles avaient fondu comme neige au soleil. Les mouvements lents, doux et continus du tai chi ne m'avaient causé aucune douleur. Au pire, certains mouvements avaient été plus difficiles à exécuter que d'autres et m'avaient demandé un plus grand effort, mais ils n'avaient jamais été douloureux. À force de les répéter, les mouvements de l'épaule et du bras devenaient même de plus en plus aisés et, pour la première fois, j'étais contente de pouvoir bouger comme auparavant. Après trois semaines, tout était revenu à la normale. Ç'a été une révélation. J'ai compris que le tai chi avait beaucoup à m'apporter et, depuis ce temps, je le pratique quasi quotidiennement. J'étais loin de soupçonner alors tout ce que j'allais gagner à pratiquer le tai chi pendant les traitements et la convalescence. Pour le moment, je constatais que je pouvais bouger à nouveau mon bras sans contrainte ni douleur, et cette amélioration était une lumière au bout du tunnel.

Je ne peux que t'encourager à essayer le tai chi. Tu n'as rien à perdre… sauf quelques cordelettes indésirables. Si des cours de tai chi ne sont pas offerts dans ta région ou si tu n'es pas spécialement attirée par ce genre de gymnastique douce, pense au yoga ou tourne-toi vers des livres où sont expliqués les exercices à faire chez soi pour retrouver sa mobilité d'antan. Je suggère quelques lectures à la fin de cet ouvrage.

Le lymphœdème

Puisque le cancer s'était logé dans le sein gauche, on m'a opérée au sein ainsi qu'à l'aisselle gauche afin d'en retirer quatre ganglions lymphatiques sentinelles. À plusieurs reprises, à la suite de la chirurgie, quand on devait prendre ma pression artérielle ou me faire une prise de sang, on le faisait toujours du côté droit. Jamais du côté gauche. Quand j'en ai demandé la raison, on m'a répondu: « Parce que vous avez été opérée à gauche. Il y a maintenant un risque de lymphœdème. » J'ai demandé pour combien de temps encore. On m'a répondu: « Pour le reste de votre vie. »

J'avoue que ça m'a donné un coup. Pour le reste de ma vie, mon bras gauche est susceptible de développer un lymphœdème… Pour le reste de ma vie, mon bras est à risque… J'étais étonnée. Et pour tout dire, je trouvais ça un peu exagéré. Je me disais que oui, pendant les premiers temps, après la chirurgie, la présence d'un lymphœdème pouvait être plausible. Mais pour le reste de ma vie… ? Pourquoi ? Et d'abord, qu'est-ce qu'un lymphœdème ?

Comme chaque fois que je me suis posé des questions pendant cette épreuve, je suis partie à la chasse aux réponses. Avant de parler du lymphœdème, je crois qu'il est important de comprendre ce qu'est le système lymphatique. Mieux tu comprendras comment fonctionne ce système méconnu, plus tu prendras conscience de l'importance d'en prendre soin.

Qu'est-ce que le système lymphatique ?

Le système lymphatique est composé de lymphe (*lympha* = eau), de vaisseaux lymphatiques et d'organes lymphatiques. La lymphe est un liquide visqueux et clair provenant du liquide interstitiel. Comme son nom l'indique, le liquide interstitiel est le liquide présent dans des interstices, soit le mince espace qui se trouve entre les membranes des cellules. Ce liquide s'apparente à une soupe riche et nutritive formée de divers composants : acides aminés, sucres, acides gras, vitamines, oxygène, hormones, neurotransmetteurs, sels, déchets métaboliques, résidus de CO_2. Les cellules puisent ce dont elles ont besoin dans ce liquide interstitiel et y expulsent leurs déchets. Lorsque le liquide interstitiel pénètre dans les vaisseaux lymphatiques, il prend le nom de lymphe.

La lymphe voyage à travers les vaisseaux lymphatiques, en direction du cœur, d'où elle retourne au sang. Le calibre des vaisseaux lymphatiques va croissant selon que ceux-ci se trouvent plus près du cœur. Au niveau de la cage thoracique, les vaisseaux lymphatiques s'élargissent encore jusqu'à devenir des troncs lymphatiques. La lymphe, gorgée des substances et des déchets énumérés plus haut, circule donc à l'intérieur des vaisseaux lymphatiques. Les vaisseaux lymphatiques ne possèdent pas de pompe pour faire circuler la lymphe, comme le cœur le fait avec le sang à travers les vaisseaux sanguins. C'est principalement la contraction musculaire des bras et des jambes qui agit comme une pompe et les variations de pression créées dans la cavité thoracique par la respiration qui, lentement, font avancer la lymphe vers le cœur. Mais avant d'arriver à destination, la lymphe devra passer au travers de petits nodules appelés des ganglions lymphatiques.

Les ganglions lymphatiques sont enchassés dans du tissu conjonctif. Ils filtrent la lymphe au passage avant de la laisser se diriger de nouveau vers le cœur. Le plus souvent, les ganglions lymphatiques comportent trois « points de contrôle » : aux aisselles, à l'aine et au cou. Là aussi sont produits des lymphocytes (l'une des familles de globules blancs), responsables de notre défense immunitaire. Les organes lymphatiques tels que la rate, les amygdales et le thymus participent également à la production de lymphocytes et ont plusieurs autres fonctions, mais les ganglions lymphatiques sont les seuls à filtrer la lymphe.

Pourquoi un lymphœdème ?

Quand des ganglions lymphatiques sont retirés ou abîmés, ils peinent à filtrer la lymphe. Le liquide s'accumule et exerce une pression dans le bras. L'accumulation de lymphe peut causer un léger œdème (enflure) qui peut même faire enfler tout le bras. C'est ce qu'on appelle communément le syndrome du « gros bras » ou lymphœdème. La lymphe doit être filtrée, puisqu'elle transporte des déchets métaboliques et des résidus de CO_2. L'accumulation de ces déchets entraîne un risque important d'infection (cellulite). Le terme « cellulite » ne désigne pas ici l'effet « peau d'orange » communément appelé ainsi, mais une inflammation et une infection des cellules. Les études montrent qu'une femme sur quatre aux prises avec un cancer du sein développera un lymphœdème.

Le lymphœdème faisant suite à des traitements contre le cancer du sein peut apparaître dans trois situations :

- à la suite d'une chirurgie, si plusieurs ganglions lymphatiques ont été retirés (près d'une dizaine, habituellement) ou lors d'un curage axillaire ; plus rarement, à la suite du retrait des seuls ganglions sentinelles ou après une biopsie ;
- à la suite de traitements de radiothérapie dans la région axillaire, là où sont regroupés des ganglions lymphatiques ;

– comme l'une des conséquences du cancer si celui-ci a atteint plusieurs ganglions.

Une fois qu'on sait comment fonctionne le système lymphatique, on comprend mieux son rôle en matière d'immunité. Ce système méconnu joue un rôle de premier plan dans les échanges cellulaires, le maintien de l'équilibre des liquides dans les vaisseaux sanguins et le bon fonctionnement du système immunitaire. D'où l'importance de bien surveiller les signes avant-coureurs d'un lymphœdème, car ce syndrome aura de graves conséquences sur ta santé.

En parler d'abord

Sur le lymphœdème, il est plutôt facile de se renseigner. Mais ces renseignements sont généraux. On te décrira son aspect, on te mettra en garde sur les gestes à ne pas faire, sur les activités à éviter… sans toutefois te dire ce que tu pourrais faire, concrètement, pour éviter son apparition.

Une fois de plus, l'infirmière-pivot en oncologie est la personne ressource par excellence à qui poser tes questions. Elle te remettra des dépliants sur le sujet. De tous ceux que j'ai lus, celui produit par l'Association québécoise du lymphœdème (AQL) donne, à mon avis, les renseignements les plus complets, de la manière la plus simple, avec de nombreux conseils pour prévenir ce syndrome. L'AQL est un organisme à but non lucratif fondé en 1999 et qui vise à sensibiliser la population aux divers aspects touchant le lymphœdème. À noter que le lymphœdème concerne surtout les femmes traitées pour le cancer du sein, mais il peut également concerner les femmes souffrant d'un cancer des ovaires, par exemple dans le cas où des ganglions de la région inguinale doivent être retirés. Ces femmes pourraient alors souffrir d'un lymphœdème aux jambes. Un semblable phénomène peut se produire dans le cou et au visage pour des traitements contre un cancer logé dans cette partie du corps.

Sur le site de l'AQL, tu trouveras un sondage pan-québécois mené par la Dre Louise Provencher, chirurgienne-oncologue au CHU de Québec, ainsi que par son équipe de physiothérapeutes et d'intervenants liés au CSSS Charles-Le Moyne et au CHU de Québec. La moitié des établissements hospitaliers du Québec (42 sur 80) ont répondu à ce questionnaire qui cherchait à connaître leurs interventions en lien avec la prévention et le traitement du lymphœdème faisant suite à des traitements contre le cancer du sein. Les résultats sont plutôt étonnants. Quelques données ont retenu mon attention :

- 51 % des centres hospitaliers ayant répondu au sondage offrent systématiquement *avant* l'intervention chirurgicale un service de prévention du lymphœdème aux patientes ayant à subir une chirurgie axillaire ;
- 38 % d'entre eux distribuent des dépliants explicatifs en guise de prévention ;
- 26 % offrent systématiquement un traitement aux patientes ayant reçu le diagnostic, les soins étant le plus souvent offerts par le département de physiothérapie de l'hôpital. Les traitements varient selon les cas (programme d'exercices, manchons, bandages compressifs, drainage lymphatique manuel, pompe). Les établissements qui n'offrent pas de traitement du lymphœdème (20 sur 42) renvoient la

patiente soit au privé (75 %), soit à leur médecin de famille (25 %).

Je ne me hasarderai pas à commenter les résultats de ce sondage, qui demeure un sondage invitant à la prudence dans l'interprétation des résultats. Mais les chiffres me semblent éloquents sur un point : on peut faire plus pour prévenir le lymphœdème. Il faut donc aborder le sujet avec les patientes qui devront subir une chirurgie ou une radiothérapie dans la région axillaire, en insistant sur les moyens de prévention.

Au centre hospitalier où j'ai été traitée, j'ai trouvé dans la trousse qu'on m'avait remise un guide général sur les traitements du cancer du sein publié par la Société canadienne du cancer. L'apparition d'un lymphœdème fait partie des risques mentionnés au passage. Mais c'est uniquement lors de mes traitements en radiothérapie, soit six mois après ma chirurgie, que ma radio-oncologue m'a remis un dépliant explicatif portant spécifiquement sur le lymphœdème et les moyens de le prévenir. Je n'ai pas souffert d'un lymphœdème. Il faut croire que je n'étais pas une patiente à risques, avec mes quatre ganglions sentinelles seulement retirés au moment de la chirurgie. Cependant, mes traitements de radiothérapie visaient aussi la région axillaire, ce qui, théoriquement, augmentait le risque que je sois atteinte. Cela n'a pas été le cas, et il en est toujours de même au moment d'écrire ces lignes. Mais je n'oublie pas que, si le lymphœdème peut apparaître dans les mois qui suivent le traitement, il peut aussi apparaître dans les deux ou trois premières années, voire jusqu'à deux décennies après.

Que faire ?

Mon amie Linda, elle, n'a pas eu cette chance. Lors de la chirurgie, on lui a retiré huit ganglions lymphatiques et elle a reçu des traitements de radiothérapie. Elle s'est retrouvée avec un lymphœdème. Une série de mesures ont alors été prises.

On lui a fait des bandages compressifs qu'elle a dû porter cinq jours durant. Elle a aussi porté un manchon compressif ainsi qu'un gant compressif jour et nuit. Elle a eu droit à un drainage lymphatique manuel (forme de massage très technique pratiquée par un physiothérapeute et qui vise à faire remonter la lymphe vers le cœur). Elle a appris des techniques simples d'auto-massage et a reçu un programme d'exercices à faire à la maison.

En fin de compte, ce sont plusieurs interventions qui seront nécessaires une fois un lymphœdème apparu. Le mieux serait bien sûr qu'on ne le laisse pas apparaître au départ. Est-il possible de prévenir à la source le lymphœdème ? Est-il possible de s'éviter toutes ces complications ?

Et la prévention ?

En patiente docile et soucieuse de faire tout mon possible pour diminuer l'incidence des complications, j'ai lu consciencieusement les documents qu'on m'avait remis. Celui publié par la Société canadienne du cancer explique sommairement ce qu'est le lymphœdème et en décrit clairement les signes avant-coureurs, de même que les aspects à surveiller en cas d'apparition. Je n'élaborerai donc pas ici sur ces signaux d'alarme. Si je me fie au sondage mentionné plus tôt, entre 38 et 51 % des centres hospitaliers pratiquent une forme ou une autre de prévention en la matière. Ce n'est donc pas systématique. Si tu n'as reçu aucun document informatif au début de tes traitements, je te recommande d'en faire la demande à ton médecin traitant ou à l'infirmière-pivot. L'information est la base de tout.

Je poursuis donc ma lecture du dépliant. Déformation professionnelle (je suis professeure de français) ? Je m'arrête au choix des verbes. Le plus courant est… « évitez ». Juges-en par toi-même :

– « Évitez toute coupure… » ;

– « Évitez de vous exposer directement au soleil… » ;

– « Évitez les coups de soleil » ;

– « Évitez les piqûres d'insectes » ;

– « Évitez de lever ou de porter de lourdes charges… » ;

– « Évitez de porter des vêtements trop ajustés » ;

– « Faites preuve de prudence dans les spas, bains de vapeur et saunas ».

La dernière recommandation n'utilise pas le verbe « évitez », mais c'est tout comme. Pour être juste, je dois mentionner que les auteurs du dépliant m'invitent aussi à faire de l'exercice régulièrement et de façon modérée et à consulter mon médecin ou un physiothérapeute pour le choix des exercices. Je reconnais le bien-fondé de ces mises en garde. Mais j'aurais aimé qu'on insiste autant sur les gestes préconisés que sur les gestes interdits. À vrai dire, il est ici davantage question de prévenir *l'infection* que de prévenir *le lymphœdème*.

Tu seras peut-être étonnée, mais ce qui me vient à l'esprit maintenant, c'est un passage du *Petit Prince,* le célèbre conte de Saint-Exupéry. Le Petit Prince, tu t'en souviendras, décide de partir pour un long voyage. Il s'inquiète. Pendant son absence, sa rose, qu'il juge fragile, sera laissée à elle-même, exposée à tous les périls, dont celui d'être mangée par son mouton. Avant de quitter sa planète, le Petit Prince décide donc de mettre sa rose sous un globe de verre. Ainsi coupée du monde extérieur, sa rose, croit-il, sera protégée des dangers qui la guettent. La suite de l'histoire nous apprend que le Petit Prince ne cesse pas pour autant de s'inquiéter pour elle... Et si le globe de verre avait été renversé par le vent ? Et si son mouton en avait profité pour manger sa rose ? Elle, si fragile, qui n'a que quatre épines pour se défendre... Du coup, je m'interroge : et si, au lieu de mettre sa rose sous un globe de verre, le Petit Prince lui avait appris à se défendre ? Sa rose n'aurait-elle pas été plus capable de faire face aux aléas de la vie ?

La très belle histoire *Le Petit Prince* m'inspire maintenant au moment de chercher des moyens de prévenir le lymphœdème. Je crois que ces moyens existent, même si on te dira que, sur le plan scientifique, rien n'est concluant ni prouvé à ce chapitre. Mais le fait que le risque zéro n'existe pas ne doit pas t'empêcher de mettre en pratique certaines mesures toutes simples pour mettre toutes les chances de ton côté. C'est encore en prenant l'initiative que tu seras gagnante.

Le consensus médical veut qu'une femme ayant subi des traitements pour le cancer du sein s'abstienne de tout effort physique trop grand au bras. La pratique intense d'un exercice augmente les risques de blessure et d'inflammation chez les femmes susceptibles de développer un lymphœdème. Alors qu'un exercice pratiqué à intensité faible ou modérée prépare les deux bras à exercer les activités de la vie quotidienne exigeant un effort physique comme soulever un objet lourd, transporter les sacs de l'épicerie à la maison ou prendre un enfant dans ses bras.

Tu te souviens que la lymphe voyage le long des vaisseaux lymphatiques sous l'action mécanique des muscles qui la propulsent jusqu'au cœur. Le renforcement musculaire des bras favorisera donc un meilleur transport de la lymphe et diminuera les risques de lymphœdème. Aux États-Unis, le National Cancer Institute, sous la direction du US Department of Health and Human Services, a mené récemment diverses études sur l'impact d'un entraînement physique avec poids des muscles du bras chez les femmes ayant subi une chirurgie axillaire aux ganglions lymphatiques. Comparé à un groupe témoin, l'incidence de lymphœdème diminuait de façon importante chez les femmes ayant bénéficié d'un programme d'exercices, contrairement à celles qui n'avaient suivi aucun programme de renforcement musculaire. Les chercheurs en concluent que, lorsque l'exercice est d'intensité modérée avec progression lente, que le programme est établi par un professionnel de la santé et qu'il est bien appliqué et respecté, les bienfaits sont au rendez-vous.

Depuis 2005, l'Hôtellerie de l'Estrie, rattachée au CHU de Sherbrooke, offre divers programmes d'activités physiques, dont un atelier anti-lymphœdème. Dans un but de prévention, les femmes y travaillent la souplesse des bras, font des étirements, et les résultats se font sentir dès la première semaine d'entraînement. À Montréal, la D^{re} Lorraine Portelance, radio-oncologue au Centre universitaire de l'Université McGill, encourage la pratique d'un exercice physique pendant le traitement anticancer. L'exercice est non seulement bénéfique pour le tonus musculaire ; il augmente l'endurance et la résistance à la fatigue.

Si tu souhaites pratiquer quelques exercices à la maison, je te recommande le livre de Sherry Lebed Davis, *En pleine forme après un cancer du sein !* (éditions Momentum, 2003). Davis est une ancienne danseuse de ballet américaine, atteinte d'un cancer du sein et qui, ayant surmonté cette épreuve, en a conçu un livre d'exercices fort bien fait. Écrit en collaboration avec une physiothérapeute, l'ouvrage est illustré de nombreuses photos, les instructions sont claires et il est agréable à consulter. Il semble que ce livre soit maintenant épuisé, mais tu le trouveras facilement dans toute bonne bibliothèque municipale.

Isabelle, une jeune femme de ma connaissance ayant subi une double mastectomie totale et à qui on avait retiré huit ganglions lymphatiques, n'a pas souffert de lymphœdème, même si elle était à risques. À l'hôpital, elle n'avait pas accès à un physiothérapeute. Mais elle a été confiée aux bons soins d'une massothérapeute spécialisée dans le traitement du lymphœdème et elle a pratiqué un programme d'exercices à la maison. Avec d'autres femmes ayant traversé la même épreuve, elle a ensuite mis sur pied un groupe d'entraide. Ces femmes se réunissent chez Isabelle sur une base régulière pour faire ensemble leurs exercices en vue de prévenir l'apparition d'un lymphœdème. Ainsi elles se soutiennent et se motivent mutuellement.

Tu te rappelleras aussi que la lymphe est propulsée dans les canaux lymphatiques situés dans la cage thoracique par les mouvements de la respiration. L'alternance de l'expansion et de la compression de la cage thoracique au moment de la respiration contribue à la circulation de la lymphe. C'est pourquoi, sur une base quotidienne, tu dois accorder plus de place à des exercices de respiration profonde. Une fois de plus, la méthode de cohérence cardiaque popularisée par le Dr Servan-Schreiber se révèle tout indiquée et simple d'application. Elle présente en outre l'avantage de pouvoir être pratiquée en tout temps et en tout lieu.

D'autres méthodes de relaxation ou de méditation se prêtent également très bien à l'exercice. Sans compter qu'elles s'accompagnent d'un bien-être physique et de calme pour l'esprit.

Les exercices de qi gong sont aussi indiqués. Le qi gong, qui fait partie de la médecine traditionnelle chinoise, a gagné en popularité ces derniers temps. Il combine des exercices lents et répétitifs à une respiration et à une concentration mentale sur un ou plusieurs points du corps. C'est une gymnastique douce du corps et de l'esprit. Je la pratique de temps à autre, en alternance avec le tai chi et j'en retire beaucoup de bienfaits. Divers centres offrent des cours de qi gong et je constate que certains centres hospitaliers et médecins préconisent de plus en plus cette approche tout à fait formidable. Le qi gong est aussi un exercice à considérer pour traiter le syndrome des cordelettes axillaires.

En 2007, au cours d'un épisode sur le cancer du sein dans la série *Une pilule... une p'tite granule,* à Télé-Québec, le qi gong et le tai chi ont été présentés comme des approches complémentaires et efficaces pour prévenir l'apparition d'un lymphœdème. Depuis une vingtaine d'années, les grands centres de traitement de cancer aux États-Unis font appel à ces techniques en guise de compléments aux traitements anticancer classiques. Voilà qui confirme l'existence du nouveau courant de médecine intégrative, dont je parlerai plus longuement au chapitre 7, « La chimiothérapie », dans la section « Les modes de soulagement ».

Au cours de son intervention dans cette émission, le Dr Claude Fournier, médecin généraliste au Service de médecine intégrée du Centre de santé et de services sociaux de la Beauce, s'est dit convaincu de la puissance et de l'efficacité de ces approches complémentaires, qu'il pratique lui-même depuis de nombreuses années. Il enseigne d'ailleurs le qi gong et le tai chi à la Maison Accueil-Sérénité qui, en Beauce, vient en aide aux personnes atteintes de cancer. « On s'aperçoit que la médecine occidentale n'a pas la réponse à tout, dit-il, surtout en termes de maladie chronique comme le cancer. Elle sert à régler le problème immédiat, dangereux, et à le circonscrire, et elle donne du temps pour améliorer la situation avec d'autres méthodes comme le tai chi, la méditation, le qi gong. Les meilleurs résultats viennent de la combinaison des deux approches. Et le plus tôt, c'est le mieux. Comme on dit en Chine, creusez votre puits avant d'avoir soif. »

Le centre L'espoir, c'est la vie, un centre de bien-être rattaché à l'Hôpital Général Juif de Montréal, offre une gamme de thérapies complémentaires (yoga, qi gong, tai chi, relaxation). Ces services sont gratuits et accessibles à toutes les patientes, quel que soit l'hôpital où elles sont traitées.

À Rimouski, l'Association du cancer Est du Québec offre aux personnes atteintes de cancer et à leurs proches des ateliers pratiques de respiration profonde. Aux dernières nouvelles, ces ateliers sont donnés par une professeur de qi gong, madame O'Leary.

Le Dr Yves Requena, acupuncteur et spécialiste français des médecines chinoises, a publié de nombreux ouvrages sur le sujet. *Les mouvements du bonheur* (Éditions Trédaniel) est fort utile pour s'initier chez soi au qi gong. Le livre est accompagné d'un DVD qui montre comment exécuter chacun des exercices.

Si l'eau est ton élément naturel, alors la nage et les exercices d'aquaforme seront une manière agréable et efficace de prévenir l'apparition d'un lymphœdème. La thérapie aqua-lymphatique se base sur la méthode Casley-Smith, bien connue des physiothérapeutes et massothérapeutes spécialisés dans le traitement du lymphœdème. Elle se pratique sous l'eau. Les exercices sont faits en groupe, en piscine, dans une eau chaude à 30 °C. La pression hydrostatique s'exerce sur les vaisseaux lymphatiques et favorise un meilleur transport de la lymphe. Des classes aqualymphatiques sont offertes dans différentes régions (www.aqua-lymphatic-therapy.com).

L'AQL suggère elle aussi la pratique de la nage qui stimule le renforcement musculaire des bras ainsi que le système cardiovasculaire. Petite mise en garde en ce qui concerne les activités physiques pratiquées dans l'eau : en raison des risques élevés d'infection, les cicatrices post-chirurgie doivent être bien refermées et les traitements de chimiothérapie et de radiothérapie terminés avant de commencer un programme d'exercices aquatiques. Je t'incite fortement à en parler à ton médecin auparavant.

Pour prévenir l'apparition d'un lymphœdème, un autre geste simple à faire chez soi est le massage des cicatrices, technique évoquée dans la première section de ce chapitre. Selon le CHU de Québec, masser la cicatrice de la région axillaire aide à prévenir les adhérences et les scléroses (durcissement des tissus) à la suite de la chirurgie et de la radiothérapie. Il est recommandé de pratiquer le massage des cicatrices une à deux fois par jour, pendant cinq à dix minutes, en insistant aux endroits où le tissu est plus dur et épais. L'huile d'amande douce ou une bonne crème hydratante seront utilisées en compléments du massage pour bien hydrater la région.

Personnellement, j'aime beaucoup le beurre de karité, le beurre de cacao ou encore l'huile enrichie de vitamine E. Chaque soir, je massais la cicatrice de la région axillaire avec le bout de mon index et de mon majeur (soit les doigts les plus forts) pour « déloger » les brides cicatricielles et regagner la souplesse des tissus fibrosés. J'en profitais pour masser la cicatrice au sein ainsi que toute la région exposée aux rayons de la radiothérapie.

Les massages sont cependant contre-indiqués pendant la radiothérapie (les tissus ayant déjà tendance à l'inflammation à cause des rayons). Idéalement, il faut attendre environ trois semaines après les traitements, selon l'état de la peau, avant de commencer le massage.

Si, malgré toutes ces précautions, tu souffres d'un lymphœdème et que tu ne veux pas te sentir seule avec ce problème, tu peux te joindre à un groupe d'entraide et d'éducation (AQL, 514 979-2463 ; aql@infolympho.ca).

Parce que tu te seras bien renseignée au départ sur les risques reliés à la chirurgie et aux traitements anticancer, tu seras en meilleure position pour agir avant l'apparition des problèmes. Pour ma part, je ne pense pas que le fait d'être informée au préalable des risques encourus soit source d'angoisse et d'anxiété chez les femmes. À mon avis, c'est plutôt ne pas savoir et avancer à tâtons qui sont sources d'angoisse. C'est quand un problème surgit de manière inopinée, sans que tu en aies été informée, qu'il prend des proportions démesurées. De plus, connaître les séquelles possibles permet de mettre en place très tôt des mesures pour éviter les complications et leur lot de stress. Du coup, le nombre de visites à l'hôpital ou en clinique, d'interventions de toutes sortes, d'achat de matériel, s'en trouve réduit, et de même les coûts.

N'oublie pas que 75 % des centres hospitaliers qui n'offrent pas de traitement contre le lymphœdème renvoient leurs patientes au privé. Si ton régime d'assurances couvre les soins donnés par des professionnels ainsi que l'équipement spécialisé (gants, manchons, etc.), tant mieux. Sinon, des coûts s'ajouteront. Les manchons devront être remplacés à quelques reprises pendant l'année pour assurer une pression conforme et uniforme sur le bras. Un lymphœdème peut ne durer que quelques mois, mais il peut aussi se prolonger pendant quelques années, voire toute la vie. Sache cependant que, depuis janvier 2014, la RAMQ rembourse jusqu'à 75 % du montant d'un vêtement compressif par année pour les personnes atteintes de lymphœdème. Mais il faut avoir une ordonnance médicale, et encore : le remboursement ne vaut que pour un seul vêtement. Le vêtement suivant ou l'équipement est aux frais de la patiente.

J'ai mentionné dans l'avant-propos de cet ouvrage l'importance de bien préparer l'après-cancer. Cette salutaire planification m'a tenue éloignée d'une grande fatigue mentale et psychologique susceptible de dégénérer en dépression. C'est vrai aussi de tes forces physiques. Si tu te gardes en forme tout au long de tes traitements anticancer et que tu entretiens la souplesse de tes bras, tu pourras plus facilement, une fois les traitements terminés, reprendre tes activités normales sans craindre de te blesser.

En somme, pourquoi est-il important de prévenir le lymphœdème ?

- Parce que tu as des enfants qui seront malades tôt ou tard, qu'il te faudra soigner et qui pourraient te contaminer.

- Parce que tu devras préparer des repas pendant encore plusieurs années et que tu risques de te blesser en manipulant couteaux et casseroles.

- Parce que tu auras envie de jardiner, de faire des travaux dans la maison ou de pratiquer un sport de plein air, ce qui t'expose à des blessures ou à des piqûres d'insecte.

– Parce que, pour tout dire, une fois les traitements de cancer terminés, la vie reprendra ses droits... Par conséquent, tu dois t'occuper de toi-même et prendre dès maintenant des mesures simples pour prévenir l'apparition d'un lymphœdème.

Et puis, tout simplement, parce qu'aucune femme ne peut être mise sous un globe de verre...

Suggestions... en bref

– Tiens-toi informée. Lis la documentation remise par le centre hospitalier pour savoir ce qu'est un lymphœdème, les signes avant-coureurs et les moyens de le prévenir.

– Connais bien ta propre condition, le type de chirurgie que tu as subie, le nombre de ganglions retirés et discute avec ton chirurgien, ton radio-oncologue ou ton infirmière-pivot en oncologie des risques réels d'avoir un lymphœdème.

– Travaille activement à prévenir l'apparition d'un lymphœdème en adoptant une ou plusieurs des mesures proposées suivantes, selon tes goûts et tes capacités, à savoir :

  - un programme de renforcement musculaire du bras avec poids, à un rythme léger et progressif (pour éviter l'inflammation), avec l'accord de ton médecin, sous la supervision d'un physiothérapeute, d'un massothérapeute ou de tout autre professionnel de la santé spécialisé dans le traitement du lymphœdème ;

- des exercices d'assouplissement léger par la pratique du tai chi, du qi gong, du yoga ou de tout autre exercice de type traditionnel ou alternatif ;
- de la natation et des exercices de type aquaforme, pour le renforcement musculaire, une plus grande souplesse des muscles du bras et pour réduire les risques d'infection, et cela avec l'accord de ton médecin ;
- la pratique de la respiration dite profonde pour favoriser une meilleure circulation lymphatique en faisant appel à la méthode de cohérence cardiaque, au qi gong, à la relaxation, à la méditation ;
- le massage de la ou des cicatrices pour limiter les brides cicatricielles, les adhérences et les fibroses qui pourraient entraver les ganglions et les vaisseaux lymphatiques et nuire ainsi à leur bon fonctionnement et à la bonne circulation de la lymphe.

Quelques lectures :

– sur le qi gong : Yves Requena, *Les mouvements du bonheur* (Trédaniel) ;

– sur les exercices d'assouplissement à la maison : Sherry Lebed Davis, *En pleine forme après un cancer du sein !* (Momentum) ;

– sur le lymphœdème ou pour t'inscrire à des ateliers et des activités en groupe : l'Association québécoise du lymphœdème (aql@infolympho.ca).

7

La chimiothérapie

J'ai reçu ma toute première chimiothérapie le 2 décembre 2014. J'avais rencontré mon oncologue la semaine précédente. Pour l'occasion, j'étais accompagnée de ma mère et nous étions toutes deux très nerveuses, parce que nous savions très bien que cette rencontre impliquait que les traitements suivraient rapidement. Je m'engouffrais un peu plus profondément dans un tunnel qui me paraissait fort sombre.

Pour me détendre, alors que j'attendais dans la salle d'attente, j'ai pratiqué la méthode de cohérence cardiaque. Je m'efforçais de me concentrer uniquement sur ma respiration, lente, régulière, pleine. Une respiration après l'autre, j'arrivais ainsi à tenir en respect l'angoisse qui guettait sournoisement. L'exercice m'aidait également à rester imperméable aux propos de certaines personnes assises près de moi dans la salle d'attente et qui ne se gênaient pas pour exprimer à voix haute leur impatience, leur inquiétude ou leur résignation. Puis, l'oncologue a surgi au bout du corridor et appelé mon nom. Ma mère et moi nous sommes levées et l'avons suivi.

Le contact fut à la fois simple et chaleureux. La rencontre visait à m'expliquer la nature des traitements à venir et leurs éventuels effets secondaires, ainsi qu'à répondre à mes questions. En ressortant du bureau du médecin, j'avais une idée beaucoup plus claire de mon plan de traitements et également de sa durée. En ce qui me concerne, la chirurgie ayant eu lieu en octobre 2014, les traitements prendraient fin, si tout se déroulait comme prévu, en janvier 2016. Encore un an et demi de traitements s'étalait devant moi sur une feuille de papier, dans un ordre très précis, le long d'une ligne du temps dessinée par le médecin. L'ensemble me paraissait irréel, tellement long, tellement loin. La première étape, la chirurgie, étant accomplie, j'entamais maintenant la phase deux des traitements, celle qui m'effrayait le plus : la chimiothérapie. Mais pour recevoir ce traitement, on devait me poser, sous la peau, un certain appareil appelé port à cathéter. De quoi s'agit-il ?

Le cathéter veineux central

Le port-a-cath (port à cathéter) est un dispositif logé sous la peau qui permet d'accueillir la chimiothérapie et les divers traitements intraveineux. On l'appelle chambre implantable ou cathéter veineux central. Cette petite merveille évite bien des désagréments et des inconforts. Il s'agit d'une chambre en plastique haute d'environ un à deux centimètres et de la taille d'un pruneau. Le dispositif est vide à l'intérieur et recouvert d'une membrane en silicone. De cette chambre intérieure part un câble, le cathéter. Inséré dans une veine (par exemple celle située sous la clavicule), il bifurque ensuite vers la veine cave supérieure qui se rend directement au cœur. Le cathéter emprunte tout ce parcours et s'arrête au cœur.

Ce dispositif est toujours installé du côté opposé au cancer, pour éviter de le bombarder de rayons quand viendront les traitements de radiothérapie. Le port-a-cath est inséré par un radiologiste, un anesthésiste ou un chirurgien, en salle d'opération, et ne nécessite généralement qu'une anesthésie locale. L'intervention en tant que telle est terminée en moins de trente minutes. À cette durée s'ajoute le temps d'installer un champ stérile, comme l'exige toute intervention chirurgicale. Le tout est fait en une heure, au maximum une heure et demie. Assure-toi de la présence de quelqu'un pour te raccompagner à la maison, car il est interdit de conduire sa voiture après l'intervention, à cause des relaxants administrés au préalable. La procédure est sans douleur et est une intervention de routine pour les spécialistes qui la font.

Une fois le port-a-cath installé, la plaie est recousue et recouverte d'un pansement que tu devras garder une dizaine de jours, le temps que la cicatrice se forme et soit bien refermée. Le pansement doit demeurer sec pendant ces dix jours, donc prudence sous la douche. Auparavant tu auras reçu de la documentation sur les précautions à prendre.

De l'extérieur on voit un léger renflement sur la poitrine qui indique la présence du cathéter et le câble qui court sous la peau jusqu'à son insertion dans une veine. De l'intérieur, je sentais ma peau tendue et la présence d'un corps étranger qui bougeait chaque fois que je levais le bras, par exemple pour saisir un objet ou quand je m'allongeais sur le côté. Cette présence n'était pas douloureuse, mais elle se faisait sentir chaque fois que je bougeais le bras. J'ai mis un mois avant de ne plus la sentir du tout. Par la suite, la cohabitation a été on ne peut plus facile.

Même si la vue quotidienne de ce renflement sur la poitrine est un rappel constant des raisons de sa présence, les avantages d'avoir un cathéter l'emportent largement sur les quelques désagréments qu'il peut causer au début. Le port-a-cath est utilisable dès son installation; il n'est pas nécessaire d'attendre que la cicatrice se soit refermée pour recevoir une chimiothérapie. J'ai vu des patientes se faire installer un port-a-cath le matin tout en recevant le jour même la chimiothérapie prévue au programme. Je reconnais que la succession peut être rude, mais c'est faisable. Et, crois-moi, recevoir une chimiothérapie à l'aide de ce dispositif simplifie considérablement l'expérience.

Chaque fois que tu recevras une chimiothérapie, l'infirmière désinfectera d'abord la surface de la peau puis insérera une aiguille spécialement conçue à cet effet au bout de laquelle est fixée une tubulure. L'aiguille transperce la peau et la membrane de silicone et pénètre à l'intérieur de la chambre du cathéter. Ce n'est pas douloureux: tout au plus le même pincement que celui ressenti au moment d'une prise de sang. Une fois l'aiguille en place, l'infirmière n'a plus qu'à brancher la tubulure à la perfusion et la chimiothérapie s'écoulera à l'intérieur du port-a-cath.

Il existe différents modèles de port-a-cath. Je ne m'attarderai pas sur les détails, mais sache que certains modèles nécessitent la prise d'une petite quantité d'héparine, un agent anticoagulant, à la fin de chaque perfusion. L'héparine prévient la formation de caillots à l'intérieur du dispositif et demeure à l'intérieur du port-a-cath jusqu'au traitement suivant. Lorsque tous les traitements sont terminés et avant que le médecin ne donne son autorisation pour retirer le port-a-cath, tu devras te rendre à ton CLSC toutes les quatre à cinq semaines, selon les directives du fabriquant, pour le faire irriguer à l'héparine. Au moment d'implanter le cathéter, le spécialiste te remettra une carte de suivi qui précisera le type de port-a-cath installé, la date de son installation, le lieu précis de son implantation, le numéro de produit attribué ainsi que la procédure à suivre pour l'irrigation, le cas échéant.

Il est également possible qu'on t'installe un picc-line à la place d'un port-a-cath. PICC est l'acronyme de *Peripheral Inserted Central Catheter*. Le picc-line est beaucoup plus simple à installer puisqu'il ne nécessite pas de se rendre en salle d'opération : une infirmière peut s'en charger. Il s'agit d'une chambre reliée à deux tubulures (en forme de *Y*). Différence importante : contrairement au port-a-cath, le picc-line n'est pas inséré sous la peau, mais demeure à l'extérieur du corps. Outre le fait qu'il est visible et encombrant, il peut causer un certain inconfort dans la vie quotidienne. Par exemple, sous la douche, il ne doit pas entrer en contact avec l'eau. Il sera apparent si tu portes un chandail à manches courtes. Mais il présente l'avantage de remplir deux fonctions : introduire la chimiothérapie et permettre la prise de sang, ce que ne fait pas le port-a-cath. C'est là un atout si tu considères le nombre de prises de sang que tu devras subir au cours de ces longs mois.

Personnellement, j'ai toujours été très satisfaite qu'on m'ait installé un dispositif sous la peau. Je n'ai jamais été gênée dans mes activités quotidiennes ; je pouvais me baigner à la piscine (une fois les traitements terminés) ; je n'avais pas à m'en soucier sous la douche et il est très discret car, une fois les vêtements enfilés, rien n'y paraissait.

Les prélèvements sanguins

Vingt-quatre heures avant toute chimiothérapie, un prélèvement sanguin s'impose afin de déterminer si les constituants sanguins sont en quantité suffisante. Quatre points sont vérifiés : le taux de *globules rouges,* celui de *globules blancs,* les *neutrophiles* et les *plaquettes.* Si ces quatre éléments sont jugés présents en quantité suffisante, l'oncologue donne le feu vert au traitement de chimiothérapie. La situation sera réévaluée par l'oncologue à chaque nouveau cycle de chimiothérapie. Dans l'ordre : tu subiras donc une prise de sang vingt-quatre heures avant le traitement ; les résultats sanguins seront analysés par ton oncologue, qui décidera alors de poursuivre le traitement ou de le reporter, jusqu'à ce que ton corps puisse l'absorber sans danger.

Le sang est composé d'environ un pour cent de globules blancs, appelés leucocytes (du grec *leukos,* qui veut dire « blanc » et *cytos,* « cellule »). On peut comparer les globules blancs à une grande famille dont la première mission est de combattre et de protéger l'organisme de toute attaque. Au sein de cette famille, des clans se spécialisent dans l'attaque de tel ou tel ennemi. Chaque clan de globules blancs présente des caractéristiques propres. Parmi ces clans, le plus important est celui des neutrophiles. Ceux-ci comptent 40 à 70 % de tous les globules blancs et jouent un rôle primordial dans le bon fonctionnement du système immunitaire en attaquant tout site inflammatoire. Le deuxième clan en importance est celui des lymphocytes, qui composent entre 20 à 45 % de tous les globules blancs. Ceux-là combattent notamment les virus et les tumeurs. Disponibles auprès de l'infirmière le jour de ta chimiothérapie, tes résultats sanguins indiqueront le nombre de globules blancs présents et le nombre correspondant de neutrophiles. Les quantités jugées nécessaires pour chacun des composants du sang sont inscrites dans le passeport en oncologie qu'on t'a remis à l'hôpital.

Les globules rouges, ou érythrocytes (du grec *eruthros*, « rouge »), sont environ 800 fois plus nombreux que les globules blancs. Leur rôle consiste essentiellement à capter l'oxygène des poumons et à le redistribuer dans tout l'organisme. Les globules rouges sont produits dans la moelle osseuse. Certains traitements de chimiothérapie peuvent détruire les cellules souches de la moelle osseuse rouge, diminuant par le fait même la production des globules rouges. Leur trop faible présence dans le sang nuit au transport de l'oxygène vers les cellules du corps, d'où la fatigue (causée par l'anémie). Voilà pourquoi il est primordial de surveiller le taux de globules rouges dans le sang avant chaque chimiothérapie.

Le dernier composant du sang est les plaquettes. Ce sont des fragments de cellules très « grosses » qui facilitent la coagulation du sang. En cas de blessures physiques, les plaquettes adhèrent au site endommagé en formant des bouchons temporaires qui visent à colmater la brèche. Elles doivent également être présentes en quantité suffisante dans le sang pendant la chimiothérapie.

Une fois ces approbations reçues de l'oncologue, le traitement commence dès le lendemain. Tous les traitements de chimiothérapie sont stressants, mais le tout premier l'est particulièrement.

Le déroulement d'une séance type

Je te suggère fortement d'être accompagnée lorsque tu reçois les chimiothérapies, surtout la toute première. Tu seras assise dans un fauteuil inclinable, tandis qu'une infirmière, vêtue d'une blouse à manches longues, de gants stériles et d'un masque, préparera le site d'injection. L'infirmière est ainsi vêtue pour se protéger des produits cytotoxiques qu'elle manipule toute la journée. Toi aussi tu devras porter un masque durant la préparation du site d'injection afin d'éviter autant que possible l'infiltration de germes et la contamination du site.

Si une chambre implantable (de type port-a-cath ou picc-line) a déjà été installée, l'infirmière stérilisera le site et insèrera une aiguille à laquelle est fixée une tubulure, elle-même reliée au sac de perfusion. Sinon, elle insèrera une aiguille directement dans une veine du pli du coude ou sur la main.

Une fois le traitement de chimiothérapie autorisé, vérifié et acheminé par la pharmacie du département d'oncologie, l'infirmière vérifie elle aussi toutes les données du traitement en lien avec le patient afin de s'assurer que le bon produit soit donné à la bonne personne et selon les doses requises. La tubulure est ensuite branchée au sac de perfusion et le produit s'écoule goutte à goutte dans ton corps. Certains produits chimiothérapeutiques sont plus abrasifs que d'autres pour les vaisseaux sanguins. S'écoulant ainsi lentement, à un débit contrôlé par la machine (préalablement programmée par l'infirmière), le produit est suffisamment dilué dans le sang pour ne pas trop endommager les veines. Malgré ces précautions, cette éventualité peut se produire, et l'usage d'un port-a-cath est d'autant plus appréciable.

Dans mon cas, la toute première chimiothérapie a été injectée directement dans une veine du pli du coude. Afin d'éviter d'endommager les veines, l'infirmière poussait elle-même très doucement sur les pistons des seringues contenant la chimio tout en s'assurant que je ne ressentais pas de brûlure... Toutes les places en radiologie étant occupées, mon précieux port-a-cath n'était pas encore installé au moment de la première chimio. Il m'a fallu attendre encore deux semaines pour qu'on me l'installe, juste à temps pour la chimio suivante. Si je compare les deux procédés, je suis ravie qu'on m'ait posé un port-a-cath.

Il ne te reste plus qu'à attendre... Certains traitements durent une heure et demie, d'autres entre quatre et cinq heures, d'autres sont plus longs encore. Chaque protocole est différent. En règle générale, tu es avisée à l'avance du temps à prévoir en salle de chimiothérapie. Il est permis de boire et de manger durant les traitements. Apporte de la lecture, de la musique, des jeux de détente (mots croisés, mots cachés, sudoku). J'ai vu des femmes tricoter, d'autres colorier, d'autres encore jouaient aux cartes. Certaines en profitaient pour dormir, d'autres pour jaser avec leurs voisins et voisines de chimiothérapie. Je n'ai jamais vu deux séances se dérouler exactement de la même manière.

Au début, tu seras intimidée, peut-être terrorisée, mais à mesure que les traitements se poursuivront, tu t'habitueras à ce nouveau rythme dans ta vie. Tu te feras des compagnons de route, retrouvés d'un traitement à l'autre. Pour ma part, mon état d'esprit était variable. Parfois je n'avais pas envie de participer aux conversations, et je m'enfermais dans ma bulle en lisant ou en dormant. Parfois, j'avais envie de me joindre à la conversation et c'était souvent agréable. Pendant les séances de chimio, j'ai fait des rencontres étonnantes, profondément humaines. J'y ai croisé des hommes et des femmes qui se battent, eux aussi, et qui m'ont souvent enseigné bien des choses à leur insu.

Une fois le traitement entièrement perfusé, l'infirmière rince la tubulure avec une solution saline, retire l'aiguille insérée et recouvre le tout d'une gaze. Tu peux alors rentrer chez toi. Selon le cocktail de la chimiothérapie, les effets se feront sentir soit dans l'heure, soit quelques heures, voire quelques jours plus tard.

Les éventuels effets secondaires

Vu le nombre élevé de chimiothérapies existant et leurs nombreux effets secondaires, mon propos n'est pas ici de dresser la liste des produits utilisés ni de les expliquer. Ton oncologue est beaucoup mieux placé que moi pour le faire. Je ne saurais faire le poids avec les professionnels de l'oncologie, qui cumulent de longues et exigeantes années d'études et ont toute mon admiration. C'est à ton oncologue que tu poseras des questions sur les effets secondaires et sur ce qu'il faut faire ou éviter.

Cependant, certains effets secondaires sont souvent observés. Je témoignerai donc de ce que j'ai vécu et de ce que des femmes de ma connaissance ont vécu. Plus que tout, je voudrais insister sur les moyens auxquels j'ai eu recours pour réduire les effets secondaires.

Le FEC 100 est une chimiothérapie composée de trois produits (fluorouracil, épirubicine et cyclophosphamide) et j'ai été frappée par la vitesse à laquelle les nausées surviennent dans le cas de ce traitement en particulier. Dans les deux heures qui suivaient son administration, le simple fait de prendre un repas devenait une lourde tâche. Je n'avais tout simplement pas faim.

En ce qui me concerne, les nausées ont duré environ quatre jours avant de diminuer progressivement. Malgré la médication efficace que j'avais reçue pour les contrer, les nausées étaient présentes en permanence et me coupaient l'appétit. Je n'ose imaginer ce qu'elles auraient été sans médication. Cependant, je n'ai jamais vomi. Du reste, je ne connais personne qui ait vomi durant ses traitements de chimiothérapie, ou alors c'est l'exception. De ce point de vue, la médication est efficace et c'est rassurant.

Autres effets secondaires parmi les plus courants : une très grande fatigue, avec les membres lourds comme du plomb et l'esprit comme dans un brouillard. Mon amie Linda me disait qu'elle avait l'impression d'être à côté de ses souliers, comme hors d'elle-même et de son corps. Je me reconnais bien dans cette description. Cette fatigue m'était jusque-là inconnue. Je l'appelle « fatigue biochimique ». J'ignore si l'expression existe, mais c'est vraiment ainsi que je l'ai ressentie. J'ai constaté en outre que j'avais du mal à me concentrer. Lire un roman ou regarder un film perdait beaucoup de son intérêt. Je pouvais lire trois fois le même paragraphe et ne toujours pas savoir de quoi il était question. Ou alors, après une heure à regarder un film, j'étais perdue dans l'intrigue, ne comprenant pas ce que tel ou tel personnage faisait dans le scénario. J'avais du mal à suivre l'histoire et j'y perdais tout intérêt. Assembler un casse-tête me donnait le tournis. Finalement, il n'y avait pas grand-chose à faire. Je tournais en rond. Les heures n'en finissaient plus de s'allonger. En comparant mes observations avec celles d'autres femmes, j'ai constaté à quel point nos réactions à la chimiothérapie avaient été semblables.

De légers tremblements, de la constipation, des sensations de brûlures intestinales, de l'insomnie et de l'anxiété se sont aussi invitées à cette première chimiothérapie. J'ai souvent entendu dire que la première chimio est la pire, parce que notre système n'est pas habitué à recevoir un tel poison cytotoxique.

À partir de la quatrième chimio, l'oncologue a modifié le composé et m'a administré trois cycles de Taxotere (docétaxel). Avec celui-là, pas de nausée. Je prenais mes repas à peu près normalement, ce qui était tout une différence par rapport au premier traitement. On m'avait prévenue du risque de développer des aphtes buccaux (ulcères dans la bouche) et que celles-ci pouvaient être évitées en se rinçant la bouche quatre à six fois par jour avec un mélange d'eau et de bicarbonate de soude (la fameuse « p'tite vache » sur la boîte).

Le Taxotere peut endommager les extrémités nerveuses des mains et des pieds, provoquer des engourdissements et des fourmillements et, dans certains cas extrêmes, la perte des ongles. Pour contourner le problème, la patiente plongera les mains dans la glace pendant environ quatre-vingt-dix minutes, durant l'administration de la chimiothérapie. La quantité de Taxotere parvenant jusqu'aux extrémités des doigts est ainsi réduite, ce qui évite d'endommager les nerfs et les ongles.

J'avais été prévenue de l'apparition possible de douleurs osseuses ou musculaires, accompagnées d'une extrême fatigue. Le Taxotere, m'avait-on dit, c'est du sérieux comme chimio. Les effets du FEC 100 s'étant fait sentir dès la sortie de l'hôpital, je m'attendais à ce qu'il en soit de même pour le Taxotere. Pas du tout. Les jours passaient… tout allait bien. Au bout de trois jours, je me sentais toujours bien et n'avais aucun effet secondaire. Et s'ils s'étaient trompés à l'hôpital ? Et s'ils ne m'avaient donné qu'une perfusion de solution saline ? J'en étais là avec mes questions, me félicitant que cette dure-à-cuire de chimio se révèle finalement une blague…

Malheureuse ! Un train, je te dis ! Un train surgissant par derrière m'a frappée de plein fouet, sans crier gare, sans feux clignotants ni barrière abaissée ! Je n'oublierai jamais ce premier traitement au Taxotere. Les injections de Neulasta que je prenais pour stimuler la production de globules blancs combinées à l'effet du Taxotere dans la moelle osseuse furent chez moi mémorables et catastrophiques. Des douleurs osseuses d'une amplitude que je ne peux tout simplement pas décrire m'ont assaillie. Des orteils aux mâchoires, et à l'exception des bras, tout le squelette me faisait mal.

La première crise a duré dix heures, puis des épisodes subséquents sont revenus durant trois jours et tout ce que je pouvais prendre pour me soulager, c'était du Tylenol. Aussi bien dire un bécot sur un bobo dont la douleur était l'équivalent d'une amputation faite à froid... En outre, ces douleurs ont surgi un samedi soir... L'IPO n'est pas là et le médecin non plus, bien sûr. Et pas de médication digne de ce nom pour y faire face. J'avais tellement mal, j'en hurlais. J'aurais voulu m'évanouir pour ne plus avoir mal. À l'hôpital, on m'avait dit que marcher pouvait soulager les douleurs osseuses. Mais à une telle intensité, la marche ne fonctionnait pas. Pouvais-je prendre des comprimés d'Advil (ibuprofène) ? Ma mère et moi avions été prévenues qu'il ne fallait pas combiner l'ibuprofène au Taxotere. Ma mère a appelé le pharmacien, qui a confirmé la contre-indication. Que faire ?

Nous étions au milieu de la nuit et les douleurs ne me lâchaient toujours pas. Ma mère a téléphoné au service d'oncologie de l'hôpital et a demandé une infirmière de garde, qui a dit, au contraire, que je pouvais prendre des cachets d'Advil malgré l'interdiction de combiner l'ibuprofène et le Taxotere. Qu'une fois n'était pas coutume, qu'il fallait parer au plus pressant et me soulager. Et le remède a fonctionné. Une heure plus tard, les douleurs ont cessé d'être atroces pour n'être qu'intenses... Puis, elles se sont estompées. J'ai pu arpenter le corridor de l'appartement. La marche devenait alors efficace.

Dès le retour au travail de l'IPO, je lui ai téléphoné pour lui raconter l'épisode. Elle s'est étonnée que je n'aie pas reçu de morphine pour calmer la douleur, comme c'est généralement le cas quand une patiente reçoit à la fois du Taxotere et du Neulasta. Pourquoi n'avais-je pas reçu de morphine ? Inutile de te dire que j'ai rapporté l'épisode à mon oncologue à la visite suivante. À son tour, il s'est étonné... Il croyait que j'en avais reçu... Dès lors, j'ai obtenu toute la morphine nécessaire pour faire face aux crises suivantes. J'ai appris à mes dépens que la chimio faisant appel au Taxotere ne fait pas bon ménage avec le Neulasta ni avec le Neupogen, qui favorisent la croissance des globules blancs, et que la combinaison peut entraîner d'insoutenables douleurs osseuses.

Par la suite, j'en ai touché un mot à mon acupunctrice, qui a adapté ses interventions à la situation. J'attendais de pied ferme les chimios suivantes au Taxotere, prête au pire, armée de morphine et d'aiguilles d'acupuncture savamment disposées sur mon corps. Or, la douleur n'est jamais revenue avec une aussi grande intensité. De légères douleurs, à peine quelques heures, que j'apaisais à l'aide de Tylenol et de marche. Mon corps s'était-il habitué à la chimio ? Était-ce l'acupuncture ? Je ne le saurai jamais, mais je sais assurément que je n'ai pas eu recours à la morphine par la suite.

Les modes de soulagement

Le premier moyen que je recommande, c'est la méthode de cohérence cardiaque, que tu connais maintenant. Cette méthode aide à retrouver le calme intérieur quand l'anxiété montre le bout du nez, en particulier celle associée au Decadron (dexaméthasone). Cet antiémétique (voir chapitre 9, « La médication périphérique ») qu'on nous donne simultanément avec la chimio et qu'on doit prendre à la maison pendant les trois jours qui suivent a des effets anxiogènes bien documentés. Avec le Decadron, tu auras la larme à l'œil, tu seras plus anxieuse, plus agitée, les émotions à fleur de peau. Ces effets sont connus, et d'être prévenue t'aidera à relativiser le tourbillon d'émotions qui t'assaillera. La méthode de cohérence cardiaque aide aussi à prendre un certain repos malgré l'insomnie (autre effet secondaire de la médication).

Quand je ne trouvais pas le sommeil, plutôt que de m'en inquiéter, je me concentrais sur ma respiration, je comptais chaque respiration, l'une après l'autre. Même sans sommeil, grâce à cette méthode, tu te reposeras un peu, ce qui n'est pas négligeable.

L'activité physique

Rester active : marcher. Dehors si possible, et chaque jour. Respirer de l'air frais aide grandement à contrôler les nausées et l'activité physique facilite la circulation du sang et l'élimination des substances toxiques. Mon oncologue m'encourageait à demeurer active, autant que faire se peut, car il a été démontré que celles qui restent actives tout au long de la chimiothérapie retrouvent la forme plus rapidement une fois les traitements terminés.

Les bons jours, j'arrivais à faire de grandes promenades à pied de trente à quarante minutes. Aux pires moments, je me contentais d'arpenter le stationnement extérieur de l'immeuble pendant une quinzaine de minutes. C'était tout ce que je pouvais faire, mais c'était déjà une forme d'exercice physique. Et comme je n'étais pas loin de chez moi, j'étais sûre de pouvoir rentrer facilement quand la fatigue surgirait. Cet hiver-là, le Québec a battu des records de froid. Malgré tout, je m'habillais et sortais. On savoure les victoires qu'on peut, selon les circonstances et il faut s'en réjouir plutôt que s'en plaindre.

Contre les nausées

Contre les nausées : infuser un doigt de gingembre frais dans une théière d'eau chaude pendant une dizaine de minutes et boire quelques tasses de cette infusion tout au long de la journée. S'hydrater facilite l'élimination des toxines et le gingembre est souverain contre les nausées. En 2009, à Orlando, en Floride, dans le cadre des rencontres de l'American Society of Clinical Oncology (ASCO), les résultats d'une étude croisée et réalisée à l'aveugle ont été rendus publics. Ceux-ci montrent que 73 % des patients éprouvant des nausées dès le premier jour suivant une chimiothérapie étaient soulagés de ce symptôme grâce au gingembre. Même le très réputé journal *Lancet Oncology* fait état de l'efficacité de ce remède naturel contre les nausées. Et cela, sans jamais nuire à l'efficacité des traitements.

Pour ce qui est des repas, se forcer à manger me paraît inutile. Parmi les aliments qui m'étaient suggérés, ceux que j'arrivais à manger après la première chimio n'étaient pas forcément les mêmes que ceux après la deuxième. Mes goûts et mes envies ont constamment fluctué. Cependant, les bouillons de volaille, les œufs durs, les légumes et les fruits frais, le yogourt (toutefois sans probiotiques ajoutés, comme le recommande le département d'oncologie), les *smoothies*, le poulet froid étaient les aliments qui « passaient » le mieux, en ce qui me concerne.

Affaire de goût. Tu feras des essais. Bien sûr, j'évitais les aliments sucrés, riches et gras qui n'apportent que des calories vides et ne diminuent en rien les nausées. En théorie, j'avais le droit de boire du vin, puisque l'alcool n'interfère pas avec les traitements de chimiothérapie. Sur ce point, toutefois, mon oncologue avait ajouté ces mots, avec un sourire en coin :

— Vous pouvez en prendre. Mais… vous n'aimerez pas ça.

J'ai voulu le constater par moi-même. J'ai demandé à ma mère de me verser deux doigts de vin rouge. Dès la première gorgée, j'ai fait la grimace et l'ai recrachée dans l'évier. On aurait dit un sirop pour la toux à saveur de métal. La seconde gorgée a suivi le même chemin que la première. Heureusement, en ce qui concerne la plupart des autres aliments, mon goût est demeuré inchangé. Seul le vin goûtait franchement mauvais. Cela étant, je connais des gens qui ont vu leur goût se modifier au fil des mois.

L'acupuncture

Cette forme de médecine traditionnelle chinoise m'a soutenue au cours de mes traitements et m'a aidée à contrer de nombreux effets secondaires. Durant la semaine où je recevais ma chimio, je m'accordais deux séances d'acupuncture. D'abord, la journée même du traitement, puis quatre jours plus tard. À mon acupunctrice, je faisais un rapport des symptômes éprouvés et elle adaptait le traitement en fonction de mes besoins. Brûlures d'estomac ou d'intestins, aphtes buccaux, constipation, douleurs osseuses, nausées, fatigue, insomnie, anxiété, protection des ongles (à cause du Taxotere) : l'acupuncture m'a aidée sur de nombreux plans et je suis sûre qu'elle a protégé mon corps d'effets secondaires qui auraient pu être encore plus dévastateurs.

Aussi, tu dois savoir que la chimiothérapie aura un effet pervers chez la femme : elle provoque une ménopause (temporaire), car elle interrompt l'activité des ovaires. Donc, en plus d'être dans un brouillard chimio, d'éprouver de la fatigue et de subir les inconvénients du traitement, tu vivras une ménopause avec son cortège d'effets secondaires particuliers : fatigue, insomnie, bouffées de chaleur diurnes et nocturnes, moiteur de la peau, sécheresse vaginale, etc.

Mon oncologue n'avait rien à me proposer pour faciliter ce passage. Mais lorsque les effets en sont apparus, mon acupunctrice a réussi à les atténuer considérablement en un seul traitement. Je n'avais même plus de bouffées de chaleur. Je pouvais être tranquille pendant une douzaine de jours, voire deux semaines. À la séance suivante, une fois de plus, elle ajustait le traitement d'acupuncture en fonction des effets secondaires que je lui rapportais. C'est là un bel exemple des bienfaits d'une approche alternative qui soutient la patiente pendant sa chimio, sans en compromettre l'efficacité.

Pour orienter mes traitements d'acupuncture, mon acupunctrice s'est appuyée sur les travaux de recherche d'un collègue qui exerce sa profession au département d'oncologie de... l'hôpital général juif de Montréal (HGJ).

Depuis 2005, M. Thi Tran est physiothérapeute et praticien de médecine traditionnelle chinoise au Centre d'oncologie pulmonaire Peter Brojde de l'HGJ. En plus d'offrir des séances de médecine chinoise aux patients qui le souhaitent, il y fait de la recherche. M. Tran a reçu en 2015 le prix Excellence en sciences paramédicales pour sa contribution à l'amélioration de la qualité de vie des patients atteints de cancer de cet hôpital et des soins qui leur sont donnés. À l'acupuncture s'ajoutent des séances de qi gong, la méditation et la phytothérapie (soins par les plantes). Les patients reçoivent donc à la fois les traitements classiques anticancer (chirurgie, chimiothérapie et radiothérapie) et des soins alternatifs qui les soutiennent pendant les traitements.

Comme l'explique lui-même M. Tran sur le site internet de l'HGJ de Montréal : « On ne saurait nier la valeur thérapeutique capitale de la médecine occidentale, de même qu'on ne saurait nier les retombées positives des thérapies traditionnelles chinoises durant des centaines d'années. Notre devoir en tant que fournisseurs de soins consiste à utiliser tous les outils à notre disposition au profit des patients. » Il s'agit donc là d'une véritable percée de la médecine intégrative.

La médecine intégrative a fait son apparition aux États-Unis dans les années 1990. Elle mise sur l'équilibre entre les composantes biologiques, psychologiques et sociales de la personne. Elle combine les approches de la médecine occidentale anticancer (chirurgie, chimiothérapie, radiothérapie) et les méthodes des médecines dites non conventionnelles ayant fait leurs preuves. Acupuncture, kinésiologie appliquée, méditation sont ainsi mises à contribution dans de nombreux centres hospitaliers aux États-Unis. Ces méthodes soutiennent le patient pendant ses traitements.

Il s'agit d'établir un partenariat entre le patient et le médecin. Le patient est un membre actif de l'équipe soignante, tout comme j'ai souhaité l'être moi-même et l'ai raconté au début de cet ouvrage. Le patient est plus qu'un corps recevant passivement des traitements. Il prend une part active à son bien-être et, ce faisant, augmente l'efficacité des traitements et réduit le temps d'hospitalisation et de récupération après les traitements. Sans compter la fierté ressentie à prendre ainsi part à son rétablissement tout en ayant une forme de contrôle sur le cours des événements et sur la maladie. Au sein du réseau universitaire américain, cinquante-huit facultés de médecine (dont la Harvard Medical School) sont membres d'un consortium qui défend l'approche intégrative.

Dans un article récemment publié dans *La Presse*, la journaliste Catherine Handfield cite le Dr Christian Boukaram, oncologue à l'hôpital Maisonneuve-Rosemont, de Montréal. Depuis juin 2014, le Dr Boukaram enseigne l'oncologie intégrative aux internes en oncologie de l'Université de Montréal. À l'hôpital Maisonneuve-Rosemont, des ateliers de méditation de pleine conscience (faisant appel à la méthode de cohérence cardiaque) sont offerts aux patients qui souhaitent acquérir une manière saine, simple et efficace de gérer leur stress. Cette méthode est déjà enseignée aux étudiants en médecine de l'Université de Montréal ainsi qu'à ceux de l'Université de Sherbrooke. J'en conclus que ce qui est bon pour les médecins doit l'être aussi pour les patients...

Toujours selon le même article, aux États-Unis, le National Center for Complementary and Integrative Health (NCCIH)

– il s'agit d'une agence gouvernementale faisant partie des National Institutes of Health – étudie les diverses thérapies non conventionnelles que sont la méditation, l'hypnose, l'acupuncture, la chiropractie, le yoga, etc. Le NCCIH finance des études dans divers domaines, dont la gestion de la douleur, le soulagement des symptômes causés par les traitements anticancer et l'amélioration des habitudes de vie grâce à ce type de thérapie.

Au moment de recevoir mes traitements de chimiothérapie, j'ignorais l'existence d'un tel mouvement. Tout ce que je savais, au plus profond de moi-même, c'est que je voulais minimiser l'impact négatif des traitements sur mon corps et sur mon était mental et psychologique. Je suis tout simplement partie à la recherche de moyens pour me venir en aide, et j'en ai trouvé. Au fil du temps, ma recherche est devenue un livre – ce livre –, car je tenais à partager mes découvertes avec d'autres femmes. J'espère vraiment que le mouvement de médecine intégrative se fera davantage connaître par le présent ouvrage et que le plus grand nombre possible d'hôpitaux du Québec s'inspireront des quelques médecins précurseurs qui intègrent ces principes à leur pratique.

Malgré l'excellence des soins que j'ai reçus et ma vive reconnaissance envers les membres de l'équipe médicale qui m'a sauvé la vie, j'invite ceux-ci à réfléchir aux approches médicales non conventionnelles et à se montrer plus ouverts à leur endroit. Ce n'est malheureusement pas toujours le cas à l'heure actuelle.

Par exemple : un jour, alors que je rencontrais une infirmière du département d'oncologie pour qu'elle m'explique la procédure d'installation du port-a-cath, j'ai fait part à cette dernière de mon intention de recevoir des traitements d'acupuncture pendant ma chimiothérapie. Sa réaction fut immédiate et sans appel : « Je vous le déconseille fortement. On va vous piquer, vous allez saigner, vos plaquettes vont être basses. Si j'étais vous, j'en parlerais avec votre oncologue avant de faire quoi que ce soit en ce sens. »

Je regrette le manque de connaissances de certains membres de l'équipe médicale sur les effets des médecines chinoises traditionnelles. D'abord, mon acupunctrice ne m'a jamais piquée du côté gauche, soit du côté opéré, pour ne pas m'exposer au développement d'un lymphœdème. Systématiquement, sur les points d'acupuncture du bras et de la poitrine, elle appliquait des aimants au lieu d'aiguilles. L'effet était tout aussi bénéfique que si elle avait utilisé des aiguilles et était absolument sans risque. C'était seulement sur le reste du corps qu'elle utilisait des aiguilles.

D'ailleurs celles-ci sont stérilisées et jetables, donc à usage unique. Au préalable, l'acupuncteur nettoie chaque site où sera insérée l'aiguille à l'aide d'un tampon imbibé d'alcool. Ces aiguilles ont le diamètre d'un cheveu, et sont beaucoup plus fines que les aiguilles utilisées pour les prélèvements sanguins ou pour l'injection de la chimio, voire pour l'injection de Neulasta qu'on m'avait appris à m'administrer moi-même quarante-huit heures après chaque chimio. Si le danger d'être piquée et de saigner avait été aussi grand, pourquoi étais-je piquée aussi souvent pendant mes traitements de chimio ? De plus, je précise, à la défense de l'acupuncture, que mes plaquettes ont au contraire augmenté pendant les traitements de chimio, alors qu'habituellement, c'est plutôt le contraire qui se produit. La preuve est dans mon carnet de santé, où j'ai conservé les résultats des prélèvements sanguins précédant chacune des chimios. Voici les résultats concernant mes plaquettes. Les chiffres parlent d'eux-mêmes. Les données entre parenthèses, en haut de la liste, représentent la quantité de plaquettes d'une personne en bonne santé.

Dates des prises de sang	Plaquettes (valeur normale : 140-450 × 10^9/L)
27 nov. 2014	196
19 déc. 2014	202
12 janv. 2015	253
3 févr. 2015	224
25 févr. 2015	273
17 mars 2015	238

J'affirme sans l'ombre d'un doute que l'acupuncture m'a soutenue durant mes traitements de chimiothérapie, qu'elle m'a empêchée de perdre mes ongles, qu'elle m'a évité des brûlures d'estomac et d'intestin, ainsi que des ulcères buccaux. Elle m'a soulagée des symptômes de la ménopause qui s'ajoutaient aux autres effets secondaires, a facilité la guérison des tissus brûlés au moment de la radiothérapie et m'a évité de voir mes plaquettes et mes globules rouges diminuer au point de compromettre le déroulement des traitements. Pour ce qui est des globules blancs, je ne pourrai jamais les analyser de la même manière, car j'ai reçu des injections de Neulasta afin d'en stimuler la production. Je ne peux donc me prononcer sur les bienfaits de l'acupuncture en ce qui les concerne. Mais sur tous les autres aspects, je pense qu'il serait dommage de s'en passer. Qu'on y croit ou non, l'acupuncture fonctionne, ne fait pas mal et n'entrave en rien les traitements anticancer traditionnels.

Toutefois, le bon sens dicte de bien te renseigner avant de traiter avec un acupuncteur, qui plus est dans les circonstances qui sont les tiennes. Assure-toi que ce dernier est dûment formé et qu'il est reconnu par l'Ordre des acupuncteurs du Québec. Si tu as le moindre doute quant à la propreté de son cabinet et aux mesures d'hygiène qu'il pratique, refuse les traitements et va voir ailleurs.

Le tai chi

C'est après avoir reçu ma deuxième chimiothérapie que j'ai décidé de me mettre au tai chi. Je t'ai déjà raconté comment j'avais été mise en contact avec cette méthode, à travers l'organisme La Rose des Vents. Je t'ai ensuite raconté comment le tai chi m'avait débarrassée de mes cordelettes axillaires en moins de trois semaines. Je n'ai pas tardé à constater que le tai chi allait aussi m'aider à composer avec les effets secondaires de la chimiothérapie.

Je serai franche : après le premier cours d'une durée de deux heures, je suis rentrée chez moi épuisée et les jambes flageolantes. Mais, très rapidement, j'ai senti ma résistance s'accroître chaque fois que je me rendais à mes cours. Pendant la semaine où je recevais un traitement, je me sentais trop faible pour me déplacer et la perspective de me trouver au sein d'un groupe me donnait le tournis. Je pratiquais donc à la maison les exercices de fondation appris plus tôt. Pendant les deux semaines suivantes, j'assistais aux cours à raison de deux à trois fois par semaine, et de deux heures chaque cours. J'avais toujours la possibilité de m'asseoir si j'étais trop fatiguée.

Le tai chi m'a soutenue dans l'épreuve et, dès l'instant où j'ai été mise en contact avec cette gymnastique, je n'ai cessé de la pratiquer. Chaque jour, ou presque, je consacre trente à soixante minutes à l'exécution des mouvements de fondation et à un enchaînement complet. Pendant la chimiothérapie, j'ai compris à quel point le tai chi me procurait le calme dont j'avais besoin. Considéré comme une méditation dans le mouvement, le tai chi permet justement de se situer dans le moment présent. Quand tu pratiques le tai chi, tu te concentres uniquement sur l'exécution des mouvements et les agréables sensations de circulation qui en résultent. J'ai vécu là des heures délicieuses durant lesquelles le cancer me sortait littéralement de l'esprit. Je n'y pensais tout simplement pas, j'étais dans le moment présent, comme si le temps lui-même était suspendu et n'existait plus. Quelle liberté j'éprouvais alors ! Quel soulagement aussi, car je pouvais ainsi bénéficier, à volonté, d'un interlude de calme. Le stress et l'angoisse disparaissaient pour laisser place à un sentiment de puissance intérieure, de calme, de sérénité. Je rentrais chez moi en étant satisfaite d'avoir accompli quelque chose de bon et de constructif pour moi et pour ma santé. Je le redis : j'avais la conviction de prendre part à mon rétablissement et je sentais enfin que je pouvais exercer un meilleur contrôle de la situation.

Le tai chi m'est venu en aide psychologiquement en m'apaisant. Il m'a également soutenue en maintenant chez moi un certain niveau de vitalité. Les exercices très particuliers du tai chi visent essentiellement à cultiver dans notre corps l'énergie vitale, à la faire circuler et à l'accroître lorsqu'elle fait défaut ou qu'elle décline. De nombreuses études ont fait état des bienfaits du tai chi sur le corps et sur l'esprit.

Il est bon de savoir que le tai chi n'a pas seulement des bienfaits pour le malade atteint du cancer, mais aussi pour celui atteint de toute pathologie que ce soit (maladie cardiaque, maladie de Parkinson, AVC, épilepsie ou autre), et de même pour les gens bien portants qui souhaitent simplement garder leur vitalité et se maintenir en santé. Il n'y a aucune contre-indication à la pratique du tai chi, sauf dans les cas de chirurgie récente, pour la seule raison que la cicatrice n'est pas encore refermée. Mais une fois la cicatrice bien formée, le tai chi est tout à fait indiqué. Tu pourras même pratiquer le tai chi en position assise si ta condition physique ne te permet pas d'être debout. Le tai chi n'oublie personne !

Plus spécifiquement, le tai chi viendra en aide aux patients traités contre le cancer en diminuant l'intensité des effets secondaires, tout en maintenant chez eux une certaine vitalité et une souplesse des tissus endommagés pendant les traitements. Tu as vu au chapitre 6, « Récupérer après un chirurgie », que le tai chi a des effets positifs au moment de combattre le syndrome des cordelettes axillaires, de prévenir l'apparition d'un lymphœdème ou d'en contrôler l'évolution. Il en va de même des effets secondaires de la chimiothérapie et de la radiothérapie.

Une première étude complétée à la UCLA (University of California in Los Angeles) a démontré que la pratique du tai chi réduit l'inflammation chez les patientes atteintes du cancer du sein souffrant d'insomnie après l'annonce du diagnostic et les traitements. Le Dr Michael Irwin dirige le Jonsson Comprehensive Cancer Center à la UCLA. Pendant cinq ans, son équipe et lui ont conduit une étude clinique qui leur ont permis de recueillir et d'analyser des échantillons sanguins de quatre-vingt-dix participantes âgées de 30 à 85 ans, avant et après la pratique d'une suite de mouvements de tai chi. Ils ont ainsi observé une diminution de la présence de l'hormone du stress sécrétée par le système nerveux sympathique après une suite de mouvements exécutés par les participantes. Ils ont également observé que la détente qui résulte de la pratique du tai chi réduit l'inflammation souvent présente chez les survivantes du cancer du sein après les traitements. Ils ont constaté une inversion du processus inflammatoire cellulaire par la régulation à la baisse des gènes responsables de l'inflammation.

Des chercheurs du Tom Baker Cancer Centre de l'Alberta Health Services et du département d'oncologie de l'Université de Calgary ont démontré que la pratique de la méditation de pleine conscience (qui se rapproche beaucoup de l'état méditatif atteint par la pratique du tai chi) a un effet sur la longueur des télomères. Les télomères sont des marqueurs cellulaires (situés aux extrémités des chromosomes) qui témoignent de la longévité du sujet. Les chercheurs ont constaté que les télomères des survivantes du cancer du sein ayant pratiqué la méditation conservaient leur longueur habituelle alors que celles des femmes n'ayant pratiqué aucune forme de méditation étaient raccourcies.

Il a été démontré que le tai chi est susceptible d'améliorer grandement la qualité de vie et les gestes de la vie quotidienne (travail, exercice) des femmes ayant souffert du cancer du sein ainsi que de réduire les effets secondaires des traitements anticancer. Une étude en 2008 de l'Université de Rochester publiée dans *Medicine and Sport Science* a démontré l'impact positif de la pratique du tai chi pendant douze semaines sur les capacités aérobiques et musculaires, ainsi que sur la souplesse des membres. Alors que chez le groupe de contrôle n'ayant pas pratiqué le tai chi, les mêmes facteurs déclinaient.

Je pourrais poursuivre longtemps la démonstration, car je n'ai même pas abordé les études européennes sur le sujet et qui sont nombreuses. Des articles parus dans *Le Monde* et *L'Express* ont déjà signalé l'apparition progressive dans les hôpitaux français, plus particulièrement dans les départements d'oncologie, de diverses pratiques reliées à la médecine chinoise. D'autres pays européens se joignent à ce qui ressemble de plus en plus à un mouvement de fond. L'Allemagne est une figure de proue dans ce domaine. De plus en plus de médecins ajoutent à leur cursus professionnel une méthode ou une autre appartenant à la médecine dite alternative (l'acupuncture est en tête, chez 25 % des médecins, mais aussi la chiropractie, l'homéopathie ou la naturopathie font également partie du lot). Il faut souhaiter que ce mouvement prenne plus d'ampleur, d'abord au nom du bien-être des patients mais aussi en raison de la réduction de coûts importante qu'il signifie pour le système de santé.

Dans nos sociétés occidentales, les statistiques sont désastreuses en matière de progression du cancer. Au Canada, une personne sur deux sera atteinte de cancer au cours de sa vie et une femme sur huit sera atteinte du cancer du sein. Sans être une spécialiste, loin de là, je peux aisément supposer le poids énorme que tous ces malades exerceront sur notre système de santé, combiné au vieillissement constant de la population. Plus tôt que tard, il faudra un jour s'intéresser à la médecine intégrative afin de réduire les effets secondaires des traitements, les délais d'hospitalisation, de convalescence et de retour au travail après les traitements.

Suggestions... en bref

- C'est une bonne idée d'être accompagnée pour tes traitements de chimiothérapie, surtout le premier. D'abord pour te réconforter, mais aussi pour veiller sur toi. Certaines chimios peuvent avoir des effets secondaires à très court terme. Malgré la surveillance plus étroite de la part du personnel infirmier lors des toutes premières injections, la présence d'une personne de confiance à tes côtés est un atout important.
- Prévois au besoin d'être accompagnée pour rentrer à la maison après l'injection de la chimio. Certaines chimios ont un effet rapide (dans l'heure qui suit), alors que d'autres se feront sentir dans quelques heures, voire quelques jours plus tard.
- Prévois de devoir demeurer à l'hôpital pendant plusieurs heures, selon le type de chimio. Sans compter l'éventuel délai entre l'heure convenue du rendez-vous et le moment réel où tu recevras la chimio. Prévois le coup en apportant

suffisamment d'eau, de la nourriture et de quoi patienter durant ces longues heures (jeux de patience, lecture, musique, etc.). Dans toutes les unités d'oncologie, la nourriture est généralement permise, sauf avis contraire.

- Si tu es seule pour recevoir ta chimio et que tu as besoin qu'on te procure de quoi boire ou manger, si tu as envie d'une oreille attentive ou simplement de quelqu'un avec qui bavarder, tu peux toujours t'adresser aux bénévoles qui sillonnent l'unité. Ceux-ci sont dignes de confiance, toujours prêts à rendre service et avec le sourire. Ce sont souvent des gens qui ont eux-mêmes combattu un cancer ou quelque autre maladie et qui comprennent ta situation. N'hésite pas à faire appel à eux en cas de besoin.
- Contre les nausées, n'oublie pas : air frais, infusion de gingembre frais, aliments sains, sans gras, ni friture ni sucre raffiné.
- Accorde-toi du repos durant la journée. Cependant, les siestes de plusieurs heures ne sont d'aucune efficacité contre la fatigue résultant d'une chimio. Fais plutôt de courtes siestes de trente minutes, puis lève-toi. Participe aux tâches domestiques dans la mesure de tes forces et n'hésite pas à demander de l'aide pour les tâches plus lourdes. Nous avons toutes tendance à oublier que nos proches et nos amis voudraient nous aider, mais qu'ils se sentent impuissants ou ne savent pas comment, ce qui les désole. Leur demander de l'aide les fera se sentir utiles et en mesure de contribuer à ton bien-être. Ne les prive pas de cette satisfaction.

- Reste aussi active que possible. Essaie de participer à une activité physique (aller au gym, pratiquer chez soi une gymnastique douce comme le tai chi ou le yoga, ou la marche en plein air selon tes forces du jour).
- Suivant ta personnalité, tes goûts et tes intérêts, profite de l'une ou l'autre des nombreuses activités offertes aux patientes : art-thérapie, ateliers-rencontres avec d'autres femmes, séance de massothérapie si disponible. L'offre de services est incroyablement variée.
- Assure-toi de pouvoir compter sur un bon réseau d'adultes de confiance pour prendre le relais auprès de tes enfants quand tu seras fatiguée. Surtout, surtout : ne te sens pas coupable.
- L'acupuncture, lorsqu'elle est pratiquée par un acupuncteur dûment formé et reconnu par l'Ordre des acupuncteurs, peut se révéler une aide précieuse et t'éviter de ressentir certains effets secondaires, en réduire d'autres et rendre plus facile la pénible étape de la chimio. Si tu ne connais pas d'acupuncteur, renseigne-toi auprès de l'Ordre des acupuncteurs afin d'obtenir les coordonnées d'acupuncteurs pratiquant dans ta région. Lorsque tu prendras contact avec l'un d'entre eux, n'hésite pas à l'interroger sur sa capacité à soulager une personne traitée pour un cancer et son expérience dans ce domaine. L'Ordre des acupuncteurs du Québec : www.o-a-q.org/ tél. : 514 523-2882 (à Montréal) ; 1 800 474-5914 (extérieur de Montréal).
- N'hésite pas à contacter ton infirmière-pivot à la moindre inquiétude ou difficulté. Respecte à la lettre les consignes

de sécurité données par l'équipe soignante. En cas de problème majeur pendant la nuit, tu peux toujours joindre une infirmière à l'unité de soins d'oncologie de l'hôpital où tu es traitée. Elle saura te guider et répondre à tes questions.

– Prends chaque heure comme elle vient, une à la fois. C'est déjà bien suffisant.
– Respire lentement et profondément.

8

La radiothérapie

La radiothérapie est un traitement largement répandu en oncologie et qui donne de très bons résultats. Elle est souvent complémentaire à la chirurgie conservatrice (tumorectomie ou mastectomie partielle). Dans le cas d'une mastectomie totale, il est peu probable que tu sois traitée par radiothérapie, même si chaque situation est différente et qu'on ne peut présumer de rien.

Qu'est-ce que la radiothérapie ?

La radiothérapie consiste à envoyer des doses importantes de rayons X sur la région atteinte afin de nuire au développement des cellules cancéreuses. Ces rayons perturbent la nature même de l'ADN de ces cellules en fragilisant l'enveloppe cellulaire et ont pour effet de déprogrammer, en quelque sorte, la cellule cancéreuse. En radiothérapie, les doses administrées sont des dizaines de milliers de fois supérieures à celles nécessaires au moment d'un examen par radiographie. En matière de rayons X, le facteur primordial est la quantité de rayons utilisés.

À faible dose et exposition réduite, les rayons X sont quasi inoffensifs et permettent d'obtenir une photographie de l'intérieur du corps sous la forme d'une radiographie. À doses moyennes ou à exposition plus élevée, les rayons X peuvent altérer les acides nucléiques qui constituent le code des cellules et peuvent même provoquer des cancers. À fortes doses et à exposition fréquente ou élevée, les rayons X détruiront complètement les acides nucléiques du noyau cellulaire qu'ils atteignent, causant ainsi la mort de ces cellules. En détruisant les acides nucléiques des cellules cancéreuses, ils empêchent ces dernières de survivre et de se reproduire.

Malheureusement, au cours du processus, les cellules saines environnantes seront inévitablement atteintes. D'où l'importance de bien circonscrire la zone à traiter afin de causer le moins de dommages possible aux tissus sains. Si les doses de traitement étaient administrées en une seule séance, les dommages causés aux tissus sains seraient beaucoup trop grands. C'est la raison pour laquelle les traitements sont fragmentés, les doses étant réparties sur un nombre déterminé de séances afin d'atténuer la force des rayons X et de permettre aux cellules saines de ne pas être trop endommagées, alors que les cellules cancéreuses, elles, seront sérieusement malmenées. En radio-oncologie, on utilise l'expression « stériliser le sein », ce qui n'est pas peu dire.

Les protocoles de radiothérapie diffèrent évidemment selon les situations, et il revient au radio-oncologue de déterminer le protocole de traitement propre à chaque cas. Si le cancer est de type infiltrant et qu'il a atteint les ganglions, le sein ne sera pas le seul irradié par les rayons X, mais tout aussi bien les ganglions, à la fois ceux de la région axillaire et sans doute aussi ceux logés derrière la clavicule. Il faut savoir que les traitements peuvent facilement s'échelonner sur cinq semaines, parfois six, à raison d'une séance par jour, à l'exclusion des fins de semaine et des jours fériés, sauf exception. Il faut compter généralement vingt-cinq séances, mais certaines femmes peuvent se voir prescrire une trentaine de séances de radiation, selon le protocole établi par le radio-oncologue.

Les doses de rayons sont calculées en fonction de divers paramètres. Dans le cas de risques plus élevés de récidive, tu devras t'attendre à recevoir, vers la fin, des doses dites *boost* ou de surimpression. Par exemple, mon protocole prévoyait vingt-quatre séances de radiations sur le sein et sur les ganglions et une séance supplémentaire juste pour les ganglions. Mais l'intensité des rayons des quatre dernières séances pour le sein a été augmentée de 0,25 Gy (Gray), qui est ici l'unité de mesure.

Le rendez-vous préparatoire

Un rendez-vous préparatoire est nécessaire avant de commencer les traitements en radiothérapie. Quelques semaines auparavant (dans mon cas, ce fut trois semaines), un rendez-vous est pris pour procéder au moulage et au marquage. J'ai été agréablement surprise de la vitesse à laquelle ce rendez-vous s'est déroulé. Je m'attendais à passer une bonne heure à l'hôpital : il n'en fut rien. Quinze à vingt minutes ont suffi pour que la procédure soit achevée.

Le moulage

Voici comment ça se passe. Tu entres dans la pièce où se trouve le scan. Tu t'allonges sur une surface plane sur laquelle est posé un gros coussin dont l'intérieur est rempli de micro-billes. Tu es sur le dos, la tête et le haut du dos bien calés sur ce confortable coussin. Un tube fixé au coussin permet au technicien d'en retirer l'air progressivement. Du coup, les micro-billes s'agglomèrent à l'intérieur du coussin pour épouser parfaitement les formes de ton corps. Une fois l'air complètement retiré du coussin, les micro-billes se fixent et le coussin durcit en prenant la forme d'un « moule » très léger, correspondant à ton corps. La première étape est déjà terminée. Ce moule personnalisé sera par la suite utilisé au cours de chaque séance de radiothérapie. Il t'attendra, posé sur la table de radiothérapie, et tu n'auras qu'à y prendre place, t'assurant ainsi d'adopter la bonne position à chaque traitement.

Le marquage

Le technicien scanne ensuite ton sein sous divers angles. Ces images serviront au radio-oncologue pour déterminer le ou les endroits précis qui seront bombardés aux rayons X et pour fixer les doses du traitement.

Le marquage se fera durant ce scan. Étant donné l'importance cruciale de diriger les rayons à des endroits très précis, des marques seront faites sur ton corps (pour tout dire, tatouées) afin de retrouver rapidement la position de traitement à chaque séance. En règle générale, six marques sont ainsi nécessaires. Deux sur la partie frontale du tronc ; deux de chaque côté de la cage thoracique. Ces marques sont permanentes sur la peau, mais elles sont très discrètes – à peine plus grosses que celle laissée par la pointe d'un stylo. On dirait de minuscules grains de beauté, et bientôt tu ne les remarqueras plus. La procédure est sans douleur, un léger pincement quand le stylo à tatouage laisse sa marque, c'est tout.

Un délai est nécessaire entre le premier rendez-vous préparatoire et les rendez-vous de traitement afin de permettre au radio-oncologue de faire l'analyse de la situation et tous les calculs nécessaires.

Le déroulement d'une séance type

Une séance de radiothérapie est généralement courte. Prévois de vingt minutes à une demi-heure au maximum. Tu enfiles d'abord la chemise d'hôpital. Le moment venu, tu entres, tu t'étends sur le dos, sur la table, les bras relevés au-dessus de la tête, bien calée dans ton moule. Les techniciens s'assurent ensuite que tu as adopté la bonne posture en faisant coïncider les rayons lumineux de l'appareil aux marques faites préalablement sur ta peau. C'est l'étape la plus longue de la séance. (À ce stade, ta poitrine sera dénudée afin que les techniciens te positionnent bien, mais par la suite, pendant tout le traitement, la chemise d'hôpital sera rabaissée sur ta poitrine). Si ton corps a dévié par rapport aux marques, les techniciens te remettront délicatement en position. Parfois, la déviation ne sera que de quelques millimètres; malgré tout, il faudra procéder à un réajustement. Les rayons X doivent impérativement être dirigés au même endroit pour optimiser l'effet sur les cellules cancéreuses. Une fois en position, tu ne bouges plus et le traitement peut commencer.

Deux appareils tourneront autour de toi. D'abord, un capteur qui prend des images de la région à traiter, ce qui permet aux techniciens, je le répète, de s'assurer de l'orientation exacte, juste et constante des rayons X. Cela fait, un second appareil se mettra en mouvement et dirigera ses rayons vers toi. Tu ne sentiras ni ne verras rien du tout. Aucune douleur ni sensation de brûlure. Les rayons sont envoyés sous différents angles, selon le protocole établi par le radio-oncologue. Cette étape dure tout au plus cinq minutes. Puis, quelqu'un revient te chercher, tu peux te relever et te rhabiller. Si la posture te semble inconfortable, console-toi en te disant que toute séance n'est jamais très longue, sauf pour les toutes dernières, qui le sont un peu plus, en raison du *boost* que j'ai évoqué plus tôt.

Effets secondaires et modes de soulagement

L'un des effets secondaires de la radiothérapie est que ta peau deviendra progressivement rougeâtre. Il se peut que se forment des radiodermites (la peau brûlée pèle et laisse place à la nouvelle peau), que tu aies une sensation de sécheresse et de tiraillement. Il y a fort à parier que tu ressentiras de la fatigue. Ne sous-estime pas cette fatigue. Elle est bien réelle, mais elle peut s'installer progressivement et subrepticement, sans que tu t'en aperçoives. Elle s'explique avant tout par le fait que la radiothérapie arrive généralement après la chirurgie et la chimiothérapie, c'est-à-dire en fin de parcours. La fatigue physique et psychologique qui résulte d'avoir combattu la maladie pendant de longs mois compte pour une bonne part de cette fatigue après les séances de radiothérapie. Tu mets beaucoup d'énergie à encaisser la chirurgie et la chimiothérapie et tu pourrais bien te retrouver en fin de course avec moins de forces pour affronter la dernière ligne droite.

Cette fatigue s'explique également par le fait que les séances ont lieu chaque jour, pendant plusieurs semaines. Les déplacements quotidiens pour recevoir ta dose de rayons X peuvent ajouter à ta fatigue, surtout si tu habites à bonne distance de l'hôpital. C'est là un élément à considérer au moment de choisir ton lieu de traitement. Cette fatigue s'explique enfin par le fait que ton corps est soumis à des doses de rayons radioactifs qui détruisent les cellules cancéreuses mais également les cellules saines. Cette destruction entraîne des déchets métaboliques que ton corps doit par la suite neutraliser et évacuer. Il doit éliminer les toxines accumulées, ce qui entraîne un surcroît de travail principalement pour le foie, les reins, la lymphe et tout le système d'élimination. Les organes internes travaillent ferme à évacuer les amas cellulaires et il est important de bien t'hydrater durant les traitements en buvant beaucoup d'eau et fréquemment. Assure-toi en plus d'avoir une alimentation saine, sans graisse ni sucre qui ne feraient que surcharger un système déjà dépassé par l'ampleur de la tâche…

En ce qui me concerne, les trois premières semaines se sont très bien passées. Ma radio-oncologue se plaisait à les qualifier de promenade au parc, à comparer avec la chimiothérapie, qui est une intervention beaucoup plus lourde et plus pénible. Pendant les premières semaines de radiothérapie, je n'ai senti ni fatigue ni brûlures. À la quatrième semaine, la situation a brusquement changé. La fatigue s'est installée. Mes traitements étaient chaque jour en matinée et, en fin d'après-midi, une grande sensation de lourdeur me tombait dessus. D'un coup, je me sentais dépassée par les événements, le moindre effort devenait une montagne à escalader. C'est ainsi que j'ai vu s'installer cette grande fatigue évoquée plus tôt.

La radiothérapie peut causer des dommages à l'épiderme, aux tissus sous-cutanés (sous la peau), et même sur le plan neurologique, bien que ce soit plus rare. Au niveau cutané, il s'agit surtout d'érythème (rougeurs), de desquamation (la peau pèle) ou de radiodermites qui disparaîtront assez vite, à savoir en quelques semaines, selon la Société canadienne du cancer.

En ce qui concerne les dommages aux tissus sous-cutanés, tu pourras ressentir des raideurs à l'aisselle, sous le bras et le long de la cage thoracique exposée aux rayons. Ces douleurs s'expliquent par l'inflammation ayant résulté des tissus brûlés. En réaction, notre corps fabrique des fibres de collagène afin de réparer les tissus endommagés. Les fibres de collagène s'accumulent aux endroits les plus atteints et cet amas encombre littéralement les tissus, causant une sensation de raideur à l'intérieur. Les études que j'ai consultées (notamment celles citées par Berlangieri, Sonia, *et al.*, 2012) notent la présence du phénomène jusqu'à sept mois après la fin des traitements de radiothérapie. Passé ce délai, le processus inflammatoire se réduit et le corps cesse de produire des fibres de collagène. Cela étant, il faut savoir que ces fibres peuvent être difficiles à déloger une fois installées et qu'il est parfois même impossible de les faire disparaître. On dit alors qu'elles sont chronicisées.

Le plexus brachial peut en outre être affecté par les traitements de radiothérapie. Il s'agit d'une zone étroite située entre le grand pectoral (la poitrine) et le début du bras, près de l'aisselle, là où convergent un grand nombre de vaisseaux sanguins, de nerfs, de vaisseaux lymphatiques et de muscles. Cette zone héberge également des ganglions lymphatiques. Elle est donc souvent irradiée pendant les traitements, et il peut en résulter des dommages aux ganglions et aux nerfs. Selon ces mêmes études, l'apparition des symptômes neuropathiques, leur intensité et leur durée varient considérablement d'une patiente à une autre.

Les neuropathies peuvent prendre différentes formes. Tout d'abord, les rayons peuvent avoir endommagé la myéline, cette couche de matière blanchâtre qui enveloppe les nerfs et agit comme un isolant. Les rayons peuvent également endommager l'épinèvre et l'endonèvre, qui enveloppent les nerfs, et causer une fibrose de leurs composantes, c'est-à-dire une accumulation des fibres de collagène produites pour réparer les dommages causés par les rayons X, comme je l'ai expliqué plus tôt. Avec le temps, cet épaississement peut comprimer les nerfs et les priver de leur élasticité. Divers symptômes peuvent annoncer des dommages neurologiques : fourmillements, sensations sporadiques de chocs électriques, perte ou réduction de la sensibilité, faiblesse musculaire, douleur diffuse. Il est important de savoir que ces divers symptômes, bien qu'ils soient peu fréquents, apparaissent progressivement et qu'ils peuvent mettre plusieurs mois, voire quelques années, à se manifester. Les ganglions subiront également des dommages, leur fonction deviendra moins optimale, d'où les risques de lymphœdème.

Évidemment, le signe le plus visible est l'apparition de rougeurs sur la peau. J'ai vu mon sein prendre une teinte rougeâtre et se couvrir de marques carrées et nettes. Cette surface allait de la région axillaire jusqu'au sternum. Une seconde surface rougie, de forme triangulaire, s'est étendue de la clavicule jusqu'au trapèze supérieur et au cou. Plus les jours passaient, plus les rougeurs allaient en s'aggravant. J'ai observé trois zones où les rougeurs étaient très prononcées, tirant du rouge bourgogne au cuivré. J'avais l'impression d'avoir reçu un coup de soleil après l'autre. La sensation de brûlure était de plus en plus intense et la peau prenait un aspect sec et raide, comme si toute son élasticité naturelle avait disparu. La cinquième semaine aura vu l'aspect et l'intensité des brûlures s'accroître. Il était temps que les traitements cessent…

À la fin de la cinquième semaine, les radiodermites ont fait leur apparition. D'abord une toute petite parcelle de peau, de la taille de la pointe d'un crayon, s'est soulevée, faisant peler la peau et laissant un petit trou. Plus les jours passaient, plus ce petit trou s'est élargi pour atteindre en certains endroits une zone de la largeur de la paume de la main. Il va de soi que chaque situation est différente, mais il ne faut pas se surprendre de l'étendue de certaines radiodermites.

Les radiodermites sont un phénomène fréquent, normal dans les circonstances et qui peut durer de deux à trois semaines. Leur aspect impressionne, mais elles ne sont pas le signe d'un dysfonctionnement. Bien au contraire, il s'agit là d'un processus normal de régénération des tissus qui se fera en une vingtaine de jours. Les radiodermites ne représentent aucun danger, à condition de les protéger de toute infection avec des pansements conçus à cet effet. La plupart des radiodermites apparaissent généralement aux endroits où des frottements se produisent le plus souvent entre la peau et les vêtements. Ces endroits sont au nombre de trois : 1) sous le sein, là où l'humidité est élevée ; 2) sous l'aisselle, là où le bras est susceptible de se frotter à la cage thoracique ; 3) au-dessus de la clavicule, là où passe la bretelle du soutien-gorge. Le port du soutien-gorge devient alors un véritable calvaire, car le sous-vêtement appuie très exactement sur ces trois endroits à la fois.

On te suggérera sans doute de porter un soutien-gorge de sport, sans armature, non seulement pendant la radiothérapie mais aussi dans les semaines qui suivent la chirurgie. Toutefois, mon expérience me dit que ce n'est pas suffisant. J'ai d'ailleurs très vite constaté que les soutiens-gorge de sport que j'avais déjà en ma possession et qui étaient supposément confortables ne faisaient pas l'affaire. Suggestion : procure-toi au moins deux soutiens-gorge de sport, mais assure-toi en plus que les modèles choisis soient sans coutures proéminentes aux endroits sensibles aux radiodermites, soit sous le sein et sur le côté et qu'ils soient pourvus de bretelles suffisamment larges et souples pour ne pas causer d'irritation au-dessus de l'épaule, sur la clavicule. J'ajoute que, même si tu ne devais pas souffrir de radiodermites, le port de ce modèle de soutien-gorge te facilitera grandement les choses au moment des traitements de radiothérapie, sachant que les rougeurs peuvent être assez vives, surtout pendant les dernières semaines.

Je garde le souvenir de conversations fort sympathiques avec des femmes croisées dans la salle d'attente en radiothérapie. Nous échangions des trucs pour diminuer l'inconfort et la sensation de brûlure accentuée par les vêtements. Nombre de femmes se plaignaient des mêmes douleurs que moi et ne pouvaient plus porter leur soutien-gorge. L'une d'entre elles y avait tout simplement renoncé ; pour réduire le frottement de la peau sous le sein, elle se contentait de rabattre son chandail sous le sein. À ce degré d'inconfort, même l'air devient un irritant.

Souplesse et douceur du tissu sont des mots à retenir dans l'achat d'un soutien-gorge, qui doit en outre être pourvu de suffisamment d'agrafes pour permettre un ajustement lâche autour du tronc. Un soutien-gorge de ce genre sera un atout pendant les traitements. Après la chirurgie, tu verras en effet enfler légèrement ton torse du côté opéré. Du coup, les soutiens-gorge trop ajustés laisseront une marque sur la peau et seront inconfortables. Cette enflure est le plus souvent un œdème causé par l'accumulation de lymphe mal drainée, après le retrait de ganglions au cours de la chirurgie. Cette situation pouvant durer jusqu'à une année, voire plus, l'achat d'un ou deux soutiens-gorge appropriés est d'autant plus indiqué.

Suggestions... en bref

- Achète au moins deux soutiens-gorge de sport, en coton doux de préférence. Évite les modèles pourvus de coutures proéminentes sous le sein et près du creux axillaire, car celles-ci deviendront rapidement sources d'irritation en cas de rougeurs de la peau. Évite les soutiens-gorge à armatures. La peau sous le sein et sous l'aisselle aura tendance à s'irriter à cause d'une plus grande humidité à ces endroits et de frottements plus nombreux.

- Étends-toi une trentaine de minutes au retour de la séance de radiothérapie pour te reposer et profites-en pour appliquer la crème de soins remise par ton radio-oncologue. Étends le bras au-dessus de la tête pour laisser à l'air libre la peau sous l'aisselle et sous le sein et lui permettre de respirer. Ces gestes tout simples contribueront à diminuer la sensation d'irritation et de sensibilité.
- Applique la crème hydratante fournie par ton radio-oncologue et respecte le mode d'emploi. Le pouvoir hydratant de cette crème pourrait ne plus suffire à un moment donné. Auquel cas, n'hésite pas à en parler aux techniciens en radiologie et à ton radio-oncologue qui te fourniront une crème plus hydratante. Il est important de t'en tenir aux crèmes fournies par l'équipe médicale. Tout autre produit pourrait ne pas correspondre à l'intensité des rayons. Lorsque tu en auras complètement fini avec les traitements de radiothérapie, tu pourras appliquer la crème hydratante de ton choix.
- Dans la journée, tu soulageras l'irritation à l'aide de compresses d'eau froide. Évite les douches prolongées à l'eau très chaude qui augmentent les rougeurs et l'irritation de la peau irradiée. Au sortir de la douche, ne frotte jamais la peau avec la serviette ; éponge-la doucement plutôt.

– Continue les exercices physiques ; le tai chi ou le yoga, par exemple, peuvent se révéler très efficaces. Ces mouvements à la fois lents et progressifs gardent sa souplesse à la peau irradiée et soulagent l'inconfort. De plus, ils faciliteront le bon alignement des fibres de collagène se formant dans les tissus sous-jacents, ce qui limitera les scléroses.

– Note que les rougeurs s'intensifieront dans les deux semaines suivant la fin des traitements. La peau pourrait alors peler et des radiodermites se former.

– Dès lors, mets des pansements pour protéger la peau et éviter tout frottement. Demande à ton radio-oncologue de te remettre des pansements en silicone (de marque Mépilex), bien connus des professionnels. Ces pansements sont conçus pour adhérer délicatement à la peau sans rien arracher quand on les enlève. Ils sont également conçus pour maintenir un taux d'humidité optimale et contrôlée favorisant la guérison. Tu peux les garder en place plusieurs jours. Évite le contact avec l'eau. Si tu dois te procurer ces pansements à la pharmacie, assure-toi qu'ils portent la mention « Lite », et non « Border Lite ». Les premiers comportent un coussinet qui couvre une plus grande surface de la peau brûlée et ils peuvent être découpés dans divers formats. Les seconds sont adhésifs, leur surface coussinée est plus étroite, et ils ne peuvent être découpés, ce qui en réduit considérablement l'utilisation. Évite la gaze et tout coton susceptible de laisser des fibres sur la peau… Inutile de vouloir régler un problème en en créant un nouveau.

– Une fois de plus, l'acupuncture peut venir à ta rescousse en soulageant en partie les sensations de brûlure et de sécheresse. Cette médecine douce favorise en outre la régénération des tissus endommagés en stimulant divers méridiens, dont celui de la rate. Ce qu'il y a de formidable avec l'acupuncture, c'est que ses effets se font sentir dès la première séance. À ma quatrième semaine de traitements de radiothérapie, ma peau était sèche, brûlait, et j'avais l'impression qu'elle allait se craqueler. Il suffisait d'un mouvement de côté, une fois allongée, pour me donner cette sensation tellement la peau était sèche. Aussitôt après la première séance d'acupuncture, ma peau a perdu de sa raideur et les sensations de brûlure ont cessé. Après la deuxième séance, elle a changé rapidement d'apparence et le processus de régénération a commencé. Deux semaines après la radiothérapie, ma peau avait retrouvé une apparence presque normale et une certaine souplesse. Je me suis arrêtée là. Deux séances d'acupuncture avaient suffi en ce qui me concerne.

9

La médication périphérique

IL Y A QUELQUES MOIS, une campagne de sensibilisation aux dangers de la cigarette s'est déroulée sur nos écrans. On y montrait des images de gens gravement atteints de tabagisme. Une de ces images-chocs présentait en noir et blanc une jeune femme, le crâne nu, l'air hagard, à genoux devant la cuvette des toilettes. Aucun doute ne pouvait subsister dans l'esprit du téléspectateur : cette femme combattait un cancer et subissait des traitements de chimiothérapie. Le crâne nu et en train de vomir : telle est très exactement la représentation que l'on se fait d'une femme atteinte du cancer. Image qui fait peur à tous. Éventualité que tout le monde craint. Si la perte des cheveux est malheureusement avérée, les vomissements le sont beaucoup moins. Le sujet n'est pas particulièrement réjouissant. Pourtant, il faut bien en parler.

Les traitements anticancer ne sont pas les seuls à avoir bénéficié des progrès de la recherche en oncologie. La médication périphérique administrée durant les traitements en a bénéficié aussi, et c'est une bonne nouvelle. La médication périphérique permet d'atténuer certains effets dus à la chimiothérapie. Je traiterai ici des deux principaux effets recherchés : le contrôle des vomissements et la stimulation de la production de globules blancs.

Les antiémétiques

Les antiémétiques sont des médicaments administrés sous forme orale ou par intraveineuse pour prévenir les vomissements. Durant tous mes traitements de chimiothérapie, je n'ai pas vomi une seule fois. Je connais des gens dans mon entourage qui ont eux aussi reçu des traitements de chimio contre différents types de cancer, faisant appel, je suppose, à des protocoles chimio-thérapeutiques différents, et personne n'a vomi, ou à la rigueur une seule fois. Aujourd'hui, cet effet secondaire si désagréable est bien contrôlé par une médication diverse et efficace.

Une chimiothérapie est un poison cytotoxique, car elle vise la destruction de l'ADN des cellules cancéreuses ce qui, malheureusement, on l'a vu, affectera aussi les cellules saines. Les agents cytotoxiques stimulent des récepteurs logés dans une zone spécifique du cerveau. Ces récepteurs détectent la présence de ces substances dans le sang et les perçoivent comme des agresseurs, des toxines potentielles. Cette détection déclenche un réflexe biologique de protection et de rejet, à savoir, nausées et vomissements. Le corps s'efforce par là d'expulser ce qu'il considère comme toxique et menaçant. Un phénomène semblable se produit dans les cas d'empoisonnement alimentaire. Le corps cherche à se débarrasser des intrus et sa réaction spontanée de rejet se traduit par une envie de vomir. La différence fondamentale est que, dans le cas d'un empoisonnement alimentaire, les toxines sont dans l'estomac. Dans le cas d'une chimiothérapie, elles sont disséminées dans le sang.

Les antiémétiques agissent au niveau même des récepteurs du cerveau en bloquant les trajets neurologiques au cœur de cette zone. Certains de ces médicaments agissent sur-le-champ, d'autres ont un effet différé. Les antiémétiques les plus courants sont le Zofran (ondansétron), le Emend (aprépitant), le Decadron (dexaméthasone) et le Stemetil (prochlorpérazine). Mais il en existe bien d'autres. La combinaison de ces différents médicaments permet d'agir sur une période plus longue et de tenir au calme les divers neurorécepteurs impliqués dans le processus. Tous ces médicaments que je viens de citer sont vendus à des prix raisonnables, sauf pour le Emend, dont l'achat de deux comprimés coûte environ 85 $. Heureusement, ils sont tous couverts par la RAMQ, ainsi que par les assureurs privés.

Selon le cas, tu prendras cette médication soit quelques heures avant de recevoir un traitement de chimiothérapie, soit pendant le traitement ou dans les deux jours qui suivent. C'est le pharmacien en oncologie qui, habituellement, t'expliquera la procédure et te remettra un horaire détaillé à suivre selon la posologie de chaque médicament.

Si tous ces médicaments bloquent le réflexe de vomir, ils n'empêcheront peut-être pas les nausées. Chaque personne est différente, les nausées peuvent être présentes ou non, et à des intensités variables. Pour ma part, les nausées survenaient assez rapidement et duraient généralement de trois à quatre jours. L'intensité était de légère à modérée, et je ressentais en permanence un léger haut-le-cœur, qui s'estompait avant de disparaître complètement. Les nausées n'augmenteront pas d'une chimiothérapie à l'autre. Leur effet n'est pas cumulatif. Les nausées suivent un schéma qui demeure à peu près le même tout au long du traitement. Le pharmacien te renseignera sur les possibles effets secondaires de ces médicaments. Le Zofran, par exemple, pourrait causer de légers maux de tête ; le Stemetil peut causer de la somnolence. Pour ce qui est du Decadron, il est possible, après quelques jours, qu'il s'accompagne chez toi de nervosité, de labilité émotionnelle (humeur variable) ou de fébrilité.

Un exemple ? Le quatrième jour suivant mon premier traitement de chimiothérapie, je me suis mise à pleurer. À en juger par l'épreuve traversée et le stress ressenti, je me suis dit que ces larmes étaient tout à fait normales. Or, à la chimio suivante, même scénario. Au quatrième jour, très exactement, je me mettait à pleurer. J'avais la larme à l'œil, j'étais hypersensible. Puis, les choses se replaçaient. Quand j'en ai parlé à l'infirmière, elle m'a répondu sans l'ombre d'une hésitation : « C'est l'effet Decadron. C'est normal, ne vous en faites pas. » Du coup, j'ai cessé de m'inquiéter. Mais disons que la fébrilité rendait mes nuits plus… actives. Une fois de plus, la méthode de la cohérence cardiaque volait à mon secours en m'aidant à me détendre et à me reposer, malgré les insomnies.

En ce qui concerne mon amie Guylaine, dont je t'ai déjà parlé, le Decadron ne la rendait pas triste, mais plutôt fébrile. Elle devenait agitée et nerveuse. Elle éprouvait le besoin de se dépenser physiquement. S'il n'en avait tenu qu'à elle, elle se serait lancée dans le grand ménage de la maison...

La stimulation des globules blancs

Un des effets les plus dévastateurs de la chimiothérapie est la chute du nombre de globules blancs, ce qu'on appelle la neutropénie. Afin de contrer cet effet, des médicaments ont été mis au point. Ces médicaments agissent au sein même de la moelle osseuse et stimulent la production de nouveaux globules blancs.

Pour stimuler la production de globules blancs, deux produits sont généralement proposés : le Neupogen (filgrastim) et le Neulasta (pegfilgrastim), tous deux mis au point par la même compagnie pharmaceutique, Amgen, et tous deux administrés par injection sous-cutanée.

La différence entre les deux ? Le Neupogen est plus ancien. Il doit être administré environ vingt-quatre heures après une chimiothérapie, à raison d'une injection par jour, pendant sept à onze jours consécutifs, soit jusqu'à ce que le nombre de neutrophiles ait atteint un niveau satisfaisant. Cette durée variera selon le protocole de traitement. Pourquoi ce nombre de jours consécutifs ? Il correspond à la dizaine de jours pendant lesquels, après un traitement de chimiothérapie, le nombre de globules blancs diminue progressivement jusqu'à atteindre son niveau le plus bas, appelé le « nadir ». L'effet du Neupogen doit donc couvrir la période de décroissance de production des neutrophiles jusqu'au nadir.

Le Neupogen est couvert par la RAMQ, sous certaines conditions. Ainsi le montant admissible (selon la grille tarifaire de la RAMQ, mise à jour en 2017) s'élève à 1 732 $ pour dix injections. La femme atteinte de cancer du sein âgée entre 18 et 64 ans et couverte par ce régime doit avoir cotisé chaque mois au régime pendant la durée du traitement. Une franchise de 18,85 $ par mois est à prévoir. À cette franchise, s'ajoutera une coassurance. Son montant correspond à 34,5 % du coût du médicament après déduction de la franchise. Ce produit (la coassurance) est ensuite ajouté à la franchise afin d'obtenir le montant total à payer. Cependant, sur ce point, la RAMQ a fixé une limite à l'assuré, soit 87,16 $ par mois et 1 046 $ par année. Voici un exemple de calcul :

Franchise	Coassurance	Franchise + Coassurance = coût total du médicament	Limite fixée à l'assuré
18,85 $	1 732 $ (coût du médicament) - 18,85 $ (franchise) = 1 713,15 $ 1 713,15 $ × 34,5 % = 591,04 $ (coassurance)	18,85 $ + 591,04 $ = **609, 89 $**	**87, 16 $**

La limite fixée est encore plus basse pour les personnes âgées de plus de 65 ans et qui bénéficient du supplément de revenu garanti. Ces montants maxima sont ceux en vigueur au 30 juin 2017 et pourraient être revus par la suite.

Le Neupogen est aussi couvert par la plupart des régimes privés d'assurance. Renseigne-toi auprès de ton assureur pour en connaître les modalités.

Le Neulasta fut créé dans un second temps par la même compagnie pharmaceutique qui avait créé le Neupogen. Le

Neulasta a un atout : son effet est prolongé d'environ dix jours. C'est là un atout de taille : une seule injection est nécessaire, et non dix ! Mais cet avantage a un coût : 2 880,60 $ (au tarif de 2017). De plus, le médicament n'est pas couvert par la RAMQ. Il l'est cependant par la plupart des compagnies privées d'assurances. Vérifie auprès de la tienne. Le Neulasta doit être injecté quarante-huit heures après l'administration du traitement de chimiothérapie.

Neupogen ou Neulasta : tous deux ont les mêmes effets secondaires. Ils provoquent très souvent des douleurs osseuses ou musculaires, d'intensité légère à modérée et facilement contrôlables avec du Tylenol. Mais si tu te souviens de mon expérience avec le Taxotere, tu sauras que celui-ci agit également sur la moelle osseuse. Ainsi, la combinaison des deux produits peut décupler les douleurs osseuses et tu devras alors prévoir le coup en termes d'antalgiques puissants. Je te suggère fortement d'en parler à ton médecin. J'ajoute que le Neulasta combiné au FEC 100 n'a provoqué chez moi aucune douleur, à peine un léger inconfort.

Étant donné les coûts élevés des deux médicaments, la compagnie pharmaceutique Amgen a créé une fondation indépendante, le programme Victoire, pour venir en aide aux malades qui auraient du mal à assumer les coûts de ces médicaments. Si l'assureur ne couvre pas la totalité des coûts, le programme Victoire assume la différence. Par exemple, ma compagnie d'assurances couvre 80 % des frais engagés pour les médicaments. Les 20 % qui restent sont à mes frais. Pour le Neulasta, au coût total de 2 862 $, je devais donc débourser en principe 572 $. Le programme Victoire a pris en charge cette somme, ce qui m'a permis de recevoir du Neulasta sans rien débourser. C'est là un grand soulagement, si l'on considère qu'il m'a fallu recevoir six chimiothérapies et qu'une nouvelle injection était nécessaire après chacune, ce qui se serait traduit pour moi par des frais s'élevant à près de 3 500 $.

Pour bénéficier de ce programme, la démarche est simple. Lorsque tu te présenteras à la pharmacie avec une ordonnance de Neulasta, le pharmacien te communiquera un numéro de téléphone et un numéro d'identification. Tu composes ce numéro, tu parles à un agent qui te demandera quelques renseignements d'ordre général, comme ton numéro d'identification, le nom de ta pharmacie et celui de ton assureur. Une fois les vérifications faites, tu es admise au programme. Seul hic : pour régulariser ma situation, j'ai dû passer les coups de fil nécessaires le jour suivant ma première chimiothérapie. J'étais un peu dans le brouillard, mais tout s'est bien passé et la démarche téléphonique ne m'a pris qu'une demi-heure environ. Idéalement, j'aurais aimé avoir reçu l'ordonnance de Neulasta avant de commencer la chimiothérapie, de manière à avoir l'esprit clair au moment d'entreprendre les démarches d'ouverture de dossier au programme Victoire, mais bon… Cet inconvénient étant inévitable, mieux vaut en être avisée à l'avance : c'est un p'tit coup de pouce. Et celui offert par le programme Victoire est fort apprécié.

Pour recevoir ta dose du médicament, tu te rends à ton CLSC où une infirmière injecte le produit. Celle-ci peut aussi te montrer comment te l'administrer toi-même, ce qui t'évitera la fatigue d'un déplacement quotidien pendant la période où les effets secondaires se font précisément le plus sentir. À chaque nouveau cycle de chimiothérapie, tu reprends le protocole et reçois toutes les injections nécessaires.

Cela étant, j'étais craintive à l'idée de devoir moi-même m'injecter ce produit… J'étais nerveuse, je craignais d'en être incapable. Le geste me semblait contre-nature. C'est donc une infirmière du centre hospitalier où je recevais ma chimiothérapie qui m'a obtenu un rendez-vous dans un CLSC tout près. Dès le premier rendez-vous, l'infirmière m'a donné l'injection tout en m'indiquant chacune des étapes. La situation m'avait rendue si nerveuse que je refusais de m'imposer le stress supplémentaire de cet apprentissage. Je me disais que, puisque des infirmières étaient là pour ce faire, autant en profiter et ne pas m'imposer cette corvée.

Mais à la deuxième injection, trois semaines plus tard, j'ai commencé à me dire qu'il serait tellement plus simple et pratique de me la faire tranquillement chez moi. Il me restait cependant à surmonter ma répugnance au geste de piquer et d'injecter. J'ai donc demandé à l'infirmière de m'expliquer comment faire, une étape à la fois, ce qu'elle a fait. Elle m'a aussi remis un feuillet explicatif. Elle m'a donné des seringues munies d'aiguilles, en m'invitant à les utiliser d'abord sur une orange pour me familiariser avec le geste de piquer et d'injecter.

Ce que j'ai fait. Je me suis exercée. Je me suis mentalement représentée en train de faire le geste, en faisant se succéder chacune des étapes. Trois semaines plus tard, au moment de l'injection suivante, j'ai pris un rendez-vous au CLSC, où je me suis injectée le Neulasta, sous la supervision de l'infirmière. Je voulais être rassurée et le faire devant elle afin d'être corrigée si je me trompais. Tout s'est bien passé. J'étais fière de moi. Au cycle suivant de chimiothérapie, comme à tous les autres, j'ai réussi à m'injecter le médicament. Je m'installais dans la salle de bain et j'y allais lentement, une étape à la fois. J'ai chaque fois réussi et j'étais fière d'avoir surmonté mes craintes et ma répugnance initiales. Du coup, je me suis évité bien des déplacements au CLSC, mes traitements se déroulant de surcroît en hiver.

Si ton médecin opte pour le Neulasta, l'injection unique te facilitera beaucoup l'existence, mais si tu reçois du Neupogen, tu dois être prête à te déplacer pendant cinq, sept, voir onze jours consécutifs pour recevoir toutes les injections... Si tu prends ton courage à deux mains et apprends à les faire toi-même, sous la supervision d'une infirmière, ce sera plus simple et, une fois que tu sauras comment faire, ce sera un souci de moins.

La thérapie ciblée (Herceptin)

Le cancer du sein se développe selon différents types, comme je l'ai mentionné dans la première partie de cet ouvrage. Entre 15 à 20 % des cancers sont de type HER_2 et nécessiteront, ce qu'on appelle en oncologie, un traitement ciblé. On peut dire de ce traitement qu'il est une forme de chimiothérapie, mais pas au sens usuel du terme. Si les chimiothérapies « conventionnelles » apportent leur lot d'effets secondaires, parce qu'elles s'attaquent à l'ADN de nos cellules et détruisent par le fait même les bonnes cellules autant que les cancéreuses, les traitements ciblés ne s'attaquent qu'à un seul aspect du cancer. Ce ciblage aura pour conséquence de diminuer considérablement les effets secondaires généralement subis. Mais d'abord, qu'est-ce donc qu'un cancer de type HER_2 ?

HER est l'acronyme de ***H**uman* ***E**pidermal growth factor* ***R**eceptor.* Autrement dit, il désigne un facteur de croissance cellulaire. Ce dernier est de quatre types différents : HER_1, HER_2, HER_3 et HER_4. Ces facteurs de croissance sont des gènes. Toutes les cellules de notre corps en sont munies. Dans le cas du cancer du sein, le gène en cause est le HER_2. Normalement, ce gène produit des protéines qui se fixent à la surface de nos cellules, en petite quantité. Le rôle de ces protéines est de gérer la croissance de nos cellules et leur réparation lorsqu'elles sont abîmées. Par exemple, quand nous nous blessons, ces protéines jouent le rôle de sentinelles qui permettent aux cellules endommagées de se renouveler. Les protéines donnent à l'organisme l'autorisation de procéder à la reconstruction et à la régénération cellulaires. Elles jouent carrément un rôle d'activateur de croissance. En cas de blessure, ce système nous est bénéfique puisqu'il permet de guérir et de réparer les tissus. Jusque-là, tout va bien. Le problème survient quand ces gènes sont aussi présents dans les cellules cancéreuses…

Un cancer du sein « testé positif », comme on dit, pour la protéine HER_2 signifie que le nombre de protéines HER_2 excède dangereusement la quantité généralement présente à la surface des cellules cancéreuses. Il y en a trop. On dit alors qu'il y a surexpression du gène. Ces protéines envoient le message à la cellule cancéreuse qu'elle peut se développer à sa guise et sans contrainte. La présence en trop grand nombre de ces protéines à la surface des cellules cancéreuses rend le cancer particulièrement agressif et virulent. Un peu comme une voiture qui foncerait à toute vitesse sur un mur, avec l'accélérateur au fond, et le frein qui ne fonctionne pas…

Les protéines à la surface des cellules cancéreuses peuvent être munies ou non de récepteurs. La présence de récepteurs à la surface de ces protéines est marquée par le signe positif : le cancer du sein est alors dit de type HER_2 +. En l'absence de récepteurs sur les protéines, le gène HER_2 est dit « testé négatif » et identifié comme étant de type HER_2 –. Imaginons un instant que les récepteurs d'un cancer de type HER_2 + aient la forme d'une prise électrique. Imaginons maintenant un fil électrique avec sa fiche, à brancher à la prise électrique… C'est un peu ainsi qu'agit le Herceptin sur la protéine, ce qui fait de lui un traitement ciblé.

Le Herceptin (trastuzumab) est un anticorps. Il a été créé et mis sur le marché vers 2005. À l'époque, il était considéré comme une avancée importante dans le combat contre le cancer du sein. Ce traitement a contribué, à lui seul, à diminuer de plus de 50 % les taux de mortalité et de récidive du cancer du sein. Le Herceptin agit comme la fiche dans une prise électrique et vient se fixer aux récepteurs des protéines à la surface des cellules cancéreuses. Il inhibe les facteurs de croissance cellulaire et les empêche d'envoyer un message de croissance aux cellules cancéreuses. Ces dernières s'étiolent alors d'elles-mêmes.

Le Herceptin ne peut agir que sur des cellules de type HER_2 +, puisqu'il faut la présence de récepteurs à la surface de la cellule pour y fixer l'anticorps qu'est le Herceptin. En l'absence de récepteurs, dans le cas du type HER_2 –, le traitement ne peut malheureusement être administré, car aucune prise ne permet de le brancher. Il faut alors s'en remettre aux autres traitements existants, tels que les chimiothérapies conventionnelles.

Quand j'ai appris que j'avais un cancer de type HER_2+ et que j'ai compris ce que ce diagnostic impliquait en termes de dangerosité, j'ai eu peur plus que jamais. Sachant que j'avais un cancer de grade 3, le grade le plus agressif, le facteur HER_2 ajoutait à sa virulence. Par la suite, quand j'ai compris le rôle des récepteurs et le mode de fonctionnement du Herceptin, j'ai été soulagée. La présence de récepteurs est une énorme chance dans la malchance qui consiste à avoir un cancer de type HER_2. La chance est ici que la médecine peut agir sur les protéines HER_2, puisqu'une prise permet de brancher le traitement.

Le traitement ciblé au Herceptin est généralement administré sur une période d'un an, soit dix-sept traitements à intervalles de trois semaines. Il est compatible avec certains traitements chimiothérapeutiques comme le Taxotere, et peut donc être administré en même temps. En revanche, il est incompatible avec d'autres types de chimiothérapies.

Le Herceptin est administré sous perfusion, comme les autres formes de chimiothérapie, et la toute première dose est habituellement donnée en une heure et demie. Si tout va bien à la première perfusion, les perfusions subséquentes pourront être administrées en 30 minutes. L'équipe médicale administre la première dose sur une plus longue période afin d'observer l'occurrence de certains effets secondaires. Le pharmacien en oncologie t'expliquera en détail les possibles effets secondaires, surtout la première fois. En règle générale, ceux-ci prennent la forme de réactions allergiques diverses : éruptions cutanées, respiration difficile, etc., mais ces réactions sont peu fréquentes. Tout de même, tu resteras sous observation. En effet, si une réaction doit avoir lieu, elle survient assez rapidement. Demeure vigilante dans les premiers jours suivant le traitement, sois à l'affût de l'apparition d'effets secondaires que, le cas échéant, tu rapporteras à l'équipe soignante.

Mises à part les réactions allergiques, somme toute assez rares, un autre effet secondaire est à surveiller. Le Herceptin peut causer des lésions au cœur, même si c'est dans seulement 5 % des cas. Chez la très grande majorité des patientes, aucune anomalie ni problème cardiaque n'est rapporté. Mais il suffirait que se produise par malheur cet effet secondaire, et les conséquences en seraient évidemment dramatiques. C'est la raison pour laquelle chaque patiente recevant du Herceptin est suivie de près en cardiologie. Elle devra subir une échographie cardiaque, tous les trois mois, pendant l'année du traitement et jusqu'à six mois au-delà. Ce test, sans inconvénient pour la patiente, consiste à enregistrer des images en direct de l'action mécanique du cœur pour s'assurer que le Herceptin n'a réduit en rien sa capacité à pomper le sang.

Le cardiologue analysera les résultats de l'échographie cardiaque et enverra son rapport à l'oncologue. Ce dernier doit s'assurer d'obtenir tous les trois mois des résultats favorables à ces tests pour approuver la poursuite du traitement au Herceptin. Pas question de continuer le traitement si les résultats ne sont pas concluants. Le cardiologue portera une attention particulière à un indicateur appelé la fraction d'éjection du ventricule gauche du cœur. Cet indicateur exprime le pourcentage de sang propulsé par le cœur par rapport à la quantité de sang qu'il contient au départ. Il donne une bonne indication de l'état du cœur et de ses performances. Chez un sujet en bonne santé, la fraction d'éjection se situe en moyenne autour de 60 %, la valeur normale oscillant entre 50 et 70 %. Si le résultat de la fraction d'éjection tombe sous la barre des 50 %, cette chute peut indiquer que le cœur peine à se contracter et envoie moins de sang dans les vaisseaux.

Ces effets secondaires mis à part, peu de gens de ma connaissance, et je m'inclus dans le lot, n'ont subi de désagréments après avoir reçu du Herceptin. Ce médicament ne provoque pas la perte de cheveux, ne donne pas de nausées, ne provoque pas de vomissements ni de douleur quelconque. Il est administré en peu de temps (trente minutes une fois l'installation stérile faite). Tout ce que tu dois faire, c'est te présenter à l'hôpital toutes les trois semaines pour recevoir ta dose et, tous les trois mois, pour un examen cardiaque de routine.

Même si je n'ai subi aucun effet secondaire avec le Herceptin, je reconnais, au moment des derniers traitements, avoir ressenti de la somnolence dans les quatre à cinq heures suivant son administration… Était-ce dû au Herceptin ? À mes nombreux déplacements à l'hôpital ? À la fatigue accumulée ? Je ne saurais le dire. Mais je m'étonnais de constater que cette somnolence survenait systématiquement le jour du traitement et dans les heures qui suivaient. Dès le lendemain, la somnolence avait disparu et ne revenait pas jusqu'au traitement suivant.

Quand j'en ai parlé à mon oncologue, elle a balayé ma remarque du revers de la main en me disant que les effets secondaires du Herceptin sont nombreux et varient d'une femme à l'autre. Cette somnolence ne semblait donc pas l'étonner outre mesure. Quand j'échange avec d'autres femmes ayant reçu du Herceptin, la plupart d'entre elles ne rapportent aucun effet secondaire ; quelques-unes me parlent de sensation d'essoufflement, d'autres de somnolence, c'est vrai. Mais toutes s'entendent pour dire que ces effets, à supposer qu'ils se manifestent, disparaissent très vite. De l'avis de toutes, le Herceptin, c'est la facilité. Et plus encore pour celles ayant reçu tous les traitements précédents.

Le Herceptin fait partie de l'arsenal toujours grandissant des traitements anticancer et nous devons une fière chandelle aux chercheurs et aux chercheuses dans les laboratoires qui travaillent d'arrache-pied à mettre au point de nouveaux traitements. Un grand merci à la recherche.

L'hormonothérapie

Chez les femmes atteintes d'un cancer du sein dit hormonodépendant, l'hormonothérapie est fortement encouragée par les oncologues. Malheureusement, un nombre important de femmes à qui ce traitement est prescrit l'abandonneront en raison des effets secondaires. Je tenterai dans cette partie d'expliquer ce qu'est précisément un cancer du sein hormonodépendant, quels rôles jouent les œstrogènes dans le corps de la femme, quels sont les divers traitements hormonaux actuellement disponibles, leurs modes d'action ainsi que leurs effets secondaires. J'énumérerai enfin quelques moyens mis à notre disposition pour réduire ces derniers.

Qu'est-ce que c'est ?

Un cancer du sein hormono-dépendant est une tumeur cancéreuse dont le développement des cellules est alimenté par les hormones sexuelles, soit l'œstrogène ou la progestérone. Ces hormones agissent comme un véritable carburant à cancer. Le cancer dépend de ces hormones pour croître et s'étendre. On dit alors que le cancer est hormono-sensible ou hormono-dépendant.

Après la biopsie qu'on a pratiquée sur toi au moment du diagnostic, des prélèvements de la tumeur cancéreuse ont été analysés en laboratoire afin d'en faire précisément le portrait. Un des aspects de ce portrait consiste à déterminer la présence de récepteurs hormonaux à la surface de la tumeur. Si le cancer présente des récepteurs pour l'œstrogène (E.R.) et des récepteurs pour la progestérone (P.R.), on dira alors qu'il est positif en ce qui concerne ces récepteurs (E.R.+ et P.R.+). Si le cancer ne présente à sa surface aucun récepteur hormonal, les récepteurs seront dits négatifs (E.R.– et P.R.–). Le cancer ne se nourrit pas de ces hormones. Par conséquent, l'hormonothérapie ne sera pas envisagée pour soigner ce type de cancer, car elle ne serait d'aucune utilité. Ce fut mon cas : les récepteurs étaient négatifs pour les deux hormones. Je n'ai donc pas eu besoin d'avoir recours à l'hormonothérapie. Ce n'est pas le cas de la très grande majorité des femmes atteintes d'un cancer du sein. En effet, 70 % de tous les cancers du sein sont hormono-dépendants.

Les multiples rôles des œstrogènes

Pour bien comprendre le mode de fonctionnement des thérapies hormonales, je pense qu'il faut commencer par bien comprendre celui des œstrogènes et leur impact sur le corps de la femme. Un peu comme je l'avais fait avec la lymphe pour le lymphœdème, je te propose une rapide incursion dans le monde fabuleux de cette hormone qui en fait beaucoup pour la femme.

Les œstrogènes sont des hormones sexuelles féminines produites en très grande partie par les ovaires et, dans une moindre mesure et indirectement, par les glandes surrénales et le tissu graisseux. Les glandes surrénales sont de petites glandes de forme pyramidale situées juste au-dessus de chacun des reins. J'y reviendrai un peu plus loin.

Les œstrogènes donnent au corps ses caractéristiques physiques féminines et, plus précisément, la forme et le volume des seins, la rondeur du bassin et veillent au fonctionnement des organes sexuels. Entre autres fonctions, ils entretiennent la lubrification des muqueuses vaginales, facilitant la pénétration du pénis lors des rapports sexuels, ils maintiennent l'hyperacidité du milieu vaginal, le protégeant des infections. Les œstrogènes, avec le concours d'autres hormones circulant dans le corps, participent au bon maintien de l'humeur. De plus, ils captent le calcium qui sera fixé dans les os, les rendant plus solides et résistants. Ils maintiennent un bon taux d'hydratation de la peau. Enfin, avec les globules rouges, ils participent au transport de l'oxygène dans le corps, en plus d'être de puissants stimulateurs de croissance cellulaire. Toute cette énumération des multiples rôles joués par les œstrogènes donne un bon aperçu des effets secondaires qui seront susceptibles de survenir avec une hormonothérapie qui, forcément, viendra bouleverser ce subtil équilibre hormonal…

Les traitements hormonaux

L'hormonothérapie vise à couper l'apport en œstrogènes fait aux cellules cancéreuses. Les traitements hormonaux actuellement disponibles se divisent en trois grandes catégories : 1) les anti-œstrogéniques ; 2) les inhibiteurs de l'aromatase ; 3) la suppression ovarienne. En règle générale, les traitements hormonaux ne sont pas utilisés en même temps que la chimiothérapie, afin d'éviter de possibles interactions médicamenteuses.

- Les anti-œstrogéniques

Le Nolvadex (tamoxifène) a fait son entrée sur le marché dans les années 1970. Il peut être administré aux femmes qui sont pré ou post-ménopausées. Le traitement est généralement d'une durée de cinq ans, bien que certaines études tendent à suggérer d'augmenter à dix ans la durée du traitement. Il se prend sous forme de comprimés, une fois par jour.

Le tamoxifène agit en se fixant sur les récepteurs d'œstrogène situés à la surface des tumeurs cancéreuses. Les récepteurs bloqués empêchent ainsi les œstrogènes de se fixer sur la tumeur, de lui permettre de se développer et de proliférer. Le tamoxifène a deux effets bénéfiques majeurs. D'abord, il diminue de manière importante le risque de récidive du cancer du sein. Une large méta-analyse rapportée dans La *Revue Médicale Suisse* en 2013 a montré qu'il réduit de 39 % le risque de récidive après 15 ans. Toujours selon cette étude, il diminue par la suite de 30 % le risque de mortalité en raison d'un cancer du sein. Autre effet non négligeable : il protège contre l'ostéoporose.

Cependant, le tamoxifène s'accompagne d'effets secondaires désagréables. Le plus important d'entre eux est sans doute de provoquer une ménopause, avec tout son cortège de symptômes : bouffées de chaleur, sueurs nocturnes, nausées, problèmes vaginaux, baisse de la libido, sécheresse vaginale, irritations et démangeaisons. S'ajoutent des risques, jugés faibles par les études, de cancer de l'endomètre (utérus) et de maladies thrombo-emboliques (caillots). D'autres médicaments anti-œstrogéniques existent sur le marché, dont le raloxifène qui semble présenter un risque plus faible encore de développer chez la patiente un cancer de l'endomètre. Il semble cependant que le raloxifène offre une moindre protection que le tamoxifène contre les risques de récidive… Comme quoi rien n'est parfait en ce bas monde. Mieux vaut discuter des diverses possibilités avec ton oncologue.

- Les inhibiteurs de l'aromatase

Ce type d'hormonothérapie a fait son apparition dans les années 1990. Il en existe trois sortes, d'égale efficacité, aucune meilleure qu'une autre. Ces hormonothérapies sont tout simplement conçues différemment pour réagir à un portrait hormonal différent, selon le type de cancer du sein en cause. Le traitement est lui aussi d'une durée de cinq ans, à raison d'un comprimé chaque jour. Le plus souvent, les inhibiteurs de l'aromatase utilisés sont l'Arimidex (anastrozole), le Femara (letrozole) ou l'Aromasin (exémestane). Contrairement aux anti-œstrogéniques, ceux-ci ne sont prescrits qu'aux femmes ménopausées.

Chez ces dernières, les ovaires ont cessé de fonctionner et de produire les fameux œstrogènes. Cependant, certains œstrogènes circulent encore dans le corps. Comment ? Grâce aux glandes surrénales et aux tissus graisseux. Les glandes surrénales ne produisent pas de l'œstrogène à proprement parler ; elles produisent un type d'hormones qu'on appelle androgènes. Les hormones androgènes joueraient notamment un rôle dans la libido chez la femme adulte.

Les tissus adipeux (la graisse) produisent quant à eux une enzyme qu'on appelle l'aromatase. La combinaison de l'aromatase, produite par les tissus graisseux, et des hormones androgènes, produites par les glandes surrénales, donne les œstrogènes. Et ce sont précisément ces œstrogènes qui, à leur tour, peuvent être une menace, en ce qu'ils pourraient se fixer sur les récepteurs des cellules cancéreuses et leur permettre de se développer. Les inhibiteurs de l'aromatase sont donc conçus pour empêcher la formation de ces enzymes et, par ricochet, pour bloquer la production d'œstrogènes.

Ce type d'hormonothérapie a pour but de diminuer de façon substantielle les risques de récidive du cancer du sein, le risque de mortalité et, dans le cas de certaines hormonothérapies, de faire disparaître les métastases. Néanmoins, les effets secondaires sont nombreux. Ils prennent généralement la forme de fatigue, de bouffées de chaleur, d'augmentation du risque de développer de l'ostéoporose, de troubles sexuels du même ordre qu'avec les anti-œstrogéniques et de douleurs musculaires et articulaires. Ce dernier effet secondaire, les douleurs articulaires, se présenterait chez 20 à 50 % des femmes et serait le motif principal (36 % des cas) pour lequel les femmes cessent de prendre ce médicament et interrompent leur traitement. J'y reviendrai.

- LA SUPPRESSION OVARIENNE

La suppression ovarienne est un traitement offert aux femmes non ménopausées qui, pour diverses raisons, ne pourraient pas recevoir de chimiothérapie ou tout autre traitement envisagé en premier lieu. Elle consiste à supprimer l'action des ovaires en les empêchant de produire des œstrogènes. Les méthodes les plus draconiennes sont la chirurgie, qui consiste à retirer les ovaires (ovariectomie), et la radiothérapie. Évidemment, après de telles interventions, plus question d'avoir d'enfants. Cette décision doit donc avoir été mûrement réfléchie.

Si avoir des enfants fait partie de tes projets, il existe une forme moins radicale de suppression ovarienne que la chirurgie ; c'est celle par médication et son effet durera aussi longtemps que le traitement sera administré. Divers traitements, dont le Lupron Depot (leuprolide), agissent au niveau de l'hypophyse (petite glande logée dans le cerveau) afin que cette dernière cesse d'envoyer le message aux ovaires de produire des œstrogènes. Ce médicament est administré sous forme d'injection dans la fesse ou la cuisse, une fois par mois. D'emblée, la femme se trouve alors en état de ménopause, avec encore une fois, tous les effets secondaires indésirables qui y sont associés.

Si une femme souhaite devenir enceinte, elle arrête le traitement et ses fonctions reproductrices sont rapidement rétablies.

Pour avoir reçu moi-même, jadis, de telles injections à la suite de problèmes de fibromes utérins et d'endométriose, je peux te garantir que l'effet ménopause est assez rapide et manifeste. Je ne faisais pas semblant d'être entrée dans la ménopause, j'y étais bel et bien, et plutôt abruptement. C'était il y a quelques années, avant de recevoir le diagnostic de cancer du sein. J'ai dû recevoir ce type de traitement à deux reprises, pendant un an et demi en tout, et j'ai une bonne idée des sensations qu'il provoque. En ce qui me concerne, le pire fut la très grande fatigue, comme une chape de plomb me tombant sur les épaules et alourdissant tout le corps, de même qu'une baisse importante de la libido. En y repensant, j'avoue que j'ai poussé un soupir de soulagement quand j'ai appris que le cancer du sein qu'on m'avait diagnostiqué n'était pas de type hormono-dépendant. Je ne crois pas que j'aurais été capable d'encaisser une quatrième ménopause... En effet, j'ai subi deux ménopauses induites par médication pour traiter des fibromes utérins et une endométriose, puis une troisième ménopause induite par chimiothérapie. La quatrième aurait été induite par hormonothérapie, s'il avait fallu en venir jusque-là. Et la vraie, la naturelle, n'était même pas encore arrivée ! Dans mon cas, l'hormonothérapie aurait été de trop, tout simplement. Je comprends donc très bien le découragement de bon nombre de femmes qui décident d'abandonner leur traitement en cours de route, incapables qu'elles sont d'en endurer plus longtemps les nombreux effets secondaires.

Atténuer les effets secondaires

Les études consultées montrent que les femmes qui ne se sont pas complètement remises des traitements de chimiothérapie et de radiothérapie ont plus tendance à abandonner l'hormonothérapie. L'opinion publique se focalise souvent sur les effets de la chimiothérapie, de la chirurgie et de la radiothérapie. Elle y voit les pires effets des traitements contre le cancer. Et pires, c'est vrai qu'ils le sont à tous points de vue. Mais en réalité, une fois l'épreuve du cancer terminée, les femmes recevant une hormonothérapie doivent, pendant plusieurs années encore, subir un nombre important d'effets secondaires.

Elles ont eu la vie sauve : c'est magnifique. Mais on entend peu parler de la suite, faite de traitements pour prévenir la récidive. Du coup, je sympathise de tout cœur avec les femmes qui doivent recevoir de tels traitements. Il leur est difficile de tourner la page, puisqu'elles doivent chaque jour prendre un médicament pour réduire les risques de récidive. C'est là un rappel constant que la menace plane toujours. Sans compter la douleur articulaire qui, je le redis, est la première raison pour laquelle les femmes cessent leurs traitements. S'y ajoutent la fatigue, les inconvénients d'ordre sexuel qui réduisent la qualité de vie et ont des effets psychologiques sur la libido, les risques d'ostéoporose, les nausées, les symptômes de la ménopause, et j'en passe.

S'y ajoute également, souvent, le manque de soutien et de compréhension de l'entourage qui considère que la bataille contre le cancer a été menée et gagnée. Les proches croient à tort que la lutte est terminée et que le pire est passé. Ils ne comprennent pas le besoin qu'a la femme d'être épaulée durant cette difficile étape qu'est l'hormonothérapie. Pour elle, l'épreuve est loin d'être finie. C'est au contraire une nouvelle course d'obstacles qui commence.

Une étude publiée en 2013 dans *La Revue Médicale Suisse* suggère divers moyens pour aider les femmes à contrer les effets négatifs de l'hormonothérapie. Contre les bouffées de chaleur et les suées nocturnes, certaines plantes médicinales sont efficaces, telle l'actée à grappes administrée sur une base quotidienne. L'homéopathie et l'acupuncture peuvent également réduire les symptômes de la ménopause. Je n'ai pas eu recours à l'homéopathie durant mes traitements anticancer. Mais je confirme que l'acupuncture m'a été d'un grand secours pour atténuer les symptômes de la ménopause induite par chimiothérapie. Comme je l'ai mentionné plus tôt, les effets d'une séance d'acupuncture se font sentir une douzaine de jours, avant de s'atténuer. Cela étant, chaque personne est différente. À toi de voir.

Contre la nausée, prendre le comprimé d'hormonothérapie au coucher règle aisément le problème. Je rappelle l'efficacité des infusions de gingembre frais, tel qu'expliqué au chapitre 7, « La chimiothérapie », dans la section « Les modes de soulagement ». Contre la sécheresse vaginale, outre l'utilisation de crèmes et de gels lubrifiants, la même étude suggère de prendre de l'acide hyaluronique. L'acide hyaluronique se trouve à l'état naturel dans le corps humain, un peu comme le collagène. Avec l'âge, cependant, le corps en produit de moins en moins. L'acide hyaluronique a également des effets bénéfiques sur la peau dont il ralentit le vieillissement. Il est facile de se le procurer à prix raisonnable, sous forme de gélules, à prendre quotidiennement. Il faut raisonnablement laisser passer de deux à trois mois de prise d'acide hyaluronique avant de constater de réelles améliorations. Quant aux risques d'ostéopénie et d'ostéoporose (perte de masse osseuse dans les deux cas), l'étude recommande la prise de suppléments de calcium combinés à celle de vitamine D. Ton médecin te prescrira sans doute un examen en ostéodensitométrie, sur une base régulière, afin de suivre l'état de tes os.

Pour ce qui est des arthralgies (douleurs articulaires), l'acide hyaluronique et l'exercice physique modéré peuvent diminuer considérablement l'intensité des douleurs. L'exercice physique aura également un effet bénéfique sur la prévention de l'ostéopénie. Une fois de plus, mes pensées reconnaissantes vont au tai chi et à la marche.

J'attire ton attention sur le très beau livre de Mona Hébert *La médecine des femmes. Une vision naturelle de la santé au féminin* (éd. Souffle d'or). Madame Hébert est homéopathe uniciste, herboriste et naturopathe. Elle voue sa vie à aider les femmes en leur proposant des solutions naturelles et sans danger pour maintenir et accroître leur santé. En France, elle a travaillé pendant six ans comme assistante de la réputée gynécologue d'origine israélienne Reouma Cohen. Cette dernière a été formée par la gynécologue Aviva Steiner, à l'origine d'une méthode d'exercices pour l'utérus (sex yoga ou gynégym) visant à aider les femmes à surmonter diverses affections touchant les organes féminins tels que l'irrégularité ou la douleur au moment des menstruations, les effets secondaires de la ménopause, la descente de la vessie et autres maux. Madame Hébert rencontre les femmes en consultation et propose des ateliers et des stages de formation à Montréal, à Paris et à Tokyo. J'ai moi-même eu recours à la gynégym à l'époque où je souffrais de fibromes utérins et d'endométriose. Je peux donc te recommander cette approche en toute connaissance de cause, si tu souhaites répondre de manière saine, naturelle et sans danger, aux divers problèmes de santé des femmes.

Les effets secondaires de l'hormonothérapie semblent pires dans les premiers mois et s'estompent avec le temps. Certaines femmes ne présentent presque aucun symptôme, alors que, pour d'autres, c'est la croix et la bannière. Lorsque les désagréments surgissent, parles-en à ton médecin. Il te proposera des solutions adaptées, pourra modifier la posologie des médicaments, réorienter le traitement vers une autre formule. Je t'invite aussi à envisager les approches hormonales mentionnées précédemment.

Si, malgré tout, les désagréments de l'hormonothérapie demeurent ou deviennent insupportables, une visite chez un homéopathe, un phytothérapeute ou un naturopathe pourra te donner un coup de pouce, à condition, il va sans dire, que les produits dérivés des plantes médicinales, de même que les suppléments vitaminiques et minéraux que tu prendrais, n'entravent en rien l'hormonothérapie. Je le redis : chaque fois que j'ai eu recours aux plantes ou aux suppléments pour me soutenir, durant mes traitements, j'ai toujours pris soin d'obtenir l'aval du pharmacien en oncologie. Les plantes médicinales et les produits naturels ont un réel effet sur l'organisme et chacun d'entre eux doit être pris au sérieux.

En fin de compte, tu es celle qui devras vivre avec ces traitements et leurs effets. C'est donc à toi que reviendra la difficile tâche de peser le pour et le contre dans cette situation. À toi de mesurer les risques et les conséquences de toute décision : d'un côté, les risques de récidive du cancer si tu choisis de cesser l'hormonothérapie ; de l'autre, ta capacité à supporter les effets secondaires des traitements hormonaux. À toi, et à personne d'autre. Quelle que soit ta décision, elle sera la bonne, puisqu'elle sera réfléchie et qu'elle sera la tienne.

10

Perdre ses cheveux

Quand on pense à une personne atteinte de cancer, une image saisissante vient aussitôt à l'esprit: celle d'un crâne dégarni, d'un visage sans sourcils ni cils. Les yeux paraissent plus grands en l'absence de cheveux. La perte des cheveux est la marque la plus évidente du combat contre le cancer. Je crois donc nécessaire de consacrer un chapitre à ce sujet délicat et d'ailleurs si personnel que je n'oserais, en le traitant, conseiller ou suggérer quoi que ce soit à quiconque. Je me contenterai de raconter mon histoire, d'évoquer les différentes possibilités qui se sont offertes à moi et la façon dont je m'en suis sortie.

Avoir les cheveux longs. Quelle histoire ! J'avais à peine deux ans que déjà je rêvais d'avoir les cheveux longs. Je me nouais des serviettes de bain autour de la tête pour faire croire à une longue chevelure et je déambulais ainsi dans la maison. Ma mère trouvait et ramassait régulièrement des serviettes abandonnées sur le sol. J'avais ces cheveux longs improvisés, mes « d'amours » comme j'aimais les appeler. Ma mère, qui en a eu assez de ramasser les serviettes tombées au sol, m'a un jour confectionné un bandeau entouré de franges dans un tissu brunâtre aux reflets dorés, le tout censé suggérer des cheveux longs. Que j'ai porté ces faux cheveux ! Pendant des années, en fait, jusqu'à ce que j'aie moi-même les cheveux suffisamment longs et que je n'aie plus besoin de porter ma « perruque » improvisée. Malgré les années passées, j'ai conservé précieusement ce bandeau confectionné par ma mère. Je ne le jetterai jamais.

Puis, j'ai eu les cheveux longs, et cela de 10 ans à 43 ans. C'était ni plus ni moins, chez moi, un signe distinctif. Vous cherchiez Mireille dans une foule ? Vous n'aviez qu'à repérer la chevelure abondante et dorée, et ça y était. J'ai eu la chance d'avoir une chevelure très épaisse, les cheveux retombaient jusqu'au milieu du dos et ondulaient comme des vagues. Des mèches blondes et cuivrées coloraient le châtain plus foncé. Ils étaient ma fierté, rien de moins.

Tu me vois venir avec tout ça… Si j'évoque mon enfance et ma relation avec mes cheveux, c'est uniquement pour mettre en contexte mon déchirement quand j'ai appris que je devrais recevoir une chimiothérapie et que, forcément, j'allais perdre mes cheveux. Comment te dire ? Mireille sans ses cheveux longs, c'est un cornet sans sa boule de crème glacée ; c'est un café cappuccino sans sa mousse blanche onctueuse. Je pratique ici, bien sûr, l'autodérision, mais c'était ainsi. Il m'est arrivée, en sortant d'un magasin, de voir une vendeuse courir derrière moi et m'arrêter dans la rue, sur le trottoir, pour me dire : « C'est donc vrai ? Ma collègue m'a parlé de vous hier, elle vous a vu passer, m'a parlé de vos cheveux mais je ne la croyais pas. Je peux toucher ? » Je te jure, des histoires comme ça, ça ne s'invente pas. Je te raconte ça avec le sourire et sans prétention, mais c'est te dire à quel point mes cheveux faisaient partie de mon identité. En clair, perdre mes cheveux serait un grand deuil.

Quand j'ai rencontré l'oncologue, il m'a parlé des effets secondaires de la chimiothérapie. Bien sûr, l'alopécie, la perte des cheveux, en faisait partie. Elle est consécutive à de nombreux traitements chimio-thérapeutiques. Pas tous les traitements, cependant. Certains cocktails chimiques n'ont pas cet effet secondaire, même si, malheureusement, c'est souvent le cas. Pourquoi ?

Les cellules cancéreuses étant à division rapide, la chimiothérapie s'attaque précisément à ce type de cellules. Par ailleurs, dans notre corps, nous avons de nombreuses cellules saines à division rapide, comme celles des muqueuses de la bouche, des intestins et de l'estomac (ce qui explique, entre autres effets secondaires, les nausées et les brûlures aux intestins). Les cheveux sont eux aussi constitués de cellules à division rapide. Par conséquent, leurs cellules seront elles aussi atteintes par la chimiothérapie.

Dans mon cas, avec le FEC 100, mon oncologue avait prédit que je perdrais mes cheveux environ deux semaines après la première chimiothérapie. En réalité, ça ne s'est pas vraiment passé comme ça. Mes cheveux ont tenu bon plus longtemps que prévu. Après la première chimiothérapie, ils n'étaient pas encore tombés. J'ai commencé à les perdre après la deuxième chimiothérapie, mais de façon sporadique, un peu chaque jour. Puis, le rythme s'est accéléré, tandis que j'en perdais tout au long de la journée, jour après jour, semaine après semaine. J'ai perdu des cheveux tout au long des six cycles de chimiothérapie, soit sur une durée de quatre mois et demi. Les cils, les sourcils de même que tous les poils sur le corps ont pris à peu près le même chemin. J'ai même continué de les perdre un mois après la fin des traitements. Puis, ils ont cessé de tomber. Et ce n'est encore qu'un mois plus tard que j'ai vu une petite repousse, un fin duvet. Comme les bourgeons dans les arbres, au printemps...

Une femme de ma connaissance, Jocelyne, qui combat un cancer des intestins, m'a raconté qu'elle avait perdu ses cheveux de manière brutale. Les cheveux lui tombaient à peu près jusqu'aux épaules. Un soir, en prenant sa douche, elle s'est retrouvée avec une poignée de cheveux dans les mains et des masses de cheveux tombés par terre, sous la douche. En sortant de la douche, affolée, elle a vu ses cheveux emmêlés en des nœuds impossibles à défaire au peigne. Leur aspect était cassant. Elle était découragée. Il a fallu y mettre les ciseaux.

Jocelyne m'avait raconté son histoire afin de m'éviter de connaître un même sort. À en juger par la longueur et l'épaisseur de mes cheveux, je ne pouvais me permettre d'attendre qu'ils tombent d'eux-mêmes. Cette façon de faire aurait ajouté une touche pathétique au choc émotionnel anticipé. Que faire ? La réponse de Jocelyne a été simple et radicale : va chez le coiffeur ; fais-les couper avant qu'ils ne tombent.

Ce que j'ai fait. J'ai pris un rendez-vous chez le coiffeur huit jours exactement après la première chimiothérapie, et j'ai fait couper mes cheveux le plus court possible. J'étais très nerveuse, mais c'était, en quelque sorte, ma façon à moi de prendre la main. En faisant couper mes cheveux avant qu'ils ne tombent, c'était comme si je faisais un pied de nez à cette maladie. « J'ai été plus rapide que toi ! Na ! » Façon comme une autre de me dire que je contrôlais encore la situation, que je n'étais pas une victime, que je prenais le taureau par les cornes.

Le coiffeur, fin psychologue, n'a fait ni une ni deux. Quelques coups de ciseaux rapides et c'en était fait de ma longue chevelure. Puis, en virtuose, il a sculpté mes cheveux pour leur donner du volume, suivant une coupe tendance. Si je me suis agrippée aux accoudoirs du fauteuil pendant les premières minutes, je me suis progressivement détendue à mesure que j'ai vu apparaître ma nouvelle tête. Au final, je suis ressortie de chez le coiffeur le sourire jusqu'aux oreilles. J'adorais mon nouveau style, avec les cheveux longs tout au plus d'un pouce. Le résultat n'allait durer que quelques semaines, je savais que l'étape suivante serait la perte totale mais je savais que, lorsque mes cheveux repousseraient, j'adopterais à nouveau cette coupe. J'étais réconciliée avec l'idée de perdre mes cheveux longs.

Il me fallait maintenant passer à l'étape suivante : apprivoiser ma nouvelle vie sans cheveux. Je devais absolument trouver une solution de rechange avant qu'ils ne se mettent à tomber, mais laquelle ? Il y en avait trois :

– acheter ou louer une perruque ;

– acheter des bonnets ou des foulards ;

– ne rien porter du tout.

D'abord, les perruques. Elles sont offertes en cheveux synthétiques ou en cheveux humains. Les premières sont, on le devine, beaucoup moins coûteuses que les secondes. On trouve facilement sur Internet et dans les magasins spécialisés des perruques à des prix très variables, pour aussi peu que 40 $... Mais prudence : la qualité et la durabilité ne seront pas forcément au rendez-vous. Les perruques synthétiques de bonne qualité peuvent être très belles, mais il faut accepter d'y mettre le prix. Prépare-toi à débourser entre 400 $ et 500 $. Pour ce qui est d'une perruque faite de cheveux humains, il faut prévoir 900 $ au minimum et des délais de livraison. Des boutiques spécialisées gardent une quantité limité de perruques en stock, mais il n'est pas rare d'avoir à commander la sienne par catalogue. Mise en garde : bien que la majorité des commerçants puissent en commander sans obligation d'achat, certains obligent la cliente à payer la perruque commandée même si, à l'essayage, elle ne la satisfera pas. Renseigne-toi au préalable.

Il est également possible de louer des perruques pour une somme dérisoire, en s'adressant à la Société canadienne du cancer. Je ne les ai pas essayées, je ne suis donc pas en mesure de juger de leur apparence, mais il est bon de savoir que cette possibilité existe.

Pourquoi ne pas avoir utilisé mes propres cheveux pour en faire une perruque ? Plusieurs personnes m'ont posé la question. C'était impossible. D'abord parce que les délais ne le permettaient pas : une perruque ne se fabrique pas en quelques jours. Ensuite, il faut pouvoir nouer les cheveux en une queue de cheval longue d'au moins quinze centimètres pour en faire une perruque et ils doivent n'avoir jamais été colorés ni subi quelque traitement chimique que ce soit. Le site Internet de la Société canadienne du cancer, sous l'onglet « don de cheveux », donne des instructions détaillées aux personnes qui souhaiteraient faire don de leurs cheveux pour en faire des perruques.

Il est étonnant de constater à quel point on peut avoir chaud sous une perruque. Pendant la saison froide, c'est peut-être un avantage, mais j'en doute en ce qui concerne l'été. Par temps humide, l'inconfort ne peut qu'être grandissant. Certaines s'y feront. Mais cet aspect reste à considérer au moment d'opter ou non pour la perruque.

Un autre aspect à considérer, c'est qu'il te faut entretenir cette perruque, ce qui ne veut pas dire juste la laver avec ton shampoing préféré. À l'usage, avec le temps, des champignons peuvent se développer à l'intérieur de la calotte et causer une mauvaise odeur. Pour éviter ce problème, tu dois en prendre soin. Le soir, lorsque tu la retires, il est recommandé de la vaporiser d'un produit nettoyant et antifongique que tu pourras te procurer dans la même boutique où tu l'auras achetée. Chaque soir, après avoir vaporisé l'intérieur de la calotte, il est suggéré de peigner soigneusement la perruque pour en démêler les cheveux. Tu la déposes ensuite sur la tête d'un mannequin pour la laisser s'aérer durant la nuit. Nul besoin de la rincer le lendemain avant de la remettre. Après avoir porté la perruque pendant une semaine, il est recommandé de la laver avec des produits nettoyants spécialement conçus à cet effet et vendus dans une trousse. Prévois une soixantaine de dollars pour une trousse complète de produits capillaires.

Les perruques sont couvertes par la plupart des régimes d'assurances privées. Vérifie si ton assurance prévoit l'achat ou la location d'une prothèse capillaire, ainsi que le montant admissible. Pour ma part, je me suis toujours contentée de souscrire au régime de base d'assurances médicaments, qui ne couvre pas l'achat d'une prothèse capillaire.

Alternative intéressante à la perruque : la postiche. Une entreprise québécoise (jesuissibelle.ca) offre même la possibilité de combiner le port du foulard à une postiche. Il suffit de la fixer au foulard à l'aide des boutons pré-cousus. Le coût relativement faible d'une postiche (environ 60 $), combiné à celui assez bas des foulards (entre 30 et 70 $, selon le modèle et la longueur), permet de varier les combinaisons.

Je suis donc partie à la recherche de boutiques spécialisées dans ce type de produits. Dans la trousse remise par l'équipe d'oncologie, lors de ma première rencontre avec mon IPO, il y avait des dépliants sur le sujet.

J'ai pris rendez-vous avec l'une de ces boutiques, où je me suis rendue avec ma mère. J'ai choisi quelques modèles qui me plaisaient, puis on m'a fait asseoir dans un fauteuil de coiffeur, devant un grand miroir. La gentille dame responsable de l'essayage se tenait derrière moi et posait sur ma tête une perruque après l'autre pour juger de l'effet. Dans la glace, je voyais le reflet de ma mère qui se tenait derrière, en retrait. Et le festival des grimaces et des fous rires a commencé !

Première perruque... J'hésite... Le visage de ma mère prend une drôle de couleur... Ses yeux s'arrondissent. De toute évidence, elle n'aime pas. Moi non plus d'ailleurs. Pas grave : après tout, la séance d'essayage ne fait que commencer. Il y a plein d'autres possibilités. Deuxième perruque... Je ne me reconnais tout simplement pas. J'ai l'impression de disparaître sous une masse de cheveux qui ne me ressemblent pas. Le dégoût tord le visage de ma mère... D'accord, on oublie... Troisième perruque. Cela ne va pas non plus... Sur le visage de ma mère, je lis maintenant une incrédulité teintée d'effroi. Non, non, ma fille ne peut pas avoir cet air-là, puis-je lire sur son visage. Quatrième perruque... Dès que la dame me la dépose sur la tête, je n'en peux plus de me retenir, je m'esclaffe. J'ai l'air d'une chanteuse rock tout droit sortie des années 1980. Je suis prête pour Halloween ! L'horreur pure se lit sur le visage de ma mère. Avec l'énergie du désespoir, elle fait signe que non.

On dit que certaines personnes n'ont pas une tête à chapeau. Pour ma part, c'est clair, je n'ai pas une tête à perruque. Je tire un trait sur cette éventualité. Je devrai trouver une autre solution. Des foulards ? Il y en a de très jolis, avec des motifs de couleurs vives. La vendeuse m'assure que je peux les nouer sur ma tête de manière personnalisée, tout en étant confortable. Je la crois sur parole. Le problème, c'est que je n'ai aucun talent pour nouer joliment les foulards.

Je me lève donc du fauteuil et demande à voir les bonnets. Ceux en tissu de bambou sont d'un confort extraordinaire. Encore plus doux que le coton, ils sont lavables et il suffit de les suspendre pour les faire sécher. Ils moulent parfaitement la tête sans la serrer, et sont de couleurs et de modèles variés. Leur prix est raisonnable : environ 40 $. Après en avoir essayé quelques-uns, j'arrête mon choix sur deux modèles aux belles couleurs vives, ainsi que sur une casquette en prévision de la repousse au printemps. Finalement, je m'en tire à bon compte et j'aime bien ma tête sous un bonnet. Maman me glisse à l'oreille qu'elle a de beaux bijoux anciens chez elle, des broches, que je pourrai épingler sur les bonnets et qui en rehausseront l'apparence, en plus de leur donner un petit air vintage. J'ai donc opté pour le port de bonnets et je m'en félicite aujourd'hui. J'ai adoré les porter et j'ai souvent reçu des compliments. Ils étaient faciles d'entretien, la peau respirait et ils n'étaient jamais encombrants. J'étais maintenant prête à perdre mes cheveux… Ce qui n'allait pas tarder.

J'ai reçu ma première chimiothérapie le 2 décembre 2014; la deuxième le 22 décembre. Mes cheveux ont immédiatement commencé à tomber. Au réveil, je retrouvais des cheveux épars sur la taie d'oreiller. Et à toute heure du jour, je secouais dans l'évier les cheveux qui tombaient sur mes épaules et se déposaient, tel un tapis, sur mes vêtements. Au bout de trois jours de ce manège, ma patience avait atteint ses limites. Je ne pouvais tout simplement pas laisser ainsi des traces un peu partout. C'est donc le soir de Noël, après un souper qui, à cause des nausées, a été bien maigre en ce qui me concerne, que j'ai fait raser le reste de mes cheveux par mon beau-père.

Il y a quelque chose de surréaliste à passer une partie de la soirée de Noël, assise sur un banc, à se faire raser le crâne, une bâche de plastique sur les épaules et la tête dans l'évier de la cuisine. Pourtant c'est bien ainsi que mon Noël s'est passé. Je n'étais pas triste : juste résignée. D'avoir fait couper mes cheveux très court, et de mon propre chef, m'a beaucoup aidée à me faire à l'idée de les perdre tout à fait, et les faire raser n'a fait que me libérer de mon malaise à l'idée de devoir sans cesse ramasser mes cheveux qui tombaient. À partir de ce moment, la perte des cheveux est devenue réelle. Pour me consoler, je me répétais que la chimiothérapie faisait son travail dans mon organisme et que cette perte de cheveux était le signe très concret du rude combat qui se menait en moi.

Malgré les bonnes dispositions d'esprit qui m'avaient fait prendre la situation en mains, j'ai mis plus de deux semaines avant de pouvoir me regarder dans un miroir. J'évitais systématiquement de faire face à cette nouvelle image de moi. C'était une chose que d'être sous le charme de ma jolie coupe mode en sortant de chez le coiffeur. C'en était une autre maintenant que de voir mon crâne nu. À mon tour, j'avais pris l'apparence de ces femmes atteintes du cancer. J'étais devenue l'une d'entre elles et j'avais du mal à accepter cette nouvelle réalité. Je portais en permanence mes petits bonnets, même à l'intérieur de la maison.

Au bout de deux semaines, j'ai osé les retirer et me regarder en face, dans le miroir. Alors, doucement, un jour à la fois, j'ai commencé à apprivoiser ma nouvelle apparence. Après quelque temps, j'ai été capable de demeurer sans bonnet à l'intérieur, tout en en portant un, bien sûr, pour me protéger du froid si je sortais. En présence de ma mère, je n'étais pas du tout gênée de montrer mon crâne chauve, mais dès que quelqu'un d'autre se présentait à l'appartement, je courais remettre un bonnet. Au début, je portais un bonnet pour me protéger du regard d'autrui, mais très vite je me suis mise à le porter pour protéger les autres de la vue que je leur offrais… Je me suis rendu compte que de me voir chauve rendait mal à l'aise certaines personnes ou leur faisait de la peine… c'est du moins ce que j'ai pensé. Du coup, pour mes cours de tai chi par exemple, je mettais toujours un bonnet. Puis, un jour, j'ai osé le retirer là aussi. J'avais envie de voir la réaction des gens. À ma grande surprise, tous m'ont fait bon accueil et m'ont même complimentée.

Je crois que c'est à partir de ce moment que j'ai vraiment assumé ma nouvelle apparence. Et que j'ai commencé à percevoir différemment le regard des autres. Lorsque j'allais au restaurant ou que je furetais dans une librairie (cela les jours où j'avais un peu plus de forces), je me suis rendu compte que les gens ne me regardaient pas vraiment. C'était moi, à vrai dire, qui avais peur de leur regard. Leur regard empreint de curiosité, leur regard de pitié, leur regard de peur. J'avais tellement de fausses idées. La réalité était tout autre. D'abord, je n'attirais pas à ce point les regards d'autrui. Il se peut que des gens m'aient regardée mais, soit par pudeur, soit par respect, ils faisaient mine de ne pas me voir. Ou alors, ils ne me voyaient pas, vaquant à leurs affaires, préoccupés par leur propre vie. Qu'est-ce que je m'étais imaginé ?

Cependant, de la part des gens qui m'ont vue telle que j'étais et ont compris tout de suite ce qui m'arrivait, je ne compte plus les sourires que j'ai reçus. Leurs regards où je lisais de la bienveillance, un encouragement muet, accompagné d'un sourire chaleureux ou d'un bonjour sympathique. Plus j'assumais ma nouvelle tête, plus je trouvais le courage de me montrer telle que j'étais, plus je recevais sourires et salutations. Je ne lisais jamais de pitié ou de crainte dans les yeux des gens. J'y voyais de l'admiration, une certaine connivence, comme s'ils me disaient : « Je comprends. Moi aussi, je suis passé par là. » Ou encore :

« J'ai accompagné de près un être cher dans ce combat. Bravo à vous. Courage. »

Tu me diras que j'ai trop d'imagination. C'est possible. Mais je ne peux pas avoir imaginé tous ces regards plongés dans le mien, ces sourires et ces bonjours spontanément donnés. Je crois qu'ils étaient le reflet de ma propre attitude. En m'acceptant moi-même, j'envoyais le message que les autres pouvaient en faire autant. Et j'ai été bénie de recevoir tous ces encouragements silencieux et tacites. Je crois sincèrement que je n'aurais pas reçu tous ces précieux signes amicaux si j'avais porté une perruque. Et quel dommage alors. J'y gagnais à me montrer telle que j'étais.

Je boucle la boucle en terminant cette section comme je l'ai commencée. La perte des cheveux est une étape vécue très différemment par chaque femme. À chacune de faire la paix avec cette situation. Cette paix prendra différentes formes. Certaines éprouvent le besoin de porter une perruque pour conserver une image d'elle-même qui soit au plus près de la « normalité », et c'est très bien. Pour d'autres, porter des foulards ou des bonnets devient, pendant quelques mois, une façon de se donner un nouveau style. D'autres, enfin, font le choix de ne rien porter du tout. Je garde le souvenir de l'animatrice à la télé Geneviève Borne, magnifique jeune femme qui avait fièrement et courageusement montré son crâne chauve à l'émission *Tout le monde en parle*. Je me souviens de la forte impression qu'elle m'avait faite alors. Je l'avais trouvée si belle, si resplendissante malgré la maladie, pleinement assumée.

Pour ma part, j'ai apprivoisé la perte de mes cheveux doucement, étape par étape. Comme un chemin dans le chemin. Faire face à la réalité et se l'approprier n'est pas une tâche facile. Mais à partir du moment où j'ai assumé ma situation, étonnamment, j'ai reçu en retour tant d'affection et d'encouragement que j'en ai été récompensée. Je ne peux faire autrement que d'en tirer une formidable leçon de vie.

Suggestions… en bref

- Si tu as les cheveux longs ou mi-longs, fais-les couper le plus court possible avant la chimiothérapie, d'une part afin d'apprivoiser ta nouvelle tête ; d'autre part, afin de t'éviter le choc et les tracas liés à la perte des cheveux.

- Consulte les dépliants et les brochures concernant les perruques, bonnets et autres solutions de remplacement, et rends-toi dans une boutique spécialisée pour l'essayage avant de commencer la chimiothérapie afin d'être prête lorsque surviendra la chute des cheveux. Comme tu ignores quand et à quel rythme les cheveux tomberont, mieux vaut être préparée. Cette étape te permettra aussi de te préparer psychologiquement à cette perte.

- Si tu optes pour la perruque et que tu n'as pas les moyens d'en acheter une, envisage de la louer. Si tu choisis l'achat, prévois un budget pour la perruque et son entretien.

- Les bonnets et les foulards de même que les postiches offrent un substitut peu coûteux et sans tracas.

- Rappelle-toi que la perte des cheveux n'est que temporaire et qu'elle est, en quelque sorte, le signe le plus concret que la chimiothérapie est à l'œuvre contre le cancer.
- En règle générale, les cheveux repoussent environ un mois après la fin du dernier traitement de chimiothérapie. Puis au rythme d'environ un centimètre par mois.
- La repousse prendra d'abord la forme d'un duvet ; les cheveux seront plus fins, comme les cheveux d'un bébé. Ils épaissiront et retrouveront leur corps au fil des mois. Un coiffeur expérimenté m'expliquait que les cheveux mettent facilement dix-huit mois avant de retrouver leur corps et leur vigueur d'antan une fois les traitements terminés. Au début, ils pourront être frisés, même si ce n'est pas toujours le cas.
- En ce qui me concerne, mes cheveux ont retrouvé leur pleine vigueur et leur apparence saine un an après la fin des traitements de chimiothérapie.

11

Quelques astuces pour s'en sortir

RECEVOIR UN DIAGNOSTIC DE CANCER suspend ta vie en quelque sorte : tout ce que tu faisais, tout ce qui faisait partie de ta vie semble soudain arrêté. Il est alors tentant de cesser toute activité pour se vouer aux traitements à recevoir. C'est là une réaction normale, mais qui recèle un piège de taille et, qui plus est, sournois. En effet, la fatigue que tu ressens ne diminuera pas si tu te reposes ou si tu dors plus longtemps.

Demeurer active

La fatigue est l'un des effets secondaires des traitements anticancer les plus fréquents et les plus difficiles à surmonter. Elle survient dans 80 à 100 % des cas. Cette fatigue, j'en ai déjà parlé précédemment, est difficile à concevoir tant qu'on ne l'a pas éprouvée soi-même. C'est une fatigue à nulle autre pareille et difficile à décrire. Je l'appelle « fatigue biochimique », car c'est le terme qui me semble se rapprocher le plus de l'expérience que j'en ai eu.

Augmenter les heures de sommeil ne fera rien contre ce type de fatigue. Bien au contraire et de l'avis de nombreux oncologues, tu ferais mieux d'y répondre en commençant un programme d'exercices physiques en même temps que les traitements anticancer.

Le Dr Michel Pavic, oncologue et chercheur au Centre de recherche du CHUS (Sherbrooke), encourage ses patients à demeurer actifs durant les traitements. J'ai eu la chance d'avoir le Dr Pavic comme médecin oncologue pendant ma chimiothérapie. Il n'a pas eu grand-chose à faire pour me convaincre de l'importance de demeurer toujours active. Mon expérience professionnelle en physiothérapie m'avait appris le bien-fondé de l'activité physique et ses nombreux bienfaits sur le corps et sur l'esprit. Mais ce que j'ai appris par la suite, c'est que ces bienfaits se font également sentir pendant des traitements aussi éprouvants que ceux de la chimiothérapie. En effet, les recherches démontrent que l'activité physique peut atténuer les effets secondaires de certains traitements.

Dans une entrevue diffusée à la télévision de Radio-Canada le 2 juin 2015, le Dr Pavic rappelle l'importance de demeurer actif afin de favoriser le retour à la vie normale, une fois les traitements terminés. Il dira : « Lorsqu'on a un cancer, tout concourt à arrêter de bouger. La vie s'arrête, entre guillemets, pour la phase des traitements et le corps va très vite se déshabituer à faire des efforts. Finalement, les gens vont se mettre au repos, la fatigue va s'installer, les muscles et les os vont se déshabituer à faire des efforts. Le jour où les traitements seront terminés, les patients seront considérés en rémission et c'est là que les problèmes vont sortir parce qu'ils seront incapables de récupérer. Tous les efforts qu'ils vont réaliser vont leur sembler beaucoup plus coûteux. » (Radio-Canada, *Le Téléjournal Estrie,* 2 juin 2015)

À la réduction des risques de récidive s'ajoute le rôle bénéfique de l'activité physique sur le contrôle du stress. Le sport agit sur nos hormones du stress de la même manière que la méditation. Dans *Anticancer,* le Dr Servan-Schreiber recense diverses études démontrant la réelle efficacité d'une saine gestion du stress, que ce soit par l'activité physique ou par la méditation.

Ces pratiques agiraient, entre autres, sur les cellules NK (*Natural Killer*) de notre système immunitaire. Nos cellules NK sont programmées pour rechercher les cellules cancéreuses et les attaquer lorsqu'elles sont en leur présence. Pour résumer très simplement le phénomène, disons que notre corps, sous l'effet de l'activité physique et de la méditation, sécrète des enzymes « communiquant chimiquement », si l'on peut dire, avec ces cellules NK et les amènent à agir plus agressivement en présence de cellules cancéreuses. À l'inverse, la femme sédentaire et qui ne sait pas gérer le stress verra ses cellules NK être plus passives et moins efficaces face à l'adversaire. Ces études ont été publiées dans les revues médicales et scientifiques parmi les plus prestigieuses au monde et je trouve encourageant de savoir à quel point chacun peut avoir un effet positif sur son système immunitaire. Tu trouveras dans l'ouvrage du Dr Servan-Schreiber des renseignements détaillés sur ce sujet. Tous s'appuient sur des recherches sérieuses faites à travers le monde. Je t'incite fortement à lire ce livre pour en apprendre davantage sur les mécanismes de protection contre le cancer susceptibles d'être adoptés au quotidien.

Malgré la fatigue et la sensation de lourdeur ressenties durant la chimiothérapie, je m'astreignais à sortir chaque jour pour marcher d'un bon pas. Et cela malgré les records de froid de ce fameux hiver 2015. Les bons jours, ma promenade quotidienne de quarante minutes réussissait à me sortir de mon brouillard et de mon engourdissement. De plus, la marche au grand air atténuait les nausées causées par la chimiothérapie. Chaque fois, j'éprouvais pleinement la sensation d'accomplir une action bénéfique pour moi. J'avais la conviction qu'agir ainsi m'aiderait à m'en sortir et, ce faisant, j'envoyais le message clair à mon corps et à mon esprit que mes forces vives étaient à l'œuvre. Au fil des promenades, le fait de croiser des gens de toutes sortes, des enfants qui jouent, des chiens qui courent, de jolies mésanges perchées sur une branche me reconnectait avec la beauté des choses simples et avec mon énergie vitale.

De plus, dans les bonnes périodes, je réussissais à me rendre à mes cours de tai chi deux à trois fois par semaine. Je bénéficiais alors du contact chaleureux des gens avec qui je découvrais cet art. J'emmagasinais en moi cette énergie qui provient de la pratique d'une activité en groupe. Même si, parfois, l'envie de rester chez moi se faisait insistante, je résistais à la tentation et me rendais à mes cours. La semaine où je recevais la chimio, j'étais trop étourdie pour être au sein d'un groupe. Je m'installais alors au salon pour faire mes trente minutes quotidiennes d'exercices de tai chi. J'abonde dans le même sens que le psychanalyste bien connu Guy Corneau (*La guérison du cœur. Nos souffrances ont-elles un sens ?*, Robert Laffont, 2000) qui explique que, s'agissant de la maladie, une activité exigeant une discipline personnelle, une routine, une certaine forme de mortification, est un cadeau que l'on se fait à soi-même. Qu'elle est une forme de bienveillance envers soi. C'est tout à fait vrai.

Que ce soit en groupe, comme Isabelle avait pris l'habitude de le faire en réunissant chez elle un groupe de femmes atteintes du cancer du sein (voir, dans ce livre, chapitre 6, « Récupérer après une chirurgie », section « Le lymphœdème »), ou que ce soit seule, comme Guylaine à son gym en se faisant concocter un programme sur mesure pendant ses traitements de chimio, toute femme peut, si elle s'en donne la peine, pratiquer une forme d'activité physique, selon ses goûts, ses capacités et son budget. À titre d'exemple, l'organisme La Rose des Vents, à Sherbrooke, m'a remboursé le premier mois de l'abonnement à des cours de tai chi pour m'inciter à m'y inscrire.

Traverser cette épreuve exige de l'endurance et, hélas, tu n'en connais pas le dénouement. Pas plus que la durée ou les soubresauts… Le combat sera-t-il relativement de courte durée ou se prolongera-t-il sur plusieurs années ? Y aura-t-il des complications ? Des revirements de situation ? Le traitement se déroulera-t-il comme prévu ? Tu l'ignores. Il devient alors impératif de maintenir ton niveau d'énergie et tes forces combatives à leur meilleur, compte tenu de ta situation et de son évolution.

C'est la raison pour laquelle je t'invite, encore une fois, à prendre connaissance des divers services offerts près de chez toi et à t'engager le plus tôt possible dans un programme régulier d'activités physiques. Ne serait-ce qu'une marche quotidienne au grand air, ce qui est déjà un très bon exercice. L'important est de tenir compte de tes goûts et de ne pas t'imposer une activité qui ne correspond pas à tes centres d'intérêts. Le sentiment de puissance qui en résulte et la redécouverte de ton énergie vitale jouent un rôle que nul ne saurait ignorer. Leur effet à la fois sur le corps et l'esprit est important, et il se fera sentir non seulement pendant les traitements mais aussi par la suite, y compris lorsque tu devras retourner au travail, si tel est le cas.

La visualisation

J'avais reçu ma toute première chimiothérapie une semaine plus tôt. Un de mes bons amis m'appelle pour prendre des nouvelles. Je sortais tout juste du brouillard chimio, affaiblie, encore sonnée par ce que je venais d'encaisser : les nausées subites, la fatigue, l'étrange impression d'être hors de soi, les heures qui passent lentement comme dans un cauchemar éveillé qui n'en finit plus. L'ami me demande comment je me sens. Je lui réponds :

— Je sais maintenant ce que c'est que de recevoir une chimiothérapie. J'ai encore quatre mois de ce régime devant moi. Après, ce sera la radiothérapie. Puis un an de thérapie ciblée. Je viens de comprendre dans quelle galère je suis embarquée. Je vois tous ces traitements comme une montagne devant moi. Et j'ai vraiment peur.

Ce à quoi il me répond :

— Tu sais, même les plus grands alpinistes, ceux qui grimpent l'Everest, même eux, le font étape par étape. Ils établissent des camps de base et ils grimpent la montagne, lentement, progressivement. Un camp de base à la fois. Fais pareil. Et au bout, tu verras les verts pâturages de la santé et de la réussite s'étendre à tes pieds.

J'en conviens : mon ami a parfois de ces façons de s'exprimer... Mais c'est bien ce qui fait son charme.

L'idée a fait son chemin dans mon esprit. Les semaines ont passé... Puis, j'ai reçu la deuxième chimiothérapie.

Quelques jours plus tard, alors que j'étais seule pour la soirée, prise d'une soudaine inspiration, j'ai décidé de mettre sur papier cette idée de montagne qui me faisait peur et m'intimidait. J'ai dessiné une montagne et, le long de la pente ascendante, j'ai posé des pierres, telles des camps de base, qui permettent de monter jusqu'au sommet. Ces camps de base représentaient toutes les chimios qu'il me restait à recevoir. Je les ai appelées chimio 1, chimio 2, etc. jusqu'à la dernière tout en haut. Puis, sur la pente descendante, sur l'autre versant de la montagne, j'ai dessiné d'étroites bandes de haut en bas : c'étaient les traitements de radiothérapie à venir, soit 25 à 30 traitements échelonnés sur six semaines (en fin de compte, il ne m'en a fallu que cinq). Au pied de la montagne, j'ai dessiné un paysage de verdure, avec des fleurs, des arbres, un ciel bleu et un grand soleil illuminant le tout. Mes verts pâturages à moi s'étalaient aux pieds de cette montagne. Au bas de la pente s'ouvrait un chemin qui serpentait au cœur de ce paysage tout de vert et à l'intérieur duquel j'avais écrit de toutes les couleurs le mot « guérison ». Tout autour de la montagne, j'ai inscrit les mots clés renvoyant à des notions importantes tirées de mes lectures sur les avancées de la recherche sur le cancer et qui étaient des formes d'encouragement. Ces mots-clés : optimisme, importance d'être calme, esprit serein, marche quotidienne de trente minutes, « alicaments » (voir les recherches du Dr Béliveau), etc.

J'ai ensuite collé avec du ruban adhésif mon dessin sur un mur de la cuisine. Ce dessin montrait le chemin à parcourir avec, à l'intérieur de la montagne, les espaces vides qu'il me restait à combler. Puis, à mesure que je franchissais une étape du traitement, chaque fois que je recevais une chimiothérapie, je prenais un crayon d'une couleur différente et je colorais l'espace représentant le camp de base que je venais de franchir. Comme le dessin était bien en vue sur un mur de la cuisine, je passais devant tous les jours, plusieurs fois par jour. Ma mère le voyait aussi. Au fil des semaines, la montagne s'est remplie de couleurs vives qui témoignaient de la progression de mes traitements. Tous les jours également, je voyais le mot inscrit sur le chemin : « guérison ». Peu à peu, il s'est inscrit dans mon esprit. C'était pour moi une façon ludique d'apprivoiser cette montagne que je craignais et de visualiser l'objectif visé : affronter ma peur, la surmonter et faire d'elle une alliée pour me diriger vers la lumière, l'espoir, la santé recouvrée.

Ce dessin m'a beaucoup aidée. Lorsque le tout dernier traitement de radiothérapie est arrivé, à mon retour de l'hôpital, j'ai coloré le dernier espace restant et ma mère a immortalisé le moment à l'aide d'une photo. C'était la fête !

Une fois terminés les traitements les plus importants, j'ai repris le procédé au moment de recevoir les traitements ciblés. J'avais alors des difficultés à me concentrer, d'énormes trous de mémoire, des oublis fréquents, des absences, beaucoup de distractions et de la fatigue. J'ai dessiné un grand cercle avec tous les objectifs de santé que je visais et j'ai collé ce dessin dans ma chambre, près de mon lit. Ainsi, chaque matin et chaque soir, mes yeux se posaient sur l'image et je pouvais être sûre que l'image d'une santé à recouvrer s'imprégnait dans mon esprit.

Les sportifs de haut niveau et les athlètes olympiques font depuis longtemps appel aux services de psychologues du sport. Ces athlètes utilisent la visualisation comme outil pour atteindre leurs objectifs. À répétition, jour après jour, ils visualisent mentalement leurs performances sportives. Certains vont jusqu'à s'imaginer en train de connaître les émotions et l'euphorie de la victoire. Chaque jour, ils conditionnent leur esprit et savent qu'ils poussent ainsi leur corps à ne faire qu'un avec lui. Sans maîtriser pour autant cette technique, j'ai voulu m'en inspirer pour mieux me motiver.

C'est vrai que cette épreuve des traitements anticancer était pour moi une montagne. C'est vrai que l'ampleur des traitements à venir me faisait peur. Et que cette peur aurait pu me paralyser. J'ai voulu, à travers ce processus, faire de ma peur une alliée. Je ne voulais pas qu'elle me paralyse mais, au contraire, qu'elle m'aide à mobiliser mes forces. Au lieu de voir dans cette montagne une masse intimidante posée en travers du chemin, ce qui m'aurait découragée, j'ai voulu m'en servir comme d'une superbe image. Une image d'abord vide, mais qui se remplissait de l'intérieur, à mesure que j'avançais. D'une certaine manière, le geste de couvrir cette montagne de couleurs vives me remplissait moi-même également et, plus j'avançais, plus je me fortifiais mentalement. Je crois en la force de la motivation intrinsèque, c'est-à-dire de celle qui provient de l'intérieur, non de l'extérieur de soi.

Ce petit truc tout simple de dessiner une montagne, j'ai voulu le partager avec toi. Chacune ira de sa technique, de ce qui fait image. Mon amie Linda, elle aussi atteinte d'un cancer du sein, visualisait la tumeur et lui parlait en ces termes :

— Tu n'es pas la bienvenue ici. Va-t'en !

Et disant ces mots, elle « saisissait » la tumeur avec ses mains et la sortait de son corps. Linda se voyait en train de rejeter hors d'elle ce cancer dont elle ne voulait pas. Je suis certaine que chacune d'entre nous a un truc pour se motiver. Ce ne sont pas là des lubies, car tout moyen qui donne un sentiment de puissance joue un rôle essentiel sur le long chemin menant à la guérison. Son effet ne doit jamais être sous-estimé.

La sexualité et l'image de soi

Il n'y a qu'à allumer son poste de télé, naviguer sur Internet, sortir de chez soi et tomber sur un panneau réclame : nul besoin d'être très observatrice pour constater la place omniprésente des images de seins dans notre société. Que ce soit dans la publicité, les vidéoclips, les magazines féminins, les films, la mode vestimentaire, les débats sur le bien-fondé des chirurgies mammaires ou de l'allaitement maternel dans les lieux publics : les seins de la femme font jaser et occupent une grande place dans nos sociétés. Les seins ne sont pas seulement pour la femme un attribut de la maternité, ils ont aussi, pour une large part, une fonction érotique. Il n'est donc pas étonnant si ta sexualité et l'image que tu as de toi-même pendant et après un cancer du sein en sont affectées à un moment ou à un autre. Le cancer du sein a d'importantes répercussions, y compris dans le domaine de la sexualité.

J'ai découvert avec étonnement que les médecins ne nous parlaient pas assez de cet aspect du problème, à supposer même qu'ils le fassent. Mais le plus étonnant pour moi demeure ce que les femmes elles-mêmes révèlent quand on leur laisse la possibilité de s'exprimer.

C'est pourquoi, je veux d'abord donner la parole aux femmes afin de les laisser raconter cet aspect de leur vie intime, du moins celles qui le veulent. Mes sources ici seront doubles : la parole de femmes atteintes du cancer du sein et qui ont accepté de me faire part de leur expérience, et des blogues spécialisés. En parcourant ceux-ci, j'ai sélectionné les propos qui revenaient le plus souvent afin d'illustrer le plus fidèlement possible les difficultés auxquelles se heurtent les femmes. Par respect pour celles que j'ai rencontrées et à leur demande, je ne dévoilerai pas leur identité. Seuls leurs propos, tels qu'elles les ont tenus ou que j'ai lus dans les blogues, seront ici cités, indistinctement.

Comment les traitements ont-ils affecté ou modifié tes relations intimes et sexuelles ?

« La chimio, c'est comme une couverture de ciment autour de toi. Je n'ai plus de libido, plus d'intérêt. Avant, mon conjoint et moi avions une vie sexuelle très satisfaisante et j'avais une forte libido. Ce n'est plus comme ça maintenant. Mon conjoint s'inquiète, il pense que je ne l'aime plus. Je vis ça comme une pression. Il en fait beaucoup pour moi durant les traitements, il prend bien soin de moi, j'ai un mari en or et je voudrais lui rendre tout le bien qu'il m'a donné. Je me sens responsable de satisfaire ses besoins sexuels alors, parfois je le fais quand même, même si je n'en ai pas envie. Je le fais aussi par défi, pour me sentir vivante, comme pour faire un pied de nez au cancer. Dans les six derniers mois, on a eu deux ou trois relations sexuelles, pas plus… »

« Je ne suis plus une femme pour lui. Je me sens fautive et coupable. J'ai peur que mon ami me quitte pour une autre. »

« Ma libido est à zéro. Avec la sécheresse vaginale, les rapports sexuels sont difficiles et douloureux pour moi. Mon gynécologue m'a donné des suppositoires à base d'eau sans hormone que j'insère un jour sur deux. Ça facilite la pénétration, ça cicatrise les lésions que j'avais au vagin et ça réduit la sécheresse. »

« Je n'ai plus le goût de faire l'amour. De plus, je souffre d'une très forte inflammation vaginale. Je ne peux plus avoir de rapports sexuels tellement ça me brûle. Aussi, je suis au chômage, alors je suis stressée, ce qui a de fortes répercussions sur notre relation de couple. »

« Parfois, je me sens comme un objet destiné à satisfaire ses besoins sexuels, je fais l'amour pour lui faire plaisir, sans désir ni envie, car je sais qu'il en a besoin, c'est un compromis. »

« L'odeur de la chimio ! Juste ça, ça me sort par les pores de la peau et ça m'enlève tout désir. Les quatre premiers jours de la chimio, c'est non. Après, les jours 5 et 6, j'ai un manque d'intérêt, je me sens fatiguée. Je suis dans ma bulle, je n'ai pas assez d'énergie pour moi alors je ne me sens pas capable d'en donner à l'autre. J'accepte quand même d'avoir des relations sexuelles parce qu'il a des besoins. On a des "p'tites vites"… »

« Avec la chimio, j'avais la libido à plat et j'étais en ménopause. J'ai souffert de sécheresse vaginale et, à un moment donné, j'ai même eu des cloches d'eau sur les muqueuses du vagin. J'ai terminé la chimio en février, et ce n'est qu'à la fin de l'été que ma libido est revenue. »

« Mon conjoint m'a quittée une semaine après que j'ai eu reçu le diagnostic. Il m'a dit que c'était trop pour lui. Je sais que beaucoup de femmes sont quittées par leur conjoint à cause du cancer. J'ai envie de dire à ces femmes d'apprendre à mettre leurs priorités ailleurs dans la vie. Je crois qu'il faut être assez grande et assez forte pour se tenir à l'écart des gens négatifs. Je m'aimais beaucoup physiquement avant que tout ça n'arrive. Après ma double mastectomie totale, j'ai dû apprendre à apprivoiser mon nouveau corps. Grâce à l'humour, je m'en sors. »

« Pendant la chimio, je ressentais des brûlures au moment de la pénétration, et jusqu'à quatre mois après la fin des traitements. En plus, avec la ménopause, j'étais moins lubrifiée. Encore aujourd'hui, je me sens complexée, je ne me sens pas à l'aise de me montrer nue devant mon mari, à cause de la cicatrice laissée par la chirurgie et de mon sein qui a changé de forme. Je porte toujours une camisole pour aller au lit et on fait l'amour dans le noir parce que je ne veux pas qu'il me voie. C'est sûr que ça influence à la baisse ma libido. »

Voilà des propos qui me laissent pantoise et triste… À mon tour maintenant : en ce qui me concerne, je n'ai pas eu à vivre tous ces désagréments. J'avais pourtant un amant au moment du diagnostic, mais rien de sérieux. Lorsque je lui ai annoncé que j'avais un cancer du sein, il m'a dit être désolé pour moi, qu'il me souhaitait bonne chance et… que je n'aurais qu'à le rappeler une fois « tout ça » terminé. Tu parles ! Son numéro de téléphone a pris la direction de la poubelle, tu penses bien.

J'ai donc traversé toute cette épreuve en célibataire et je n'ai eu aucune relation sexuelle pendant toute la durée des traitements. Mais quand je lis ces témoignages de femmes, je n'ai aucun mal à comprendre leur manque d'intérêt pour la sexualité. Selon ma propre expérience, ma libido était à zéro, et je me reconnais dans leurs propos lorsqu'elles parlent de fatigue, d'absence de libido, de sécheresse due à la ménopause et même de l'odeur de la chimio sur la peau : rien d'érotique là-dedans ! Du coup, j'ai volontairement évité toute rencontre qui aurait pu mener à une relation sexuelle.

Je sais que je dois passer moi-même par une période d'acceptation et de réappropriation de mon corps. En ce sens, l'aspect de mon sein s'est considérablement amélioré dans l'année suivant la fin des traitements. Je suis chanceuse ; le sein a somme toute été bien conservé ; rien n'y paraît lorsque je porte des vêtements, même un maillot de bain. Les cicatrices dues à la chirurgie se sont affinées progressivement, le sein s'est remodelé, la raideur de la peau et celle des tissus irradiés par la radiothérapie se sont beaucoup atténuées grâce aux massages, aux soins d'hydratation et aux exercices d'étirement de tai chi. J'observe de réels progrès et je me considère comme satisfaite de l'état actuel de mon sein, malgré ses modifications.

À cause de la chirurgie et de la radiothérapie, mon sein a changé de forme, le mamelon aussi, la peau s'est épaissie et colorée, et certaines zones, dont le mamelon, sont moins sensibles que d'autres. L'intérieur du sein et la zone irradiée tout autour sont encore légèrement douloureux à la pression.

Pourrai-je un jour éprouver à nouveau du plaisir à être touchée ? J'en suis persuadée. Mais je comprends une chose, c'est que ce plaisir devra d'abord passer par mon acceptation de ces changements. J'apprends à aimer ce nouveau sein, à le trouver beau avec ses marques de bataille. Je suis maintenant capable de les comparer à des médailles de courage et de bravoure, mais ça n'était pas le cas au début. C'est un processus, comme tout le reste, comme d'apprivoiser sa propre tête sans cheveux. C'est encore un chemin dans le chemin.

Parmi toutes les lectures que j'ai faites, j'ai répertorié un nombre intéressant de recherches sur les impacts des traitements anticancer sur la sexualité et l'image personnelle. De ces recherches, j'ai tiré les signes et les symptômes rapportés par les femmes, leurs causes et des pistes de solutions proposées par des sexologues, des gynécologues et des cancérologues spécialisés dans le cancer du sein.

Les symptômes et le vécu

Disons d'abord que de nombreux signes et symptômes sont rapportés. Voici, en résumé, les quatre principaux problèmes que je retiens à partir des témoignages exprimés par les femmes, d'un point de vue physique.

– Selon les diverses études, 70 à 75 % des femmes ayant un cancer du sein éprouveront un manque d'intérêt pour la sexualité (baisse de libido) au cours de leurs traitements et jusqu'à deux ans après la fin des traitements. Certaines études vont jusqu'à cinq ans.

- Ces femmes souffriront de sécheresse vaginale et de vaginisme (douleur au moment de la pénétration).
- Elles observeront une perte de sensibilité du sein, du mamelon, de l'aréole ainsi qu'une douleur au bras et au thorax du côté du sein opéré ou qui aurait subi des traitements de radiothérapie.
- À la suite d'une chimiothérapie, la perte de la pilosité sur tout le corps lui donnant un aspect pré-pubère, de même qu'une prise de poids significative après les traitements pourront influer négativement sur l'estime corporelle de la femme.

Aux problèmes d'ordre physique s'ajoutent ceux d'ordre psychologique. Ils seront présents à des degrés variables selon chacune, et ce ne sont pas nécessairement toutes les femmes qui les éprouveront. Je les résume succinctement.

- Le premier serait la très grande fatigue et la sensation de brouillard souvent mentionnée par les femmes subissant des traitements de chimiothérapie, ce qui leur donne l'étrange sensation de ne pas être présente à elle-même, et encore moins à l'autre.
- Pour le conjoint, le passage du rôle d'amoureux à celui d'aidant naturel et d'infirmier, et vice versa une fois les traitements terminés, peut être difficile. Pour la femme aussi, ce changement de rôle pourrait avoir une incidence sur sa propre libido.

- La modification du sein (volume, apparence, pigmentation, forme, texture) ou son amputation et ses cicatrices, lui enlevant son aspect érotique d'avant, peuvent faire craindre à la femme de se montrer nue devant son partenaire et la faire douter de sa beauté et du désir qu'elle peut susciter.

- Toutes les modifications au sein mentionnées ci-dessus affectent également les sensations physiques éprouvées pendant les relations sexuelles. Celles-ci deviennent alors un élément de comparaison mais en négatif, la situation présente étant forcément dévalorisée par rapport à celle antérieure.

- La peur, souvent mentionnée par les femmes, de contaminer leur partenaire avec les substances chimiques présentes dans leur corps. Il est d'ailleurs recommandé aux couples d'utiliser un préservatif si des rapports sexuels ont lieu durant les quatre premiers jours afin d'éviter une telle situation. Ce risque concourt à diminuer le désir.

- Tout ce qui entoure le cancer et se rapporte inévitablement à une mort possible, à sa propre finalité et aux graves questions de l'existence participent à créer un climat de tension et d'anxiété, peu propice au contexte de relations sexuelles pleinement satisfaisantes. C'est ni plus ni moins un combat entre Eros et Thanatos, dont les champs de bataille sont le sein… et le cerveau. Car on a souvent tendance à oublier que le premier organe sexuel, chez la femme du moins, c'est la tête.

– La difficulté pour de nombreuses femmes ayant subi une reconstruction mammaire à se sentir « connectées » à ce nouveau sein qui n'a plus la même apparence ni ne procure les mêmes sensations que le sein d'autrefois.

– La difficulté pour certains couples à communiquer efficacement leurs besoins et ce qu'ils ressentent.

– Le sentiment de culpabilité éprouvé par la femme à l'endroit de son partenaire, à l'idée de ne pas être en mesure de satisfaire ses besoins sexuels et de lui être un fardeau.

– Chez les jeunes femmes, la crainte – fondée – que la chimiothérapie les ait rendues stériles, provisoirement ou à jamais.

Les causes de la perte de la libido

Il est impossible de passer en revue chacune des causes aux difficultés sexuelles rencontrées, chaque femme étant différente, ayant un parcours de vie différent, une relation à sa sexualité et à son corps différentes, des protocoles de traitements variant de l'une à l'autre et des réponses à ces traitements tout aussi variées. Cependant, je regrouperai ces causes en trois grandes catégories, en énumérant pour chacune les formes prises.

• La nature des traitements

– Les séquelles (douleur, incapacité de bouger librement le bras, aspect du sein et des cicatrices, etc.) à court, moyen et long terme d'une chirurgie, quelle qu'elle soit, avec ou sans retrait de ganglions lymphatiques.

– Les effets sur le corps de la chimiothérapie : fatigue et effet de brouillard qui rend absente à soi-même, douleurs parfois, baisse de l'immunité après la chute des globules blancs entraînant un plus grand risque d'infection, nausées, symptômes de ménopause, muqueuses de la bouche, du vagin et de la vulve douloureuses, etc.

– Les brûlures au sein, un épaississement et une raideur de la peau ou des fibroses du tissu mammaire causés par la radiothérapie.

– La libido réduite considérablement par les traitements hormonaux, dont l'action sur les œstrogènes a été expliquée au chapitre 9, « La médication périphérique », section « L'hormonothérapie ».

– Les antidépresseurs prescrits par le médecin à la femme souffrant de dépression ont des effets secondaires néfastes sur la libido.

- Les facteurs psychologiques

– Ils sont nombreux. La peur de mourir, en tout premier lieu. Elle trouve un exutoire dans l'espoir qu'apportent les traitements. Certaines femmes mobilisent toutes leurs forces en vue de la guérison. Il ne leur reste plus d'énergie pour le reste…

– Le désir de certaines femmes de retrouver l'intimité d'antan avec leur partenaire, mais elles en sont incapables (en raison des effets secondaires des traitements), ce qui les attriste, voire les déprime. Cette incapacité ne les fait que se dénigrer davantage.

– Le sentiment de culpabilité souvent ressenti par les femmes : coupables d'être un poids pour la famille, coupables d'être malades et d'être moins en mesure de répondre aux besoins de leur conjoint et de leurs enfants, coupables de bouleverser la vie de couple et la vie familiale.

– L'adaptation à un nouveau corps qui peut être longue et difficile pour certaines. Le temps psychologique n'est pas le même que le temps chronologique ; il diffère pour chacune.

– À quoi s'ajoute toute la dimension symbolique du sein : attribut à la fois féminin, maternel et érotique. La sexologue Marie Veluire parle de « blessures narcissiques » pour désigner les situations problématiques induites par les chirurgies au sein. Les représentations de seins pleins, explosifs, arrogants même, surgissent de partout dans nos sociétés. Mais les représentations susceptibles de nous aider à accepter notre sein tel qu'il est devenu sont hélas rares et non valorisées. Chacune doit donc se construire une nouvelle image de soi et inviter son partenaire à participer à cette construction qui la rendra de nouveau belle aux yeux du couple.

- La qualité de la relation amoureuse avant le cancer

Il va de soi qu'une épreuve de ce genre exercera un très grand stress sur le couple. La durée du couple avant la maladie est un facteur déterminant, lorsqu'il s'agit d'augmenter les chances de s'en sortir. Selon les études, un couple dont les partenaires sont plus âgés et ont vu, au fil des ans, le corps de l'autre se transformer, posera un regard plus indulgent sur les modifications au sein de la femme qu'un jeune couple. Les difficultés rencontrées et surmontées dans le passé seront un bon indice de la capacité du couple à surmonter l'épreuve du cancer.

Quoi qu'il en soit, l'élément le plus déterminant lorsqu'il s'agit d'évaluer la capacité d'un couple à vivre une sexualité épanouie malgré la maladie demeure incontestablement la qualité de la communication. Les études sont unanimes sur ce sujet. La femme qui accepte mal les transformations de son corps causées par les traitements aura peut-être tendance à se replier sur elle-même, de crainte de ne plus être désirable aux yeux de son partenaire. Certaines femmes éprouveront de la honte à révéler ce corps charcuté et amputé, et elles le dissimuleront sous de la lingerie ou dans la pénombre de la chambre à coucher. D'autres chercheront à masquer la douleur ou leurs difficultés pour ne pas inquiéter les enfants et le conjoint, et voudront se comporter comme si tout allait bien, ce qui envoie au conjoint un message pour le moins paradoxal. Ce dernier, en retour, aura du mal à comprendre les réels besoins de sa conjointe. Si cette dernière évite les relations intimes, il pourra croire que sa femme ne l'aime plus. Tous ces exemples ont un point en commun : l'absence d'une communication efficace. Chacun, isolé derrière un mur de silence, en vient à penser que l'autre ne le désire plus.

Solutions et pistes de réflexion

L'identification des causes et leur compréhension permettent d'envisager des solutions. Aborder sans détour les difficultés d'ordre sexuel chez les femmes atteintes du cancer du sein revient déjà à franchir une étape importante. Ignorer le problème et détourner le regard ne feront que l'envenimer et enfermeront la femme dans une solitude accablante et préjudiciable. Je te livre le fruit de mes lectures quant aux solutions possibles.

D'abord l'amour ! C'est encore à la qualité de la relation que revient la palme d'or de la solution. Les couples ayant une relation amoureuse stable où la communication et le respect ont toujours primé s'en sortent haut la main. Ils savent faire preuve de patience, de compréhension et s'adapter à la situation à mesure qu'elle évolue. Des femmes ont déclaré que la traversée de cette rude épreuve avait raffermi leur couple, les deux partenaires ayant su affronter ensemble l'adversité et trouver des solutions satisfaisantes.

Ensuite, regarder en face sa nouvelle image corporelle. Les sexologues interrogés à ce sujet considèrent que c'est d'abord à la femme d'accepter sa nouvelle image. Le piège à éviter pour la sexologue et gynécologue Marie Veluire : « Que les patientes abandonnent leurs seins. Qu'ils deviennent un *no man's land,* ce qui arrive trop souvent. Mon message ? Touchez-vous ! » (« Cancer et libido », *Psychologies,* mars 2016). Elle a raison. Souviens-toi de ce que j'ai écrit plus tôt au sujet du massage de la cicatrice. Le fait de te masser le sein et de masser tes cicatrices t'amène à intégrer très tôt dans le processus les modifications subies et à assumer ta nouvelle image corporelle. En effet, plus rapidement tu intégreras ces modifications, plus saine et positive sera l'image qui se construira dans ton esprit.

Il est peu souvent question du conjoint, mais les études qui s'y intéressent ont conclu que son rôle est primordial. Le conjoint connaît lui aussi son lot de difficultés, ne serait-ce d'abord parce qu'il a peur de faire mal à sa femme. S'il aborde franchement la question avec elle et avec son médecin, il sera rassuré. La communication par la parole est importante, soit. Mais celle par le langage non verbal l'est tout autant, voire plus. Si un homme n'est pas doué pour la parole, il peut avoir recours au toucher. Le geste même envoie à sa partenaire le message qu'elle est toujours désirable à ses yeux. Mieux que tout autre geste, il peut certainement l'aider à accepter sa nouvelle image. Et puis, il ne faudrait pas réduire la sexualité aux seuls seins. « Les femmes doivent être convaincues que ce n'est pas parce qu'elles ne se sentent plus désirables que leur conjoint ne les désire plus », conclut le Dr Marc Espié, cancérologue au Centre des maladies du sein de l'Hôpital Saint-Louis, à Paris. « Certes, le sein est un organe essentiel, mais qu'elles se rassurent : une femme n'est pas qu'un sein ! »

Les hommes éprouveraient eux aussi des difficultés à trouver un équilibre entre leur besoin d'entrer en relation intime avec leur conjointe et la culpabilité qu'ils éprouvent face à leur propre désir d'elle. Comment exprimer ce désir sans passer pour un égoïste ?

J'ajoute ceci : je préfère abandonner le terme « conjoint », souvent employé dans les études, pour adopter celui de « partenaire ». Je le trouve plus inclusif, car je n'oublie pas que le cancer du sein n'atteint pas que les femmes hétérosexuelles... Or, les études ne font presque jamais mention des patientes homosexuelles. Pourtant, sans avoir consulté quelque étude sur le sujet, le gros bon sens me dit qu'*une* partenaire (c'est-à-dire une autre femme) aura sans doute une compréhension plus intime de ce que signifie la perte ou la détérioration d'un sein. Dans la foulée, je m'interroge quant à un possible effet miroir dévastateur. Comment la femme atteinte se percevra-t-elle en regardant sa partenaire qui, elle, jouit encore de ses seins en pleine santé ? Je pose la question.

Les femmes ne devraient pas hésiter à faire appel à la panoplie offerte pour faciliter la vie sexuelle : vibrateurs, jouets sexuels, lubrifiants afin de contrer la sécheresse vaginale et réduire l'inconfort au moment de la pénétration. Il existe des lubrifiants à effet prolongé qui peuvent être combinés à des lubrifiants à usage plus ponctuel. N'hésite pas à en discuter avec ton médecin ou avec ton infirmière-pivot en oncologie.

Les études mentionnent également l'importance pour les couples de savoir modifier leurs attentes et les moyens d'exprimer leur sexualité. Il est franchement irréaliste de penser que les rapports sexuels ne seront en rien changés, ni dans la fréquence, ni dans les pratiques, ni dans l'intensité habituelles.

Les sexologues suggèrent durant la période de traitement d'abandonner le coït au profit de caresses, de masturbation réciproque, de relations buccogénitales, de l'utilisation de jouets sexuels. L'approche dite *Sensate Focus,* qui invite les partenaires à se caresser d'abord en excluant les organes génitaux, puis en les incluant dans des caresses dénuées de tout caractère sexuel, pour en arriver progressivement à ce que la femme prenne l'initiative des relations sexuelles, peut se révéler particulièrement intéressante.

Précision utile : aux femmes ayant opté pour une reconstruction mammaire, le Dr Marc Espié recommande d'attendre de six à douze mois après avoir subi une mastectomie totale pour procéder à cette intervention chirurgicale. Ses observations cliniques lui ont permis de constater qu'il est plus difficile de subir en même temps une reconstruction mammaire et l'ablation du sein. Les patientes ont du mal à se faire au nouveau sein implanté, certes esthétique, mais dur au toucher et ne procurant pas les mêmes sensations que celui d'autrefois.

Sur le plan de la sexualité, ce délai a son importance. Attendre six à douze mois avant d'avoir un nouveau sein permet à la femme de s'adapter aux changements draconiens survenus dans son corps et facilite la transition de l'ancien au nouveau.

Il va sans dire que passer en revue les solutions, au chapitre de la sexualité, amène à rappeler le rôle facilitateur de l'IPO. Sa formation et sa relation de proximité avec la patiente permettront peut-être d'aborder plus facilement certaines questions délicates. L'IPO pourra aider à une meilleure communication au sein du couple, proposer des pistes de solutions, et en référer, le cas échéant, à un sexologue. Des études ont démontré le rôle déterminant de l'infirmière-pivot lorsqu'il s'agit de diminuer l'anxiété et les symptômes de dépression chez les femmes atteintes du cancer du sein qui ont un problème en lien avec la sexualité pendant les traitements, et cela quelle que soit leur orientation sexuelle.

Des équipes de recherche ont mis en place des groupes de parole qui permettent aux couples d'échanger avec d'autres couples devant faire face aux mêmes défis. Elles en ont conclu que la participation à ces groupes avait aidé les femmes à mieux traverser cette période difficile. Renseigne-toi auprès de ton centre hospitalier ou de ton IPO : des groupes de ce genre existent peut-être dans ton secteur.

En matière de sexualité chez la femme atteinte d'un cancer du sein, les études existent, mais elles sont encore trop parcellaires, et les auteurs de celles que j'ai consultées déplorent le fait que la vie sexuelle y est mesurée en termes de fréquence et de durée, ce qui la réduit à sa dimension purement physique. Les chercheurs croient à l'importance d'élargir l'objet des études aux facteurs psycho-sociaux de la relation sexuelle et de définir davantage celle-ci en termes de satisfaction globale. Je suis tout à fait d'accord. De ce que j'en sais, la médecine n'a fait jusqu'à présent qu'effleurer ce sujet vaste et complexe.

Si tu as recours à l'acupuncture, comme je t'incite à le faire, pour atténuer les effets secondaires des divers traitements, parle également à ton acupuncteur des difficultés éprouvées lors des relations sexuelles : douleurs, sécheresse vaginale ou autre problème. Je le redis : cette médecine millénaire peut te soulager et même atténuer certains effets physiques des traitements.

Pour approfondir le sujet, je te suggère l'ouvrage de Gina M. Maisano, *Intimacy after breast cancer* (2009, uniquement disponible en ligne, auprès de l'auteure, en version anglaise seulement). L'auteure, américaine, a survécu à deux cancers du sein. Pour écrire son livre, elle s'est basée non seulement sur son expérience personnelle, mais aussi sur les témoignages de plusieurs femmes qu'elle a rencontrées. Gina Maisano évoque sans détours les problèmes qui peuvent surgir en matière de sexualité et elle propose des solutions simples et variées. À la suite de l'énorme succès qu'a connu son ouvrage, elle a fondé un organisme à but non lucratif: No Surrender Breast Cancer Foundation, voué à améliorer la qualité de vie des femmes aux prises avec un cancer du sein (https://intimacyafterbreastcancer.wordpress.com).

En conclusion, il n'existe pas de norme ou de règle universelle en matière de sexualité et d'image de soi après un cancer du sein. Cependant, il m'apparaît clairement que nous sommes nombreuses à être aux prises avec ces difficultés et ces questionnements et qu'on aurait intérêt à ouvrir le dialogue.

Plutôt que d'éteindre la lampe de chevet en espérant que le problème disparaisse de lui-même et que la situation redevienne comme avant, il faut au contraire laisser bien allumée cette lampe et savoir reconnaître les signes annonciateurs de jours plus heureux.

TROISIÈME PARTIE

Et après ?

À la guerre, il ne faut pas compter que l'ennemi ne viendra pas, mais être en mesure de le contrer. Il ne faut pas se bercer de l'espoir qu'il n'attaquera pas, mais faire en sorte qu'il ne puisse attaquer.

SUN TZU, *L'ART DE LA GUERRE*

12

Prendre soin de soi

À PARTIR DU MOMENT où j'ai reçu un diagnostic de cancer, j'ai dû accepter progressivement le fait qu'il me faudrait apprendre à vivre avec l'éventualité d'une récidive. La tumeur cancéreuse qui m'avait été diagnostiquée a été jetée à la poubelle le 24 octobre 2014 ; les cellules cancéreuses susceptibles d'avoir résisté ont par la suite été éliminées par la chimiothérapie et la radiothérapie. Et le Herceptin a réduit en miettes la surexpression de la protéine HER_2 qui rendait le cancer encore plus virulent et agressif.

Cependant, la possibilité qu'il reste une seule de ces cellules cancéreuses, une seule, est une bombe à retardement capable de menacer à nouveau mon existence. Je dois m'assurer que cette éventuelle cellule cancéreuse sera incapable de se développer, qu'elle sera maintenue en état de faiblesse et qu'aucune tumeur cancéreuse ne reviendra me hanter, ni dans cinq ans, ni dans vingt ans, ni jamais. Je veux donc prendre toutes les mesures qu'il m'est possible de prendre afin de diminuer les risques de récidive, maintenant et pour toujours. De toute façon, nous savons tous que nous portons en nous des cellules à l'état précancéreux. Le but est donc de les maintenir dans l'incapacité de se développer à l'état de tumeur et de nuire. Mais existe-t-il réellement des moyens de tenir le cancer à distance ? Est-ce possible ?

Des recherches ont été faites afin de trouver des moyens accessibles à tous de désamorcer le développement du cancer, et cela à sa source. J'en retiendrai trois principaux : 1) l'alimentation ; 2) l'activité physique ; 3) le calme intérieur.

Comme tout ce qui touche au cancer, ces rayons d'espoir portent aussi en eux les germes de la désillusion. Aucun traitement n'est entièrement efficace. Le remède miracle contre le cancer n'existe pas encore. Mais la recherche fait des pas de géants en ce domaine. Il faut garder espoir. En attendant, tout ce que je peux faire pour freiner ou empêcher le développement d'un type de cancer mérite d'être tenté : je n'ai rien à perdre… et beaucoup à gagner.

L'alimentation

Sur son lit de mort, Pasteur, dit-on, aurait soufflé : « Le germe n'est rien. Le terrain est tout. » Le germe ne peut se développer que s'il s'implante dans un environnement dont les conditions sont propices. Tous, nous portons en nous des tumeurs immatures, des cellules à l'état précancéreux. Le développement de ces cellules dépendrait, entre autres facteurs, des conditions d'existence que nous leur fournissons… ou pas. Les recherches sur les liens entre l'alimentation et le cancer tendent à démontrer que nos habitudes alimentaires peuvent ralentir, dans une certaine mesure, le développement de ces cellules précancéreuses. Il s'agit d'intervenir à diverses étapes de leur croissance et de bloquer leurs mécanismes de développement en adoptant de saines habitudes de vie.

Les Drs Richard Béliveau et Denis Gingras dirigent la Chaire en prévention et traitement du cancer de l'Université du Québec à Montréal. Il y a dix ans, ils ont publié un ouvrage choc aux éditions Trécarré qui rendait publics les résultats de longues et patientes recherches : *Les aliments contre le cancer.* Les « alicaments », ainsi qu'ils les ont nommés, sont des aliments que l'on peut comparer à des médicaments contre le cancer. Ils contiennent des composés phytochimiques agissant directement sur les cellules précancéreuses. Le livre, à sa parution, a fait un tabac. Dix ans plus tard, une nouvelle édition revue et corrigée a paru. Non seulement elle confirme ce que leurs recherches avaient montré, mais elle fait aussi état des toutes dernières avancées dans ce domaine.

Je te recommande chaudement la lecture de ce livre qui te sera fort utile. Tu y apprendras d'abord comment les cellules cancéreuses se développent et quels sont leurs mécanismes de propagation. L'ouvrage fait état des dernières recherches sur certains aliments et sur leur pouvoir de contrer la biologie du cancer à sa source. Le principe général est que les cellules précancéreuses sont vulnérables. Il est donc plus facile de les empêcher de croître, alors qu'elles sont à l'état précancéreux, que de les traiter une fois qu'elles sont à maturité et devenues des tumeurs.

Les aliments vedettes présentés dans cet ouvrage sont les suivants :

– toute la famille des choux, incluant le brocoli, le navet, le radis, le cresson ;

– tous les oignons ainsi que l'ail, le poireau, l'échalote, la ciboulette ;

– le soja (bien que son efficacité ne fasse pas l'unanimité en ce qui concerne les phytœstrogènes et les cancers hormonodépendants, tels que le cancer du sein ou celui de la prostate, par exemple) ;

– le curcuma (combiné au poivre), le gingembre, les aromates et les fines herbes ;

– le thé vert (sencha japonais, bio de préférence) ;

– les petits fruits rouges (framboises, mûres, fraises, bleuets, canneberges) ;

– les oméga-3 (présents dans les poissons gras d'eaux froides, les graines de lin moulues, les noix, l'huile d'olive) ;

– les tomates (à condition qu'elles soient cuites, et incluant les jus et les sauces) ;

– les agrumes (les fruits entiers de préférence) ;

– le vin rouge (sans dépasser un verre par jour, au moment du repas, suivant la limite prescrite pour les femmes) ;

– le chocolat noir (composé à 70 % de cacao au minimum).

De cette lecture, j'ai retenu trois grands principes. Tout d'abord, l'importance de combiner le plus grand nombre de ces aliments dans un même repas, ce qui décuple l'action bienfaisante de leurs composés phytochimiques. En effet, les chercheurs ont observé qu'il se produisait une synergie entre les aliments. Par exemple la curcumine, l'agent actif du curcuma, a un certain effet sur les cellules cancéreuses. Cet effet est multiplié par 1000 juste avec l'ajout de poivre, dont la pipérine est l'agent actif. Le même principe vaut pour les autres aliments de la liste. Le brocoli, consommé seul, a un certain effet, mais il sera décuplé si tu ajoutes au plat d'autres alicaments comme un poireau, des oignons, de l'ail et des tomates cuites, par exemple.

Comme deuxième principe, le Dr Béliveau mentionne la « chimiothérapie métronomique ». La plupart des gens consomment trois repas par jour. Trois fois par jour, on donne à son corps les éléments dont il a besoin pour répondre à ses besoins, réparer les tissus endommagés, faire face aux intrus et combattre les bactéries. L'apport constant et répétitif d'alicaments au système, d'où le terme « métronomique », le soutient dans sa bataille perpétuelle contre les cellules cancéreuses et exerce en permanence une pression sur ces dernières.

Toutefois, dans le même élan, les chercheurs nous mettent en garde contre le danger de « médicaliser » notre alimentation. Tomber dans l'autre extrême en pratiquant une forme d'orthorexie, c'est-à-dire de ne plus voir les aliments que comme des médicaments, n'est pas souhaitable non plus. Il est important de conserver le plaisir de manger des aliments sains et variés, tout en intégrant le plus souvent possible à son alimentation les aliments dotés de qualités qui en font des alliés dans la lutte contre le cancer. Il s'agit là d'un travail de longue haleine, et pour qui veut réussir à modifier ses habitudes alimentaires et les conserver tout au long de sa vie, il importe de le faire dans le plaisir, non dans la contrainte.

Troisième principe général retenu de ma lecture : en aucun cas les suppléments vitaminiques ne sauraient remplacer les aliments frais. Les alicaments, tels qu'ils sont proposés dans leurs recherches, contiennent des milliers de composés phytochimiques, de fibres, de minéraux et de vitamines, et c'est à ce cocktail magnifique qu'ils doivent leur efficacité contre le cancer.

Je trouve ces résultats très encourageants, et je remercie tous les chercheurs qui travaillent dans cette voie. Je leur suis d'autant plus reconnaissante que ces chercheurs sont sans cesse en quête de sources de financement pour leurs recherches, puisqu'on ne peut pas breveter les framboises ni les brocolis...

Très tôt dans cette épreuve de la maladie, certaines connaissances m'ont suggéré d'éviter tel ou tel aliment et de faire des cures à base de tels ou tels autres aliments. Des gens, dont je ne doute pas une seconde qu'ils aient été bien intentionnés, m'ont recommandé d'adopter le régime alcalin qui préconise de ne manger que des aliments alcalins et d'éliminer de l'alimentation tout aliment acide. D'autres m'ont suggéré de faire des cures au bicarbonate de soude mélangé à du jus de citron, à consommer plusieurs fois par jour. On m'a aussi vanté les mérites du champignon miga, lequel pousse dans les forêts boréales, au nord du Québec, et aurait des propriétés miracles pour lutter contre le cancer. La pratique du jeûne, qui a pour objectif de pousser le système immunitaire dans ses derniers retranchements, a aussi la cote auprès de certains.

Les mythes alimentaires autour du cancer foisonnent et j'ai été surprise de constater le nombre incroyable de gens qui y allaient de suggestions tous azimuts sur ce que je devais faire pour guérir. Je le redis : je suis sûre que toutes ces personnes ne me voulaient que du bien en me proposant ainsi leurs cures miracles. Leurs suggestions ne sont pas mauvaises en soi. Le danger réside, à mon avis, dans le fait qu'on comprend mal l'extrême complexité d'une maladie comme le cancer. C'est une maladie aux causes multiples. Plus on s'informe sur le cancer et son fonctionnement, plus on comprend à quel point on a affaire à un adversaire de taille. On n'imagine pas tous les mécanismes « ingénieux » dont est capable cette cellule « maléfique » qui a dérapé. Je suis d'avis qu'il convient de se montrer réservée et prudente devant toutes ces cures prétendument miracles contre le cancer. Trouver dans la nature de quoi constituer la base de mon alimentation me paraît sage ; en revanche, je n'aurais jamais misé sur quelque cure miraculeuse au détriment de mes traitements médicaux. Je crois que la solution réside dans le fait de combiner des approches multiples plutôt que de mettre tous ses espoirs dans un seul aliment dit miracle.

Hippocrate, médecin grec au Ve siècle avant notre ère, aurait dit : « Que ta nourriture soit ta médecine. Que ta médecine soit ta nourriture. » À mon avis, en termes de médecine préventive, c'est déjà un bon début.

L'activité physique

Dans son ouvrage intitulé *Anticancer*, le Dr Servan-Schreiber a répertorié plusieurs études faisant état des effets de l'activité physique sur la prévention du cancer. Celles-ci ont démontré que l'activité physique stimule directement le système immunitaire. Faire de l'exercice aide notre corps à combattre les cellules cancéreuses.

Parmi les spécialistes cités par le Dr Servan-Schreiber, mentionnons le Dr Bouillet, directeur médical de l'institut de radiothérapie au sein du centre hospitalier Avicenne de Paris-XIII. À plusieurs reprises au cours de sa carrière, ce dernier a observé le rôle préventif de l'activité physique contre les risques de récidive de cancer.

À l'Université de Pittsburgh, la D^re Lee Davis, quant à elle, explique que l'activité physique réduit les graisses, qui agissent comme de véritables dépotoirs à produits toxiques dans le corps humain. S'adonner régulièrement à une activité physique contribue à se détoxifier de ces contaminants logés dans nos graisses. L'activité physique agit aussi sur l'équilibre hormonal en réduisant l'excès d'œstrogènes et de testostérones. Ces hormones stimulent la croissance de cellules cancéreuses, surtout les types de cancers hormonodépendants, tels que certains cancers du sein et ceux des ovaires, des testicules et de la prostate. Être actif contribue aussi à diminuer le taux de sucre et, du coup, celui d'insuline. Du même souffle, l'activité physique fait diminuer la production de l'hormone IGF (**I**nsuline-like **G**rowth **F**actor), principalement sécrétée par le foie. Cette hormone est responsable de l'inflammation des tissus, qui est cancérigène, en plus d'être un activateur de croissance des cellules cancéreuses.

D'autres études démontrant le rôle de l'activité physique dans la lutte contre le cancer ont même réussi à établir les doses d'exercices recommandées (calculées en unités MET, soit

Metabolic **E**quivalent of **T**ask) selon les divers types de cancer. Très exactement, le MET désigne un équivalent métabolique qui mesure la dépense énergétique du corps pour chaque type d'activité physique. Plus l'activité est intense, plus le nombre de MET augmente.

À titre d'exemple, 0,9 MET représente la dépense énergétique du métabolisme au moment de dormir, alors que 18 MET représente la dépense énergétique d'une course à pied intense. Les doses recommandées augmenteraient nos chances de maintenir le cancer à distance et diminueraient les risques de récidive. Ainsi, pour le cancer du sein, les doses recommandées sont de 9 MET par semaine, ce qui correspond à 30 minutes de marche à un rythme normal et régulier, six fois par semaine. Ces doses augmentent de manière importante pour d'autres types de cancers, comme celui du colon ou de la prostate, pour lesquels elles se situent respectivement à 18 et à 30 MET par semaine.

Sortir chaque jour, six fois par semaine, pour marcher 30 minutes est un exercice à la portée de chacune d'entre nous. Non seulement durant les traitements, mais une fois ceux-ci terminés. C'est là une excellente habitude à prendre et il n'est pas nécessaire de marcher ces 30 minutes de façon consécutive. Au besoin et selon ta condition physique, tu peux très bien morceler ces 30 minutes en deux périodes de 15 minutes.

Le calme intérieur

Lorsqu'il a appris que le cancer au cerveau avait récidivé, le Dr Servan-Schreiber a aussi appris qu'il avait une espérance de vie d'un an tout au plus. En appliquant scrupuleusement les recommandations contenues dans les dernières études sur la prévention du cancer, il a défié les pronostics et a encore vécu 19 ans. Mais comme il le disait lui-même, son seul cas ne peut pas tenir lieu d'étude clinique. Il serait prématuré de tirer des conclusions sur la base d'une seule expérience. Cependant, sa vie demeure pour moi un exemple et je compte bien tirer les leçons de son expérience.

Dans son tout dernier livre, *On peut se dire au revoir plusieurs fois* (Éditions Robert Laffont), écrit à l'aube de sa mort causée par une seconde récidive du cancer, le Dr Servan-Schreiber revient sur l'importance de bien s'alimenter et de faire de l'activité physique modérée. Mais il reconnaît avoir sous-évalué un troisième aspect de la prévention, à savoir préserver son calme intérieur. Aspect dont il connaissait l'importance, mais qu'il reconnaît avoir négligé, se croyant au-dessus de tout reproche grâce à ses bonnes habitudes alimentaires et à une pratique rigoureuse de l'activité physique. Je le cite : « *A posteriori,* l'erreur me saute aux yeux. Bien que je ne sois pas une "expérience scientifique" à moi seul, je crois qu'on peut tirer légitimement des leçons de ma mésaventure : il ne faut pas s'épuiser, il ne faut pas se surmener. Une des protections les plus importantes contre le cancer consiste à trouver un certain calme intérieur. »

On ne compte plus les études portant sur les effets du stress sur le métabolisme. Il semble que le stress influe négativement, entre autres aspects, sur le système immunitaire ainsi que sur le degré d'inflammation dans le corps. La pratique d'une forme quelconque de méditation atténue ces effets négatifs, ajoute à la qualité du sommeil et, de façon objective, diminue la pression artérielle et l'activité du système sympathique, tout en augmentant l'activité du système parasympathique. Les cellules NK (voir chapitre 11, « Quelques astuces pour s'en sortir », section « Demeurer active ») deviennent plus efficaces lorsqu'il s'agit de contrer le développement de cellules précancéreuses. La pratique de la méditation a permis de noter une augmentation de l'activité phagocytaire (quand les cellules avalent et détruisent les déchets cellulaires ainsi que les bactéries), lymphocytaire (quand elles produisent des globules blancs) et une normalisation du taux de cortisol (l'hormone du stress). La vie de tous les jours apporte son lot de stress auquel chacune d'entre nous est exposée. S'accorder ne serait-ce que dix minutes par jour dans le calme pour méditer permet de ramener ce stress à un niveau gérable et d'en contrôler les effets néfastes. Se dessine ainsi à l'horizon une manière toute nouvelle d'envisager la santé. Les chercheurs s'entendent cependant pour dire qu'il faudrait plus d'études réalisées auprès d'un échantillon plus large afin de les rendre plus concluantes.

Mais quelles que soient les conclusions vers lesquelles tendent ces études, j'aime me fier à mon bon sens. Je n'ai aucun mal à supposer que le fait d'être apaisée et détendue aura un effet positif sur mon bien-être et mon état de santé général. Cela tombe sous le sens. De plus en plus de médecins croient d'ailleurs à l'importance de préserver le fragile équilibre entre le corps et l'esprit. Au fil de ce livre, j'ai mentionné les approches et les études de plusieurs médecins d'ici et d'ailleurs qui abondent dans ce sens.

À ce nombre, j'ajouterai le Dr Gaétan Brouillard, médecin-conseil à l'hôpital Maisonneuve-Rosemont de Montréal et fondateur de la Clinique médicale de santé globale Brouillard. Son livre, *La santé repensée* (Éditions de l'Homme, 2015), regorge de renseignements intéressants sur la sage manière d'envisager sa santé sous tous les angles, y compris sous celui de la méditation. Je t'en recommande la lecture. Comme d'autres médecins, le Dr Brouillard est convaincu que tout patient doit sa survie à un ensemble de mesures prises le plus tôt possible face à la maladie. S'agissant du cancer, plus la patiente combine diverses approches de traitement (médecine occidentale moderne, approches de médecine orientales ayant fait leurs preuves, saine alimentation, activité physique, gestion saine du stress et de ses émotions), plus elle augmente ses chances de survie.

Méditer n'est pas compliqué. Tu peux le faire assise ou en mouvement. La méthode de cohérence cardiaque, que j'ai mentionnée à plusieurs reprises dans ce livre, est une forme de méditation en pleine conscience. Tu t'assois sur une chaise ou sur un coussin, dos droit, et tout simplement tu observes les mouvements de ta respiration. Tu peux faciliter la méditation en fixant un objet ou une image. Si tu le préfères, tu peux méditer en mouvement avec le yoga, le qi gong ou le tai chi. Tu peux même méditer en faisant une promenade dans un endroit agréable, simplement en observant ce qui t'entoure, sans juger, et en recueillant les bienfaits d'une respiration lente et profonde.

Il y a des gens qui méditent même avec leurs enfants (cinq ou dix minutes à la fois), les initiant du coup à une pratique qui leur sera également bénéfique, à court et long terme.

En ce qui me concerne, je consacre au moins une trentaine de minutes par jour, environ quatre ou cinq fois par semaine, à la pratique du tai chi et à celle du qi gong. À l'occasion, le jour, je pratique aussi la méthode de cohérence cardiaque pendant environ cinq minutes – que ce soit durant mon trajet en métro pour me rendre au travail, dans la file à la caisse à l'épicerie, assise devant mon écran d'ordinateur ou le soir juste avant de m'endormir. Personne autour de moi ne s'en rend compte, mais j'ai intégré au quotidien cette façon de respirer qui me reconnecte avec mes forces vitales.

Mais voilà, tous ces moyens de prévention demandent qu'on y mette des efforts, du temps et qu'on s'y intéresse. Modifier ses habitudes quotidiennes à long terme est un défi de taille et tu pourrais te décourager et abandonner la partie. Dans ces moments-là, je n'ai qu'à me rappeler à quel point la maladie m'a elle aussi obligée à modifier mes habitudes. J'ai dû quitter mon emploi et, du coup, vivre avec une baisse de revenus substantielle ; j'ai dû faire face à la maladie ; me présenter chaque semaine à l'hôpital ; me soumettre à des examens ; subir des traitements exigeants et pénibles qui ont affecté ma qualité de vie et ma santé. Cette maladie a modifié radicalement ma vie et mes habitudes. Alors, à ces changements imposés par la maladie, je préfère de loin ceux que je m'impose à moi-même en ayant une meilleure alimentation, en pratiquant une activité physique modérée, sans pousser mon corps jusqu'à ses limites comme j'avais tendance à le faire autrefois, et en m'accordant un peu de temps chaque jour pour méditer grâce au qi gong, au tai chi et à la méthode de cohérence cardiaque. J'espère mettre ainsi toutes les chances de mon côté et bénéficier, en prime, du formidable sentiment d'avoir un plus grand contrôle sur la qualité de ma vie.

Tant qu'à changer mes habitudes, aussi bien que ce soit moi qui le fasse plutôt qu'une maladie menaçante et cruelle. Au bout du compte, j'en sortirai gagnante. Modifier ainsi mon mode de vie est le signe on ne peut plus clair que j'accorde enfin une valeur pleine et entière à la vie qui m'habite et m'est si précieuse.

13

La convalescence

Tu te souviens du *speech* du marathonien, au début de ce livre ? Le médecin qui le reprenait à son compte comparait la guérison du cancer à une course à obstacles menée sur une longue distance et mettant à rude épreuve ton endurance, ta capacité à maintenir le cap vers la fameuse ligne d'arrivée.

Et bien, ça y est, j'y suis enfin parvenue, à cette ligne d'arrivée. En juin 2015, après une mastectomie partielle, six cycles de chimiothérapie et vingt-cinq séances de radiothérapie, la plupart des traitements étaient terminés. Dès lors, il ne me restait plus qu'à continuer de recevoir toutes les doses de Herceptin (il m'en restait encore treize sur dix-sept à recevoir) jusqu'en janvier 2016. Comme ces traitements avaient peu d'effets secondaires, je pouvais enfin rentrer chez moi, tout en les poursuivant. On a transféré mon dossier médical à l'hôpital Charles-Lemoyne à Longueuil où je suis dorénavant suivie. J'ai alors entamé la période post-traitement du cancer. La convalescence : période très étrange...

Je n'avais aucune idée de ce qui m'attendait. Je continuais de recevoir mes traitements d'Herceptin toutes les trois semaines ; je voyais mon oncologue sur une base régulière ; je subissais des examens épisodiques en cardiologie ; j'avais donc encore un contact fréquent avec le milieu hospitalier. Mais pour le reste, j'avançais à tâtons.

Des effets secondaires à retardement

La toute première chose que j'ai ressentie, ce fut la fatigue. Malgré mes saines habitudes de vie, malgré le soin que j'avais pris de moi-même, une très grande fatigue m'est tombée dessus. Il est difficile d'échapper à ce relâchement de l'extrême tension maintenue pendant toute la durée des traitements. Et, puisque j'habite seule, toutes les tâches domestiques reposaient sur mes épaules. J'avais bien peu de résistance à l'effort. J'ai dû apprendre à gérer ma dépense d'énergie et à établir des priorités dans les diverses tâches à accomplir. Durant les deux ou trois premiers mois, je n'avais de l'énergie que pour une activité par jour. Faire l'épicerie comptait pour une activité. Ce jour-là, je n'avais donc pas l'énergie nécessaire pour passer l'aspirateur. Le ménage de l'appartement allait devoir attendre. Si je voyais des amis, ce n'était que pour quelques heures et je rentrais chez moi avant de sentir la fatigue reprendre le dessus. Du coup, je ne planifiais rien d'autre pour la journée. Une activité par jour me suffisait amplement.

Si, au début, j'ai vécu cette situation comme une source de frustration, j'ai aussi dû apprendre à l'accepter et à rester humble. La résignation était d'autant plus difficile à pratiquer que j'avais été « arrêtée » en quelque sorte pendant de longs mois et que j'avais hâte de retrouver ma vie quotidienne. Mon erreur a consisté à croire que tout serait comme avant. Alors que rien n'est plus comme avant, précisément.

Il faut laisser au corps le temps d'éliminer toutes les substances résiduelles de la chimiothérapie et des médicaments, ainsi que les déchets cellulaires causés par la radiothérapie et qui s'y sont accumulés. L'élimination de ces déchets et de ces résidus impose un surcroît de travail au foie, aux reins, partout dans l'organisme, et le corps peut mettre un an, voire plus, à tous les éliminer. Ce processus de nettoyage et de réparation du corps exige beaucoup d'énergie. Sans compter toute l'énergie déployée psychologiquement et mentalement pour traverser cette épreuve et qui ajoute à la fatigue ressentie.

Heureusement, je réussissais à avoir de très bonnes nuits de sommeil de neuf à dix heures, ce qui ne m'arrivait pas souvent, puisque j'avais l'habitude de dormir en moyenne entre sept et huit heures par nuit. De plus, à la mi-journée, lorsque la fatigue commençait à poindre de nouveau, je m'accordais chaque après-midi une bonne sieste d'une heure. Cette sieste me permettait de couper ma journée en deux et d'avoir l'énergie nécessaire pour me rendre jusqu'au soir. Au cours d'une séance chez mon acupuncteur, ce dernier, formé aux techniques de l'hypnose, a pratiqué celle-ci sur moi et a enregistré la séance. Ce n'est rien de bien compliqué. Tu demeures tout le temps consciente de ce qui se passe, tu n'abdiques jamais ta volonté : rien de comparable aux séances du célèbre hypnotiseur Mesmer… Une fois l'enregistrement terminé, mon acupuncteur me l'a envoyé par courriel pour que je puisse l'utiliser chez moi à volonté. En utilisant cet enregistrement avant chacune de mes siestes, je parvenais à entrer rapidement dans un sommeil profond et réparateur.

Outre la fatigue, j'ai également expérimenté des difficultés qui, fort heureusement, ont disparu avec le temps mais qui m'ont causé quelques bonnes frousses. J'avais des pertes de mémoire, des distractions et de la difficulté à me concentrer.

Par exemple, je pouvais me trouver dans une pièce, être en train de faire le repassage, décider d'aller me chercher un verre d'eau à la cuisine et… me mettre à faire autre chose. J'avais complètement oublié ce que je faisais juste auparavant. Dieu merci, je n'ai mis le feu nulle part ! Ou alors, ayant une idée en tête, je me dirigeais vers une pièce puis, une fois arrivée, je me demandais ce que je faisais là et pourquoi j'y étais… Un beau jour, je suis partie faire les courses en laissant grande ouverte l'une des portes d'entrée de l'appartement. Une autre fois, j'ai déposé mon sac à main par terre, sur le trottoir, pour avoir les mains libres pour faire une certaine tâche, puis je suis repartie… en laissant par terre mon sac à main. Par chance, m'ayant vu faire, un chauffeur d'autobus m'a fait prendre conscience de ma distraction à coups de klaxon et avec force gesticulations. Je pourrais t'en énumérer d'autres comme celles-là. Moi qui suis réputée être ordonnée et qui ne perds jamais ses effets, j'oubliais mes clés, mes idées, jusqu'à mes mots. Je pouvais être au beau milieu d'une phrase et soudain m'arrêter et chercher mes mots, les idées ne venant pas. Des mots tout simples, du quotidien, disparaissaient de mon esprit temporairement :

— Voyons, comment ça s'appelle, la chose sur laquelle on s'assoit pour manger à table ?

— Une chaise ?

— Oui, c'est ça ! Apporte-moi une chaise, s'il te plaît.

Je me souviens que, lors de sorties au restaurant avec des amis, je me concentrais sur le calcul du pourboire du serveur comme s'il s'agissait d'une formule mathématique aussi complexe que celles mises au point par la NASA. Il m'arrivait même de consulter le menu du restaurant à l'avance, en ligne, afin d'avoir le temps de faire mon choix pour ne pas retarder les autres. J'ai décidé d'en rire et de m'y adapter. Je suis devenue la reine des listes, la pro de l'agenda, et malgré tout, j'en ai échappé quelques-unes.

Nous sommes nombreuses à subir ces effets secondaires. Ils sont considérés comme normaux par les oncologues. Cet état général porte même un nom : chimio-cerveau. À l'Université de la Californie, à Irvine, des chercheurs ont démontré que neuf femmes sur les douze patientes traitées par chimiothérapie pour un cancer du sein souffraient de difficultés cognitives significatives. Certains traitements de chimiothérapie causeraient directement ou indirectement des changements cognitifs chez les patientes. Si la grande majorité des produits chimiothérapeutiques n'atteignent pas le cerveau (en raison de la barrière hémato-encéphalique, aussi appelée sang-cerveau), certains rares agents y parviendraient tout de même et y causeraient des dommages. Parfois, des agents chimiothérapeutiques produisent des molécules instables appelées radicaux libres qui, en circulant dans le sang, endommagent le système nerveux.

Un grand nombre de phénomènes biochimiques peuvent intervenir durant et après les traitements de chimiothérapie et avoir un impact direct ou indirect sur certaines fonctions cérébrales, comme, précisément, la parole, la mémoire, la concentration.

Plus j'en apprenais sur ces phénomènes post-traitements, plus je dédramatisais ce qu'il m'arrivait. Au fil des mois, j'ai vu ces symptômes s'atténuer et se produire de moins en moins souvent. Je peux dire qu'environ six mois après la fin des traitements les plus importants, ces symptômes avaient disparu pour la plupart.

Le plus difficile me restait à faire : tourner la page sur cette épreuve. Le cancer s'était invité dans ma vie et y avait soudainement pris toute la place. Pour qui a encore des rendez-vous chaque semaine à l'hôpital, il est difficile d'oublier cette réalité. Tu mets toute ton énergie, tes pensées, tes espoirs dans le but de t'en sortir. Une fois le pire derrière toi, tu crois que c'est fini : oh que non ! Le cancer te colle à la peau, il te rentre dans la tête, telle une ritournelle dont tu n'arrives pas à te débarrasser. Pendant les mois qui ont suivi, j'ai laissé retomber très doucement la poussière de toute cette épreuve. J'ai même accueilli avec gratitude les changements qu'elle avait opérés en moi. J'ai apprivoisé la nouvelle femme qu'elle m'avait permis de devenir. J'ai appris à refaire confiance à mon corps, à ne plus voir ce cancer comme une trahison de mon corps, mais plutôt à accueillir ce qu'il m'avait appris. Je n'irai jamais jusqu'à dire merci au cancer, ça non. Mais je suis fière de la façon dont j'ai fait face à cette épreuve et des forces intérieures qu'il m'a obligée à mobiliser.

Le cancer laissera en moi une trace sous forme de souvenir, tel un fantôme. Les examens annuels de suivi me rappelleront sans cesse que je ne suis jamais complètement à l'abri d'une récidive. Pour autant, je refuse de vivre constamment dans la peur et l'angoisse de cette éventualité. Je suis consciente qu'il me reste à tourner la page face à cette épreuve. Cette page, je suis précisément en train de la tourner. J'y arriverai, je le sais. Écrire cet ouvrage m'a aidée à le faire et me permet de redonner, à ma manière, ce que j'ai reçu. Comme me disait sagement Line, mon infirmière-pivot : « Tu y arriveras, mais cette page en est une qui est lourde à tourner. »

Je la tournerai, cette page, mais je ne veux pas oublier pour autant les leçons apprises. Je compte bien qu'elles m'accompagnent… pour le reste de ma très longue vie.

14

Le retour au travail

JANVIER 2016. Je reçois mon tout dernier traitement d'Herceptin. J'ai cru alors que je pourrais retourner aussitôt au boulot. Ayant été absente du travail depuis octobre 2014, je ressentais tout le poids de cette absence. Un poids entièrement causé par le sentiment de culpabilité que j'éprouvais d'avoir été absente aussi longtemps. C'est tout à fait absurde, j'en conviens. Mais je suis comme ça, j'aime mon travail, je m'y investis beaucoup. Un an et demi d'absence… Comment mon retour allait-il se passer ? Aurais-je l'énergie nécessaire pour animer un groupe d'une bonne vingtaine d'étudiants adultes immigrants auxquels enseigner le français ? Aurais-je l'énergie nécessaire pour être pleinement disponible à leurs besoins et les faire atteindre les objectifs de leur formation ? Allais-je me sentir décalée ? Comment les collègues allaient-ils m'accueillir ?

J'ignore ce qu'il en sera pour toi, mais, en ce qui me concerne, le retour au travail m'a beaucoup angoissée. J'avais hâte d'y retourner, j'en rêvais la nuit et, en même temps, je n'avais aucune idée de la façon dont les choses se passeraient. Je balançais entre la hâte d'y retourner et la peur de ne pas être à la hauteur.

Comment savoir si c'est le bon moment de reprendre le travail ? Mon oncologue, à qui j'ai exprimé mes doutes, a rapidement tranché : « Prenez le temps de refaire vos réserves d'énergie. Ce que vous venez de vivre est très dur, à la fois pour le corps et le moral. Quand vous serez vraiment prête, vous le saurez. »

Elle avait appris à me connaître. Elle savait que si je reprenais prématurément le travail et que je ratais mon coup, j'éprouverais un sentiment d'échec. Mieux valait mettre toutes les chances de mon côté et agir avec prudence. De plus, mon oncologue, forte de sa propre expérience clinique, avait vu un trop grand nombre de patients retourner prématurément au travail, malgré ses incitations à prendre son temps. De sorte que les patients venaient rapidement à bout de leurs maigres réserves d'énergie et devaient demander à nouveau un congé maladie, cette fois pour épuisement. Mon oncologue me confia que, auprès des employeurs et des assureurs, il était beaucoup plus facile de prolonger un premier congé maladie que d'en demander un autre après être retournée au travail. Mieux valait s'assurer dès le début que la patiente était vraiment en mesure de travailler.

Forte de ses conseils, j'ai donc prolongé de deux mois mon arrêt maladie, avec un retour progressif à partir de mars, échelonné sur les huit semaines suivantes. Cet arrêt prolongé de deux mois a fait pour moi toute la différence et n'a pas été de trop pour me remettre en état de fonctionner. Quant au retour progressif, il m'a permis de réapprivoiser doucement la réalité du monde du travail, sans perdre pied. Souviens-toi de l'impression d'irréel ressentie parfois au retour des grandes vacances d'été. Tu n'as été absente que quelques semaines et déjà une foule de détails du quotidien au travail se sont volatilisés de ton esprit. Tu ressens alors une terrible impression de décalage, comme si tu avais atterri sur une autre planète. Imagine après un an et demi…

Mon oncologue m'a donné un second conseil : « N'oubliez jamais une chose : cette expérience vous a transformée. Vous enseignez à une clientèle immigrante ayant vécu de graves chocs émotifs dû au contexte migratoire actuel. Ne perdez pas de vue que vous aussi avez vécu un choc émotionnel important. Il y aura forcément rencontre de ces deux chocs dans la classe qui vous feront vivre des émotions fortes. Il vous faudra être prête à les vivre et à les absorber. Prenez donc le temps de bien vous reposer pendant qu'il en est encore temps. » Que de sages conseils.

Je suis enfin retournée au travail. L'accueil de la direction de l'école et celui des collègues ont été chaleureux. J'étais heureuse de les retrouver tous. Une page importante de ma vie était en train de se tourner. Je me souviens de ces moments comme ayant été plaisants et fébriles. Le premier cours s'est très bien passé, et j'ai renoué rapidement avec mes réflexes d'enseignante. J'étais nerveuse, ça va de soi. J'avais bien réfléchi et j'avais pris la décision de leur expliquer le contexte de mon retour.

Il m'arrivait d'éprouver encore des pertes de mémoire et des distractions. Plutôt que de tenter de les dissimuler aux étudiants, j'ai fait le choix de leur dire la vérité, en pariant qu'ils se montreraient compréhensifs. Je leur ai dit que je revenais d'un long congé de maladie au cours duquel j'avais été traitée contre un cancer et que j'éprouvais encore parfois de la fatigue et pourrais avoir quelques difficultés à communiquer ou à enseigner. Mon pari avait été le bon. J'ai bénéficié d'un élan spontané de sympathie. Ayant joué franc jeu dès le départ, j'avais réduit leurs attentes et, du coup, les miennes. Ce poids enlevé de mes épaules a eu pour effet de réduire ma nervosité et, par ricochet, mes pertes de mémoire et ma distraction. Les quelques fois où j'ai commis des impairs, les étudiants en ont ri avec moi. La tension avait baissé de plusieurs crans.

J'ai adopté la même attitude avec ma directrice et ma conseillère pédagogique. Je n'ai rien caché des difficultés que j'éprouvais encore et de l'appui que je recherchais. J'ai obtenu ce dont j'avais besoin. Malgré ces conditions favorables, le retour au travail a été pour moi étourdissant, car il est difficile de résister au rythme effréné du travail. Pour me venir en aide, j'ai conservé mes saines habitudes alimentaires, je me suis octroyé de courtes siestes quotidiennes et j'ai pratiqué mes exercices de tai chi afin d'être capable de fournir l'énergie nécessaire à l'enseignement. Chez l'ensemble du personnel, la réponse a été très favorable. Une seule personne a estimé que je n'avais qu'à retourner en arrêt maladie si j'étais incapable d'avoir la même énergie qu'auparavant…

À ce genre de réaction au travail, malheureusement, tu devras t'attendre. Selon les sources que j'ai consultées à ce sujet, trois types de réactions sont possibles chez tes collègues et tes supérieurs.

La première sera de se montrer compréhensifs et de chercher à te faciliter l'existence. On comprendra que tu reviens de loin et que tu auras besoin de t'adapter progressivement au volume de travail à abattre.

Une deuxième réaction sera de se tenir loin de toi, en somme, de t'éviter. Cette attitude s'explique, entre autres raisons, par le malaise qu'aura suscité ta maladie chez certains. Elle peut aussi s'expliquer par un phénomène étonnant : en effet, malgré toutes les informations contraires diffusées dans les médias, certaines personnes croient encore que de fréquenter quelqu'un ayant (ou ayant eu) un cancer, voire simplement d'en parler, leur transmettra la maladie. Comme si celle-ci était contagieuse. Comme si le cancer surgissait spontanément, simplement parce qu'on l'évoque. J'ai moi-même dû composer avec deux personnes ayant cette attitude. C'est une situation frustrante, déconcertante... Et pourtant, de telles perceptions existent.

Troisième réaction enfin : il y a ceux qui croient que tout sera exactement comme avant. Que tu reviendras avec la même énergie, avec la même force de travail qu'auparavant. On t'attendra avec impatience et... avec une tonne de dossiers sur ton bureau !

Le piège ici c'est que tu voudras être la première à penser que c'est vrai. De manière symbolique, le retour au travail signifie le retour à la vie normale. Il est le signe que l'épreuve est enfin derrière toi. Or, s'agissant du cancer, il y a un avant et un après. C'est inévitable. D'abord, pendant un certain temps, tu te fatigueras plus vite et tu te sentiras décalée, à des degrés divers, par rapport à ton milieu professionnel. De plus, qui sait ? cette coupure avec le monde du travail et toute cette épreuve t'auront peut-être changée. Il est possible que tu aies perdu un certain intérêt pour les tâches que tu accomplissais jusque-là. Ou alors, c'est le milieu de travail qui aura changé pendant ton absence. Les procédures auront été modifiées, il y aura eu des changements parmi le personnel, quelqu'un aura obtenu la promotion dont tu rêvais, les clients ou les dossiers dont tu étais responsable auront été confiés à d'autres, si bien que, à ton retour au travail, nombre de tes repères auront changé ou carrément disparu. Alors, tu dois t'y attendre : rien ne sera vraiment tout à fait comme avant, ni de ton côté ni du leur d'ailleurs. Par conséquent, ce retour au travail exigera une grande capacité d'adaptation et cet effort minera une bonne part de ton énergie.

Le retour au travail est donc en principe une période heureuse qui marque le retour à la vie normale… pourvu que tes attentes et celles de tes collègues au boulot soient réalistes. Mieux vaut y être préparée. Diverses sources que j'ai consultées font état de certains défis se posant pour l'employé de retour d'une longue absence après un traitement contre le cancer. Parmi ces défis, mentionnons, comme on l'a vu, le fait d'être davantage sujet à la fatigue, un affaiblissement des fonctions cognitives (mémoire, concentration), une certaine fragilité émotionnelle, une impression de décalage par rapport au milieu de travail, tous ces éléments apparaissant à des degrés variables selon les individus. Il est encourageant de savoir que ces effets s'estomperont avec le temps et que tu retrouveras tes capacités d'avant, pour peu qu'on t'en donne la chance et le temps.

La D[re] Dominique Synnott, chirurgienne générale en oncologie à l'Hôpital du Sacré-Cœur de Montréal, expliquait un jour, dans un reportage diffusé à Télé-Québec (*Une pilule, une p'tite granule*; 14 janvier 2010), qu'en raison du nombre grandissant de gens atteints de cancer (une personne sur deux), le monde du travail et les employeurs n'auront d'autre choix que de s'adapter à cette nouvelle réalité. Les règles devront être assouplies et des moyens trouvés pour faciliter le retour au travail de ces personnes.

Enfin, pour ma part, je peux dire qu'aussi bien mon retrait du travail que mon retour ont été facilités. Étant syndiquée, mes conditions de travail sont déterminées par une convention collective. Mon poste m'attendait à mon retour et j'ai bénéficié d'une assurance-salaire durant mon arrêt maladie. Mais tous ne sont pas syndiqués. Que dit la loi en ce qui concerne les travailleurs non syndiqués ?

Selon la loi québécoise, un salarié a le droit de s'absenter de son milieu de travail, sans solde, pour une durée maximale de vingt-six semaines pendant un an, à condition d'avoir cumulé au moins trois mois de travail continu. Il pourra ensuite retrouver son poste comme avant. J'en déduis qu'après une absence du travail de plus de vingt-six semaines, un employeur pourrait licencier son employé... Vingt-six semaines d'absence, c'est six mois. Ce n'est vraiment pas long, surtout si des traitements de chimiothérapie sont prévus, ces derniers, à eux seuls, durent en moyenne quatre mois. Ajoute à cela une chirurgie ou de la radiothérapie et une période raisonnable de convalescence... À mon avis, ces six mois prévus par la loi québécoise sont nettement insuffisants. Quant à la loi fédérale, elle précise que tu peux bénéficier de l'assurance-emploi pendant une durée maximale de quinze semaines. Ce qui est très peu si l'on considère la durée moyenne des traitements contre le cancer.

Fort heureusement, le gouvernement libéral a annoncé que le délai de carence (le temps entre l'arrêt de travail et la première prestation) est réduit de deux à une semaine depuis janvier 2017. Mais une fois la période de quinze semaines écoulée, il ne reste que l'aide de dernier recours : l'aide sociale. C'est tout. Pour y avoir droit, tu devras avoir épuisé tes réserves financières, avoir vendu ta propriété ou tes biens de valeur. Si tu es travailleur autonome, il te faudra compter sur un régime d'assurances privé.

Au cours d'une entrevue avec Patrice Roy, au *Téléjournal* de Radio-Canada (5 septembre 2016), Pierre Céré, porte-parole du Conseil national des chômeurs et chômeuses, rappelait la situation désastreuse des travailleurs atteints d'une maladie grave. Sur 350 000 demandes de chômage par année, le tiers concerne des demandes de prestations pour maladie grave. Ces personnes, comme je le disais précédemment, ne bénéficient de prestations que pour une durée maximale de quinze semaines. Situation absurde : les aidants naturels qui accompagnent ces malades bénéficient d'une meilleure protection en recevant jusqu'à vingt-six semaines de prestations, en vertu du programme Compassion. Il est urgent d'offrir aux personnes malades une protection plus généreuse. Le Canada, à ce sujet, fait piètre figure parmi les pays de l'OCDE. Dans plusieurs pays européens, le travailleur malade peut recevoir des prestations pendant une période minimale de vingt-six semaines. En Allemagne et au Japon, cette période minimale est de soixante-dix-huit semaines.

Suggestions... en bref

- Prépare ton retour au travail le plus tôt possible au cours du processus.
- Maintiens un lien avec tes collègues et tes supérieurs tout au long de ton absence, au moyen de courriels, de textos, ou encore en faisant appel à un ou une collègue dont tu te sens proche et qui pourra servir de relais pour tenir les autres informés de tes progrès. Ce contact maintenu t'aidera à ne pas perdre le fil de l'actualité au travail et des changements apportés aux modes de fonctionnement habituels.
- Discute avec ton médecin de la pertinence et de la possibilité d'un retour progressif afin de faciliter ta réintégration à la routine du travail et à ses exigences.
- Continue de prendre soin de toi en ayant une saine alimentation, en pratiquant une activité physique régulière et une saine gestion du stress.
- Essaie de bien dormir la nuit et prévois de courtes siestes de vingt à trente minutes pendant le jour pour t'aider à maintenir un bon niveau d'énergie. Ce n'est pas parce que tu es de retour au travail que toute la pente est remontée. Il te reste encore du chemin à faire.
- Diminue tes attentes à l'égard de la somme de travail que tu peux abattre, demeure réaliste et accorde-toi le droit à

l'erreur. Sois indulgente et patiente envers toi-même (ce n'est pas facile, mais cela demeure faisable).

- Exprime franchement tes besoins et propose des solutions ou des aménagements provisoires de manière à te rendre plus performante au travail. Si l'employeur constate que tu es décidée à performer au travail, il ne pourra que vouloir t'aider.
- Assure-toi d'être véritablement prête à retourner au travail. Souviens-toi que tu n'auras pas droit à une seconde chance pour réussir ton retour au travail… et reprendre une vie normale.
- Si tu crois être victime de discrimination au travail et que tes droits ne sont pas respectés parce que tu as été atteinte d'un cancer, tu peux t'adresser à la Commission canadienne des droits de la personne en composant le 1 888 214-1090 ou en visitant le www.chrc-ccdp.ca.

15

Quelques réflexions

Au cours de ces deux dernières années, de nombreux aspects concernant le cancer m'ont interpellée et fait réfléchir. Je te livre ici mes réflexions sur quelques-uns d'entre eux qui m'apparaissent les plus importants.

Prendre soin de son aidant naturel

Pendant huit mois, j'ai laissé mon condominium pour m'installer chez ma mère à Sherbrooke et y recevoir la plus grande partie de mes traitements. Ma mère a été aux premières loges du déroulement des traitements. Par conséquent, elle a eu son propre lot de stress et de tourments. Elle était, comme je le dis, aux premières loges sans toutefois pouvoir me soulager ni me libérer de cette maladie qui attentait à ma vie. Elle a vécu comme moi l'attente des résultats aux divers tests, elle m'a accompagnée dans les aléas des traitements et a souvent éprouvé de grandes inquiétudes. Elle a vu sa vie bouleversée, ses habitudes chamboulées et, du jour au lendemain, elle a dû assumer le rôle d'aidante naturelle. J'étais tout à fait consciente des effets importants que pouvait avoir ma maladie sur ma mère, et c'est pourquoi, dès que j'ai emménagé chez elle, nous avons conclu un marché.

Je trouvais important qu'en tant qu'aidante naturelle, ma mère prenne soin d'elle. Nous avons étudié le plan de traitement qui s'étalait sous nos yeux. Nous avons repéré les phases durant lesquelles le traitement serait moins intense pour moi. Nous nous sommes mises d'accord pour qu'elle profite de ces accalmies pour se ressourcer et faire le plein, loin de la maison et de la situation présente. Ce combat était le mien, il m'appartenait de tenir bon jusqu'au bout et je ne pouvais me permettre de relâcher mes forces pour souffler un peu. Mais si je voulais que ma mère soit en mesure de me soutenir dans les moments les plus durs, il fallait qu'elle s'accorde un peu de répit de temps à autre. Ce qu'elle a fait.

De ces périodes de repos, elle revenait ressourcée, plus calme et avec davantage d'énergie. Pendant les périodes où je ne pouvais vraiment pas être laissée seule en raison de l'intensité des traitements, d'autres sont parfois venus prendre sa place. Mon frère s'est absenté du travail pendant une semaine pour venir m'épauler. Ma bonne amie Claire est venue également passer quelques jours auprès de moi. Dans les moments où le traitement était moins intense, je n'avais aucune difficulté à demeurer seule et je me débrouillais très bien. L'autre avantage était que les périodes d'absence de ma mère nous permettaient de relâcher la tension causée par le caractère anxiogène de la situation et qui pouvait s'accumuler entre nous. Lorsque ma mère revenait, nous étions prêtes l'une et l'autre à poursuivre ensemble de nouveau sur cette route.

Je crois qu'il ne faut pas sous-estimer l'impact que peut avoir ta situation sur celle de ton proche aidant, que ce soit un parent ou un(e) conjoint(e). Il faut tenir compte du stress intense qu'il subit, et ménager des pauses pour lui permettre de refaire le plein, ce qui l'aidera ensuite à se sentir d'attaque pour te soutenir dans les moments les plus durs. De là, l'importance de t'entourer de plusieurs personnes fiables qui pourront, à tour de rôle, venir épauler ton aidant naturel, lorsqu'il en aura besoin.

La solitude dans la maladie

Je ne compte plus le nombre de fois où j'étais heureuse de pouvoir m'appuyer sur ma mère lorsque j'étais trop fatiguée ou quand les douleurs osseuses me terrassaient. Comment aurais-je fait si j'avais été seule ? Ce qui m'amène à penser à toutes ces femmes qui doivent traverser seules cette épreuve.

J'ai un terrible pincement au cœur quand je pense à toutes ces personnes qui traversent la maladie sans être épaulées et doivent faire face aux aléas des traitements et aux inévitables démarches administratives. Il existe heureusement des organismes qui viennent en aide aux personnes seules étant aux prises avec un cancer. Comme je l'ai mentionné plus tôt, tu peux bénéficier d'une aide au quotidien : tâches domestiques, préparation des repas, toilette, rendez-vous hospitaliers. Peu importe les besoins, l'IPO pourra assurer un suivi et te diriger vers les divers organismes offrant ce type de soutien. Si tu n'as pas d'infirmière-pivot attitrée, parles-en à ton médecin qui saura te diriger vers les bonnes instances. Tu peux également t'adresser à ton CLSC. Les diverses sociétés d'aide pour personnes atteintes du cancer, telles que la Société Canadienne du Cancer, la Fondation québécoise du cancer, la Fondation du cancer du sein du Québec pourront aussi te diriger vers des organismes.

J'ai écrit ce livre en ayant particulièrement à l'esprit les femmes seules. Si tel est ton cas, sache que j'ai voulu t'accompagner, pas à pas, tout au long de cette épreuve. J'espère du plus profond de mon cœur que ce livre aura contribué, un tant soit peu, à te faire sentir moins seule. C'est là mon vœu le plus cher. Je dis un immense merci, bien mérité, aux bénévoles et aux organismes d'aide qui œuvrent dans ce milieu. Leur contribution à la société est parmi les plus riches et les plus précieuses.

Des rencontres inspirantes

À fréquenter l'unité d'oncologie d'un hôpital, on croise forcément des patients atteints du même mal que soi et qui le combattent. Souvent la discussion s'engage. Je n'ai pu que me considérer très chanceuse lorsque je me comparais aux malades que j'ai rencontrés. Dans une salle d'attente régulière d'un hôpital, nul ne sait pour quel motif son voisin ou sa voisine est venu en consultation. À l'unité d'oncologie, c'est une autre histoire. Chacun sait que l'autre est atteint du cancer. La conversation va rapidement à l'essentiel. Étrange : chacun ne se présente pas en donnant son nom, mais plutôt en déclinant son diagnostic. Je n'oublierai jamais la première fois que ça m'est arrivé. Un jour, dans la salle d'attente, un homme s'est tourné vers moi et m'a abordée de la plus singulière des manières : « Moi, c'est un cancer des poumons. Et vous ? »

Comme si la réalité du cancer nous faisait transmuter et modifiait jusqu'à notre identité. Prise de court par cette entrée en matière si directe, j'ai répondu spontanément, en lui tendant la main : « Cancer du sein, HER_2 positif. Enchantée ! »

Très amusant, je l'avoue. Pourtant, je ne suis pas ce cancer. Je suis Mireille. Une jeune femme de 43 ans qui a joué de malchance.

Lors de ces rencontres, les discussions ont quelque chose d'effrayant et elles donnent le tournis, tant elles sont intenses. Comme cet homme, un jour, assis à côté de moi, la soixantaine, belle carrure : visiblement une force de la nature. À le voir, on n'aurait jamais cru qu'il était malade. Eh bien, il m'a appris qu'il était atteint d'un cancer généralisé. Il lui restait entre deux et six mois à vivre. Il se disait résigné. Tout en poursuivant les traitements de chimio, il montrait, par ses propos, qu'il avait abandonné la lutte. Il préparait sa sortie, mettait ses papiers en ordre et me parlait de testament.

Comment répond-on à quelqu'un qui nous parle aussi simplement et sans détour de sa propre mort ? Je suis tombée dans le panneau en voulant l'encourager. Je voulais le convaincre que tout n'était pas joué, qu'il fallait s'accrocher. Puis, je me suis entendue parler, et je me suis trouvée ridicule et faible. Juste incapable de faire face à l'inévitable. Incapable de l'écouter, lui. L'effet miroir était probablement insoutenable pour moi. Je me suis alors rappelé que c'était de sa vie qu'il était question, pas de la mienne. J'ai alors cessé de vouloir l'encourager à tout prix, et je me suis mise à l'écouter. Il m'a raconté qu'il avait réussi à faire la paix avec son fils, avec qui il était brouillé depuis quelques années. Il souriait, il avait l'air si soulagé. Je lui ai dit qu'il avait l'air serein et bien dans sa peau. Et c'est exactement à ce moment-là que le regard de cet homme a changé. Il s'est tourné vers moi et m'a regardée avec cette lueur dans l'œil. J'ai senti qu'il me regardait vraiment. Il m'a souri, de ce sourire à nul autre pareil, et m'a dit merci, tout simplement.

Et puis, cette femme croisée en face du local des prélèvements. Toutes deux, nous attendons une prise de sang qui déterminera si nous pouvons continuer la chimio. Belle femme, élégante, entre deux âges. Elle est atteinte d'une récidive d'un cancer des ovaires, un des cancers les plus vicieux. Elle a accepté de faire partie d'un programme d'étude pour mettre au point un nouveau médicament. Elle a une chance sur trois de véritablement recevoir le médicament et deux chances sur trois de ne recevoir qu'un placebo. Cette femme entamait un traitement sans savoir si elle augmentait ou non ses propres chances de survie. Quelle angoisse ! Je ne me serais jamais sentie capable de participer à une telle loterie. De mettre ma vie dans la balance pour le bien de la science. Je suis soufflée par ce qu'elle me dit. Elle me parle ensuite de ses cheveux. Elle les avait tous perdus lors du premier cancer, puis ils avaient repoussé. Elle en était bien fière. Mais voilà qu'elle devait reprendre les traitements, et qu'elle les perdrait à nouveau. Cependant, à bien y penser, cette femme me parlait-elle vraiment de sa seconde perte de cheveux ? Ne me disait-elle pas plutôt quelque chose de plus profond ?

Je suis admirative du courage, de l'abnégation et de la générosité de cette femme toute simple. C'est grâce à des gens comme elle que la médecine fait des progrès et que nous pouvons en bénéficier par la suite. Je les remercie tous et toutes du plus profond de mon cœur.

Mon, ton, son, notre, votre, leur… cancer

« **Son** cancer est revenu… », « Lors de **mon** deuxième cancer… », « Le **mien** était plus agressif que le **sien**… ». Veux-tu me dire d'où vient cette étonnante habitude d'utiliser un déterminant ou un pronom possessif pour parler du cancer ? Je n'y comprends rien. D'emblée, j'ai toujours refusé de le faire pour parler du cancer dont j'étais atteinte. J'ai toujours refusé de m'approprier une abomination pareille. À vrai dire, je ne me souviens pas d'avoir observé une telle façon de s'exprimer pour une autre maladie que le cancer. Bizarre, non ? Est-ce qu'on dit : **ma** maladie de Parkinson, **son** AVC, **ton** emphysème, **mon** malaise cardiaque, **son** arthrite… ? Jamais. Alors, pourquoi diable le fait-on pour le cancer ?

Encore une fois, l'enseignante de français en moi refait surface et s'indigne des mots qu'on emploie lorsqu'on parle du cancer. J'estime que les mots ont un grand pouvoir évocateur et que leur charge émotionnelle est porteuse de sens. Les psychologues comprennent très bien le rôle libérateur de la parole, de même que l'impact des mots prononcés. Ils comprennent tout autant d'ailleurs le caractère ravageur des paroles dures que l'on a pour soi-même ou qu'on s'est fait dire un jour et qu'on garde enfouies au plus profond de soi.

J'ose alors poser une question difficile qui en fera sursauter plus d'un. L'usage du possessif pour parler du cancer, n'est-il pas une façon de refuser, inconsciemment, de le laisser partir ? N'est-il pas le signe d'avoir trouvé en cette maladie un aspect qui confère au patient un certain statut ? Un statut tel qu'il confère au malade un certain intérêt aux yeux de ses proches ? N'est-ce pas là s'attribuer une image de combattant, de valeureux soldat, et ainsi se valoriser ? Chaque fois que j'entendais quelqu'un me parler de « mon cancer », je le corrigeais sans détour ni hésitation : « Ce cancer n'est pas à moi. Il ne m'appartient pas. Il ne me définit pas. Je ne suis pas ce cancer. » Je le repousse de toutes mes forces.

Tout comme j'ai cru nécessaire de dire à mes proches ce qu'il m'arrivait quand j'ai appris le diagnostic, de même j'estime que le personnel médical doit se préoccuper des mots utilisés avec les patientes (rappelle-toi du fameux « harpon » inséré dans la tumeur avant la chirurgie). Je crois qu'il faut soigner la façon dont on parle du cancer. En toutes circonstances, j'ai parlé « du cancer que j'ai développé », ou encore j'ai dit : « le cancer » ou « un cancer ». Il y a là une réflexion importante à faire si on veut véritablement se convaincre qu'on arrivera à terrasser ce fléau. C'est une question d'attitude.

Le risque ultime de la chimio

Mercredi, 25 février. J'en suis à ma cinquième chimio sur six. Les pièces où nous recevons nos traitements sont séparées par des cloisons, surmontées de plexiglass. Chaque pièce accueille quatre fauteuils à chimio. Ce qui fait qu'on s'y sent à la fois comme dans un cocon, avec pour voisins immédiats seulement trois patients, mais, en même temps, on s'y sent tous réunis, puisqu'on voit à travers la vitre les autres patients dans les autres pièces.

Ce matin-là, pendant que je recevais ma chimio, dans la pièce à côté, un homme a fait un arrêt cardio-respiratoire. J'ai juste eu le temps de voir l'infirmière à mes côtés se lever précipitamment et partir en courant dans sa direction. J'ai tourné la tête ; j'ai vu l'homme. Inanimé. Les yeux ouverts, fixant le plafond, la bouche grande ouverte dans une immobilité qui ne laissait aucun doute sur son état. Ces quelques secondes ont été suffisantes pour imprimer en moi une image qui m'a longtemps hantée. Juste à côté de lui, assise dans un petit fauteuil, son épouse. Sa posture en disait long : les coudes sur les genoux, les mains couvrant le visage, la tête penchée en avant. Autour d'elle, médecins et infirmières s'agitaient auprès de son mari. Le contraste était saisissant entre son immobilité et celle de son mari et l'agitation autour d'eux. Cette femme ne voulait pas voir, ne voulait pas entendre. Puis, subitement, les rideaux ont été tirés, le patient et son épouse ont été mis à l'abri des regards. On s'est affairé à déplacer rapidement les autres patients assis dans cette pièce et à les réinstaller dans des fauteuils, plus loin. En même temps, un appel s'est fait entendre par l'intercom : « Code Bleu ! Oncologie ! 7e étage ! »

En quelques secondes, une bonne vingtaine de médecins et infirmières sont accourus sur les lieux. La pièce s'est remplie rapidement. Un infirmier poussait en courant le chariot à défibrillateur, un autre apportait des bonbonnes d'oxygène.

L'effervescence règnait sur l'étage; il se passait quelque chose de sérieux, de solennel. L'homme a été réanimé. Puis, il s'est mis à gémir pendant une bonne quarantaine de minutes. Il recevait de l'oxygène, il respirait normalement, mais il était en état de panique. Il criait de crainte de manquer d'air. Nous, les patients, nous n'entendions que ses cris. Nous n'osions pas échanger de regards. Nous fixions le sol, sans un mot, toujours branchés à nos appareils de chimiothérapie respectifs.

Je n'oublierai jamais les cris, les râles de panique de ce pauvre homme. Et le fait de ne pas voir, quand on ne peut que tout entendre, nourrit encore plus l'imagination. Enfin, le patient a été stabilisé, déposé sur une civière et transporté aux urgences. L'aile de l'hôpital s'est peu à peu vidée du personnel médical qui y avait accouru. Le calme est revenu. Les patients déplacés ont été ramenés à leur place initiale. Les rideaux ont été rouverts. Je voyais bien à quel point les infirmières et les infirmiers avaient été secoués par ce qui venait de se passer. Ceux-ci ont été formés pour réagir à de telles situations et ils le font très bien, de toute évidence. Mais – et heureusement – l'être humain n'est jamais très loin derrière le professionnel. Et le personnel médical avait été plongé dans une tempête d'émotions à laquelle, sur le coup, tous avaient réagi correctement. Mais, une fois le danger écarté, les mêmes éprouvaient le besoin de parler, de s'encourager mutuellement. Nous sommes soignés par des professionnels compétents et… humains, et cette pensée me rassure énormément.

L'épisode m'a profondément secouée. Je comprends que j'ai eu peur. Ce soir-là, mes tripes se sont vidées. J'ai eu droit à de violentes diarrhées. La peur au ventre : c'est exactement ce que j'ai éprouvé. L'événement venait me rappeler que recevoir une chimio n'est pas un acte banal et qu'il est risqué. Une réaction de ce genre chez un patient est exceptionnelle, mais le risque existe. J'avais beau me dire que je n'avais pas le même âge, que tout se passait bien pour moi, que j'étais par ailleurs en très bonne santé, et que je faisais preuve d'une grande résistance : rien n'y faisait. Le fait d'avoir vu cet homme inanimé m'a une fois de plus confrontée à la perspective de la mort. La mort n'est jamais très loin avec le cancer, elle rôde et peut surgir à l'improviste. Je crois que c'est surtout cet aspect qui inquiète : que la mort puisse survenir sans prévenir. Le cancer nous fait prendre conscience que la mort peut surgir à tout moment. Rien n'est gagné, tout est à perdre. Tout le temps.

Dans un article paru dans *La Presse* le 8 septembre 2015, la journaliste Marie-Claude Malbœuf relate la mort de patients après avoir reçu certains traitements de chimiothérapie. Elle prend soin de préciser que, dans la plupart des cas, les traitements de chimiothérapie sauvent des vies. Mais elle ajoute qu'ils « tuent de 0,5 à 1,3 % des utilisateurs. Et en rendent quantité d'autres très malades. Jusqu'à 15 % des usagers subissent des effets indésirables assez invalidants pour forcer leur hospitalisation. Et jusqu'à 4 % frôlent la mort ». L'auteure ajoute que, selon le ministère de la Santé, au Canada, 500 personnes subiront certains effets dits « suspects » de ces traitements et, de ce nombre, 20 à 30 en mourront.

En menant son enquête, la journaliste découvre que ces décès seraient dus à un dysfonctionnement métabolique de l'organisme qui assimile mal les composés chimiques de ces traitements. À l'inverse, certains patients métabolisent trop rapidement les produits chimiothérapeutiques, ce qui rend les traitements moins efficaces et favorise la résurgence du cancer. D'origine génétique, cette dysfonction serait relativement facile à détecter par des tests sanguins. À l'heure actuelle, aucune instance de contrôle ne recommande aux hôpitaux de procéder au dépistage précoce d'une éventuelle anomalie génétique AVANT l'injection du traitement. La médecine fait face aux problèmes une fois qu'ils se présentent. Or, le dépistage de ce type d'anomalie génétique permettrait de donner au patient le traitement correspondant à son profil génétique, lui évitant de devoir en subir les effets malheureux, et il permettrait d'atteindre de manière plus efficace les objectifs visés. Mais voilà, il paraît que tout ce dépistage coûterait trop cher et qu'on pare au plus pressé pour l'instant. Le quotidien *La Presse* a appris que le ministère de la Santé du Québec a récemment (à l'été 2016) envoyé à Génome Québec ainsi qu'à sept établissements un « appel d'intérêt » en vue d'implanter des tests génétiques. En attendant que de tels tests soient systématiquement menés auprès des patients, il ne faudra compter, dans les hôpitaux, que sur la vigilance des médecins et des infirmières et que sur la collaboration des patients afin de détecter les signes avant-coureurs d'un revirement de situation, avant que celle-ci ne dégénère et ne prenne un tournant dramatique.

Rester humble devant la maladie

Possible cancérisation d'un kyste du tractus thyréoglosse... Ces mots me hantaient alors que j'attendais d'obtenir un rendez-vous en otho-rhino-laryngologie (ORL). J'en avais marre de ces perpétuelles menaces planant au-dessus de ma tête. Je venais à peine de terminer la chimio administrée pour combattre un cancer du sein qu'un second cancer était suspecté. Alors que je voyais l'horizon s'éclaircir me laissant espérer des jours meilleurs, un élément s'activait à le boucher et à me rappeler que les nuages revenaient sans cesse. Un peu à l'image de ce printemps qui n'en finissait pas de se prendre pour l'hiver. En effet, après avoir eu droit à une semaine de beau temps en ce mois d'avril, le froid, le vent cinglant et les flocons de neige étaient de retour. Il faut un moral d'acier et beaucoup de soleil dans le cœur pour résister à pareille grisaille. Tout comme à ce qu'il m'arrivait à ce moment-là.

Je voulais croire que tout irait bien, qu'il ne servait à rien de m'inquiéter plus que de nécessaire. La vérité c'est qu'on a hâte d'en finir avec la maladie, avec les hôpitaux, avec les tests, avec le soupçon que peut-être il se trame quelque chose de louche dans son corps.

Je devais faire confiance (avais-je le choix ?) à la force de mes « troupes » et de mon caractère pour demeurer calme. Je voulais faire confiance à la vie de toutes mes forces, m'abandonner à elle. Faire confiance également à la science et à la médecine. Et attendre. Si tu me demandes ce qu'il y a de difficile dans toute cette vilaine aventure, je réponds sans hésiter : l'attente. Attendre un rendez-vous. Puis attendre le résultat d'un examen, celui d'une analyse en laboratoire. Puis attendre la décision qui sera prise par le médecin concernant le traitement qui te sera administré. Attendre que le téléphone sonne. Attendre dans la salle d'attente. Attendre que le médecin vienne te rencontrer une fois terminé l'examen fait par le technicien. Attendre encore et encore ! Même si j'aime croire que je contrôle et dirige mon destin, la maladie m'a mise dans une position où je ne contrôlais pas tout, loin de là. En fait, je ne contrôlais que ce que je pouvais réellement contrôler : mes pensées, mon attitude, mes comportements, mes décisions. Pour le reste... J'ai dû apprendre à lâcher prise et à faire confiance. Mais ce n'est pas facile et, franchement, adopter cette attitude ne me tentait pas tous les jours.

Encore aujourd'hui, alors que j'écris cet ouvrage, il serait prétentieux pour moi de te dire que je m'en suis définitivement sortie et que, pour cette raison, je sais ce qu'il faut faire et comment. Bien au contraire. Je ne clamerai jamais sur la place publique que j'ai découvert la martingale, car ce n'est tout simplement pas le cas. Cependant, je me suis efforcée de mettre toutes les chances de mon côté en faisant un certain nombre de gestes, en adoptant une certaine attitude, et c'est précisément ce que je t'invite à faire. Malgré tout, la combinaison gagnante demeure le résultat d'un nombre incroyable de facteurs. Parmi ceux-ci, la chance. Je sais que le cancer peut emporter les meilleures d'entre nous. J'ai appris à demeurer humble devant la maladie.

Une société de performance… jusque dans la maladie

Performance… Pour diverses raisons, je me suis mis ce poids sur les épaules pendant toute ma vie, depuis que je suis toute petite. Je constate que la pression de la performance nous poursuit jusque dans la maladie.

Un jour, une femme atteinte du cancer était interviewée à une émission de télé bien connue. Elle s'exprimait avec beaucoup d'énergie et de vivacité. On lui a demandé si elle était toujours comme ça. Elle a répondu oui, et que c'était grâce à sa vivacité et sa grande énergie qu'elle avait réussi à surmonter tous les obstacles de la maladie. Une autre s'est vantée, alors qu'elle combattait un cancer du sein, de ruser avec la maladie en se comportant comme si elle n'était pas malade. C'est en courant qu'elle se rendait chaque jour à ses traitements de radiothérapie, et elle racontait qu'elle était allée skier la semaine suivant la chirurgie.

Évidemment, chacune traverse les épreuves comme elle l'entend, mais à travers ces témoignages, je sens la pression exercée sur soi ou qu'on s'impose à soi-même pour être performant, même en étant malades. Résultat : une culpabilité instantanée pour celle qui ne possède ni une telle énergie, ni une volonté de fer pour combattre la maladie, ni une détermination aussi grande à se comporter et à parler comme si elle n'existait pas.

Je m'interroge : se comporter ainsi n'est-il pas une forme de déni ? Et si j'acceptais plutôt la maladie pour ce qu'elle peut me faire vivre et m'aider à comprendre ? Si je profitais de cette période pour ralentir, prendre le temps d'exister, telle que je suis, à la seconde où je suis ? Pour juste… respirer et être. Cela et rien d'autre. Ne pourrait-on pas, pour une fois, cesser de vouloir être performant ? Cesser de vouloir contrôler la situation, d'être l'héroïne du jour, la combattante, la guerrière héroïque et courageuse ?

« Regardez-la. Comme elle est forte ! Comme elle est combative ! Comme elle est positive malgré la maladie ! Quel courage ! »

Désolée d'afficher ce ton sarcastique, mais ne peut-on pas avoir le droit de se sentir fatiguée ? Le droit d'avoir peur ? D'être en colère ? Ou encore abattue ? Découragée ? J'imagine une femme sous chimiothérapie, terriblement affaiblie par les traitements, et qui regarde à la télé ces gens si énergiques clamer haut et fort que c'est ainsi qu'on s'en sort. Je l'imagine, lisant ces récits d'héroïnes du cancer allant à leurs traitements en courant. Je l'imagine en train de voir les gens autour prêts à applaudir l'attitude guerrière de ces femmes si braves, si combatives, qui renforcent l'opinion selon laquelle c'est exactement ce qu'il faut faire. Accablée par l'image de performance qu'on lui renvoie, cette femme se dira : « Mais je ne peux pas faire ça, moi. J'en suis incapable. » Pour ma part, j'ai envie de dire à toutes les femmes aux prises avec la maladie qu'elles ont bien le droit de se sentir dépassées, épuisées et découragées.

« Quand vas-tu reprendre le jogging ? » m'a un jour demandé un de mes grands amis. Je lui ai répondu que je n'en avais plus envie. Chez ma mère, du balcon où je me tenais, je voyais en surplomb la rivière Magog et le très beau lac des Nations, à Sherbrooke. De part et d'autre de ce lac se déroulait le ruban d'une piste cyclable. Et sur cette piste, peu importe l'heure à laquelle vous y posiez le regard, vous aperceviez des joggeurs. Tenue de circonstance, regard rivé sur l'horizon, peu importe les obstacles sur leur chemin (chiens, ballons perdus, enfants sur des trottinettes, gens qui bavardent sur le trottoir), les joggeurs ne se laissaient pas détourner de leur objectif. Ils contournaient les obstacles sans ralentir leur course et poursuivaient leur route avec conviction et persévérance.

Quand j'ai subi ma chirurgie en octobre, je regardais ces coureurs avec envie, en me demandant quand j'allais pouvoir m'y remettre.

Avant d'avoir un cancer, je faisais partie de ces coureurs. Plusieurs fois par semaine, je chaussais mes souliers de course et, équipée de mon podomètre, j'avalais les kilomètres, persuadée que courir me protégerait de toute maladie possible. En termes de kilomètres, je courais l'équivalent d'un demi-marathon par semaine, sans compter mes déplacements à pied (puisque je n'ai pas de voiture) pour me rendre au travail, faire les courses, etc. J'ai toujours poussé mon corps à être performant, à repousser ses limites. Six mois plus tard, je regardais ces coureurs et je ne les enviais plus du tout. Le repos forcé, ce long arrêt de plus d'une année, m'ont fait voir les choses autrement. Je n'ai tout simplement plus envie de courir, ni au sens propre ni au sens figuré d'ailleurs. Courir après quoi ? Dis-moi…

Devrais-je m'en étonner ? Depuis que je pratique le tai chi, je n'éprouve plus le besoin de courir. Je m'en vais dans la direction toute opposée : celle de la lenteur, des mouvements qui s'étirent, se découpent eux-mêmes en micro-mouvements et me procurent beaucoup plus de bienfaits que ceux que la course me procurait autrefois. Éloge de la lenteur : expression bien nommée. Le tai chi m'a fait prendre conscience d'une toute autre relation au temps, et j'ai envie de profiter de chacune de ses secondes, de le prolonger doucement. Le tai chi et la maladie m'ont fait prendre conscience de ma double relation au temps et à mon corps.

Ainsi de cette volonté de vouloir repousser mes limites, constamment. D'où vient-elle au juste ? À quoi sert-elle ? À prouver ma résistance physique, ma force de caractère que rien ne peut abattre ? Avoir un cancer m'a appris cela. Le cancer m'a montré que j'avais en moi tout ce qu'il fallait pour surmonter les obstacles et que j'étais résiliente. De la volonté, de la persévérance, de la patience, de la rigueur, du courage, du caractère, j'en ai. Je le sais maintenant. Du coup, je n'ai plus qu'une envie : ralentir le temps, l'étirer délicieusement et profiter de chacune de ses microsecondes, dans un perpétuel recommencement du présent. Ce présent qui est le seul à m'accompagner continuellement. J'ai appris à vivre le moment présent et, tout autant, à être présente à ce que je vis, aux êtres qui m'entourent, à cette vie qui palpite en moi et tout autour de moi. À tout moment, nous nous préoccupons de l'avenir ou du passé sans jamais mesurer à quel point ceux-ci nous échappent et ne sont jamais avec nous. La vie en société est exigeante. Elle nous accable de mille tâches et d'autant de responsabilités. Et il faudrait en plus que je coure pendant mes loisirs ? Non merci, ça ne me tente plus. À d'autres. Et grand bien leur fasse, car je me réjouis sincèrement de voir tous ces gens qui s'adonnent à la course à pied. Personnellement, je suis maintenant passée à autre chose.

L'idéologie du combat

Mon premier réflexe en recevant le diagnostic du cancer a été de me renseigner sur la maladie et de chercher à comprendre comment fonctionne le cancer, d'où il vient et comment il évolue. Je dois préciser d'abord que je n'ai jamais fumé de ma vie. J'ai toujours eu une alimentation assez variée et équilibrée. Je faisais chaque jour de l'exercice. Je croyais avoir de saines habitudes de vie. Comment expliquer alors cette aberration dans mon corps ? J'avais pourtant tout fait pour me maintenir en santé et voilà que le cancer me tombait dessus. J'ai donc cherché à comprendre ce qu'il m'arrivait en me documentant. J'ai beaucoup lu, et d'abord sur le cancer en soi.

J'ai alors découvert ce que j'appelle l'intelligence maléfique faite cellule. Une cellule capable de déjouer nos meilleurs systèmes de défense, perfectionnée par des milliers d'années d'évolution. Une intelligence maléfique qui détourne nos vaisseaux sanguins à son avantage, privant du coup nos cellules saines des nutriments qui leur permettraient de se nourrir et de se défendre. La cellule maléfique s'en fabrique de nouveaux, à l'aide d'un processus appelé l'angiogenèse. Elle envoie même des espions, sous forme d'enzymes chimiques, « espionner » nos cellules saines. Ces espions reviennent et transmettent l'information aux cellules cancéreuses qui la copient. À l'aide de ce procédé, les cellules cancéreuses passent inaperçues parmi nos cellules saines et peuvent accomplir tranquillement leur sale besogne. Je ne sais pas ce que tu en penses, mais moi j'apparente tous ces « comportements » à de brillantes tactiques de camouflage.

De toute évidence, le cancer se comporte comme un général dans une armée. Et le patient fait de même en comparant à un combat la traversée de cette épreuve. Au fil des années est apparu tout un discours qui fait une analogie entre le combat sur une champ de batailles et la lutte personnelle menée contre un cancer, et on ne compte plus les métaphores guerrières à ce sujet. Moi-même, dans ce livre, j'ai cité des passages de *L'Art de la guerre*, de Sun Tzu. Je n'échappe pas au mouvement. Or, un jour, j'ai entendu en entrevue à la radio le porte-parole d'une Fondation contre le cancer dénoncer le recours à la terminologie militaire pour parler du cancer. Ce dernier invitait les gens à peser leurs mots et à éviter ce genre d'analogies, et cela au nom de la réalité selon laquelle certains ne sortiront pas vainqueurs du combat. Qu'en serait-il de ces malades ? Dans quel état d'esprit seront-ils ? Observation tout à fait juste et qui m'a fait réfléchir.

Où que tu regardes, autour de toi, il y a combat. Les chants des oiseaux, si harmonieux, sont en réalité des chants de guerre destinés à intimider les autres oiseaux qui chercheraient à empiéter sur un territoire. Dans la forêt, les arbres se disputent la lumière. Dans la société, chacun fait ce qu'il peut pour s'aménager une vie confortable, améliorer ses conditions d'existence, être le meilleur afin d'obtenir le poste tant convoité.

Même à l'intérieur de notre corps règne un combat perpétuel. Les virus et les bactéries nous assaillent constamment. Les globules blancs circulent dans notre corps à la recherche d'organismes, de mauvaises bactéries, de virus et d'intrus afin de les anéantir. La vie est souvent un combat. Ce qui n'empêche pas tous les exemples de collaboration et d'entraide également observés dans la nature.

Je te rassure tout de suite : je ne vais pas mon chemin dans la vie en montrant les poings en permanence. Je suis plutôt de nature pacifiste. Il n'en demeure pas moins que la vie et, par conséquent, la lutte contre le cancer, est une forme de combat. Du coup, j'ai bien réfléchi, et j'ai choisi de conserver ces métaphores guerrières, malgré l'appel du porte-parole de cette Fondation à les éviter.

Pour chacun, il y aura des combats gagnés et des combats perdus. Perdre un combat, alors qu'on a lutté de toutes ses forces, ce n'est pas perdre la face. C'est avoir tenté tout ce qu'on pouvait pour s'en sortir. Et si un jour, par malheur, je dois comprendre que la lutte est finie, j'ose espérer que je serai comme cet homme atteint d'un cancer généralisé et que je réussirai à trouver en moi la sérénité.

Ou encore que je serai comme cette femme lumineuse, Anne-Marie Séguin, décédée en août 2016. Avec *La mort m'a dit*, la réalisatrice Marcia Pilote a réalisé un magnifique reportage sur les derniers moments de cette femme généreuse, atteinte d'un cancer incurable. La leçon d'Anne-Marie, c'est qu'une fois qu'on a accepté de ne plus lutter, il faut mettre ses efforts à accepter de mourir. À accueillir les bras ouverts la mort qui viendra et, d'ici là, à vivre les moments de vie qu'il reste encore. À savourer chacune des petites gouttes de vie, à nourrir la vie en soi et à accepter sereinement que la fin viendra mais que, d'ici là, la vie est toujours présente.

Subir des traitements contre le cancer n'a rien de courageux en soi, contrairement à ce que plusieurs prétendent. Il s'agit de survivre, point final. Il s'agit de faire tout ce qui est en son pouvoir pour maintenir cette précieuse vie en soi. Une fois toutes les étapes franchies, si le combat est perdu, il faut savoir lâcher prise. C'est ce qu'Anne-Marie nous a démontré avec éloquence et une désarmante simplicité du cœur. J'ai la plus grande estime pour cette femme et je t'invite à regarder ce reportage touchant. Aux dernières nouvelles, il était encore accessible sur le site de Radio-Canada (voir le lien dans la section « Suggestions de lectures », à la fin de cet ouvrage). Il regorge de beauté, de vie et d'amour, et il fait énormément réfléchir.

Le cancer dans le cancer

L'irruption du cancer dans ma vie m'a poussée dans mes derniers retranchements à un point que je n'aurais jamais soupçonné. J'ose ici te faire une confidence : trois semaines avant mon 28e anniversaire, mon père s'est suicidé. Mon père a combattu une très grande partie de sa vie une dépendance à l'alcool et aux drogues dures. À travers ces dures années de souffrance, il a tout de même réussi à être sobre durant dix ans. Ce furent là les dix plus belles années de sa vie, j'en suis certaine. J'étais très fière de lui, je lui écrivais des petits mots d'encouragement. Je sais qu'il les chérissait car, à son décès, je les ai retrouvés. Il les avait tous gardés. Mon père était joyeux, il tentait de se rapprocher de nous, ses enfants. Il s'ouvrait au monde, il voyageait. Il semblait s'épanouir, enfin. Il allait régulièrement à ses rencontres des Narcotiques Anonymes. Il allait mieux. Du moins, c'est ce que je croyais.

Avec le recul, je comprends qu'il n'était pas vraiment allé au fond des choses. Il allait mieux, mais en apparence seulement. Au fond, il n'avait jamais su guérir de la réelle maladie qui l'accablait. Les symptômes – boire, se droguer – n'étaient plus visibles, mais la maladie, le mal-être, le mal de vivre, avaient été mis en veilleuse. Après dix ans d'apparente accalmie, mon père a replongé dans le monde macabre des médicaments et des drogues. Les problèmes se sont accumulés. En désespoir de cause, il s'est tourné vers ce qu'il croyait être la seule solution à ses problèmes. Il a fixé un câble métallique au plafond de la cave, se l'est passé autour du cou, s'est élancé dans le vide et a disparu. Selon le rapport du coroner, mon père serait mort entre 11 h et midi. C'est son épouse qui, en rentrant des courses vers midi, a trouvé son corps.

Ce matin-là, c'était le dernier jour de mon premier stage en physiothérapie. C'est avec succès que je terminais ce stage au département de physiothérapie du CHUS. La tradition voulait que les stagiaires finissants apportent un dessert pour le partager avec les autres membres du département. La veille, j'avais donc cuisiné un gâteau au chocolat.

Le lendemain matin, vers sept heures, je sortais de chez moi avec mon gâteau dans les mains et je me rendais à pied à l'hôpital quand une image m'a frappée de plein fouet : est-ce que mon père se suiciderait, lui, aujourd'hui ? Cette pensée a été si forte qu'elle m'a fait m'arrêter au beau milieu de la rue que je traversais. Puis, j'ai décidé de chasser cette idée si morbide de ma tête et de poursuivre ma route. Aujourd'hui était un jour de fête. Pourquoi avais-je de telles pensées ? La matinée s'est déroulée normalement.

Vers 11 h, à la pause, une pensée s'est imposée avec force : je voulais profiter de ces dix minutes pour téléphoner à mon père. Une impulsion irrésistible en moi me disait de l'appeler, juste pour me rassurer, pour voir si tout allait bien. Je me revois encore, debout, immobile devant le téléphone, hésitant à décrocher le combiné… Pourquoi ai-je hésité ainsi ? Pourquoi ne l'ai-je pas appelé en fin de compte ? Plutôt que d'écouter mon instinct, j'ai préféré chasser ces images de mon esprit et me concentrer sur ce que j'avais à faire. Je ne lui ai pas téléphoné.

À l'heure du lunch, tous les membres du département de physiothérapie se sont réunis et nous avons mangé ensemble pour la dernière fois. Plus tard, j'ai appris que, pendant que je faisais la fête avec mes collègues, on emmenait au même moment le cadavre de mon père à la morgue du même hôpital, à l'étage juste au-dessous.

Cet événement a été le plus marquant de ma vie. La culpabilité m'a longtemps torturée, envahissant jusqu'à mes nuits alors que je faisais des cauchemars, toujours les mêmes. J'étais devant le tribunal, au banc des accusés. Un juge me reconnaissait coupable. Le châtiment était sans appel : la peine de mort. On me conduisait au-dessus d'une trappe, on me mettait autour du cou la corde épaisse du condamné, on couvrait ma tête d'une cagoule, la trappe s'ouvrait sous mes pieds et je tombais dans le vide absolu, dans le noir le plus total… Jusqu'à ce que je me réveille en sueur et en criant.

J'ai résisté, j'ai continué tant bien que mal à vivre ma vie, à aller au travail comme si de rien n'était. Il a fallu plus de deux ans pour que cette tragédie me rattrape et me happe de plein fouet, telle une vague puissante à laquelle nul ne peut résister. Je me suis retrouvée en dépression majeure. Le médecin qui l'a diagnostiquée m'a immédiatement mise en arrêt de travail, m'a prescrit des antidépresseurs en insistant pour que j'entame une thérapie avec un psychologue. Cette thérapie a duré huit ans. Pendant cette période, j'ai fait un travail remarquable sur moi-même. Je me suis sortie de cette dépression, épreuve qui fut pour moi encore plus difficile à traverser que celle du cancer. Pourquoi ? Parce que la maladie de l'âme est difficile à saisir et à guérir. Elle touche à tant d'éléments fondamentaux. La thérapie a été pour moi une porte de sortie extraordinaire et m'a révélé des outils intérieurs que j'ai appris à utiliser par la suite.

Ma vie a pris un tournant. J'ai quitté la physiothérapie, je suis retournée aux études. C'est là que je me suis découvert un intérêt pour l'enseignement aux adultes. J'ai quitté mon conjoint de l'époque, j'ai fait le ménage dans mon existence, j'ai déménagé. Puis, doucement, peu à peu, la vie a repris son cours. J'ai arrêté la thérapie. Je croyais que tout était réglé… Cependant, le nuage noir n'était pas complètement parti. Dans les années qui ont suivi, j'ai eu ma part de problèmes de santé et de périodes difficiles suivies de périodes où le soleil réapparaissait de nouveau.

J'ai compris que mon père m'avait laissé un bien triste legs, un testament morbide. Mon père avait passé une grande partie de sa vie à s'autodétruire avec l'alcool et les drogues. Ces béquilles avaient été pour lui une façon de gérer la douleur intérieure. Jusqu'à s'effondrer et à opter pour une solution sans appel. Mon père m'avait ainsi tracé une voie, en quelque sorte. Il avait emprunté un certain chemin pour s'enfuir et se libérer. Parmi toutes les possibilités s'offrant à moi pour régler un problème, il y avait celle du suicide. Cette solution extrême revenait me hanter chaque fois que je traversais une période difficile, que j'éprouvais le spleen de vivre. L'idée du suicide me revenait régulièrement, me murmurant : « Tu sais ce que tu peux faire. S'il l'a fait, tu peux le faire aussi. » Je combattais en moi cette dualité de pulsions : le désir de vivre et celui de mourir se faisaient la lutte en moi et se disputaient la première place.

Quand le cancer est arrivé, c'est la pulsion de vie qui a pris le dessus. La toute première émotion à jaillir en moi, souviens-toi, a été la peur de mourir. Avec le recul et la réflexion, je souris. Cette peur que j'ai éprouvée me rassure sur moi-même. D'une certaine façon, avoir un cancer m'a réconciliée avec ma vie, avec ma pulsion de vie. J'ai perçu l'arrivée de ce cancer comme si la vie m'avait narguée et lancé un ultimatum. C'était comme si elle m'avait dit : « Tu penses au suicide ? Et bien, voilà ! Je te fournis un moyen de passer à l'acte. Que vas-tu faire avec ça maintenant ? »

Oui, j'ai eu peur. J'ai vraiment eu peur de mourir. Et cette peur m'a révélé ce que je voulais plus que tout au monde : jouir de la vie, nourrir le vivant en moi. Avancer, coûte que coûte et demeurer optimiste en me disant que, si aujourd'hui est difficile, demain sera meilleur. Cette peur de perdre la vie a été l'élément déclencheur de toutes les démarches faites par la suite pour m'en sortir. Curieusement, le cancer m'a guérie du penchant que j'avais pour la mort depuis le suicide de mon père. Je sais maintenant que j'ai fait la paix avec les événements à l'origine de ce noir penchant. L'épreuve du cancer m'a obligée à revisiter les démons de mon passé et à les affronter. À regarder au plus profond de moi-même pour y trouver le désir de vivre, une pulsion de vie plus forte que tout. Mon père a succombé à une solution terrible, le suicide. Pour lui, il est trop tard. Je sais maintenant que ce ne sera pas mon cas.

J'ai longtemps hésité à partager avec toi ce lourd épisode de ma vie. J'estimais qu'il m'appartenait, et que personne d'autre, mis à part ma famille et mes amis intimes, n'avait besoin de connaître cette triste histoire. Mais le cheminement que j'ai fait pendant cette année et demi de traitements et la liberté qui en a résulté font partie, à mon avis, de la guérison. J'ai donc fait le pari de jouer cartes sur table avec toi et d'être tout à fait honnête, sans rien dissimuler dans ma manche.

Sans qu'on puisse clairement l'objectiver, de plus en plus de gens atteints du cancer avouent à demi-mots que des chocs émotionnels importants et mal résolus ou mal gérés font souvent partie de l'équation. Au fil de longs mois de traitements et d'immobilité, j'en suis arrivée à la même conclusion. J'ai compris qu'il y avait un cancer dans le cancer. Et qu'il me fallait donc trouver la guérison dans la guérison. Que la guérison du corps passait irrémédiablement par celle du cœur. Que le corps et le cœur ne font qu'un : moi. S'il est vrai que nos émotions et notre état d'esprit influencent le comportement de nos globules blancs, comme le montre l'étude publiée dans *The Lancet* que j'ai mentionnée plus tôt, je me dis qu'il est fort probable que, parmi tous les facteurs causant le cancer, et ils sont nombreux, l'un soit d'origine émotionnelle. Dans quelle mesure ? Difficile de répondre à cette question. Chacun vit des chocs émotionnels importants au cours de son existence. Ce n'est pas tout le monde pour autant qui développera un cancer. Cependant, tout le monde ne saura pas non plus surmonter sainement et adéquatement ces chocs émotionnels. Je vois ceux-ci comme des poids lourds qui s'attachent les uns après les autres à nos chevilles, à nos poignets et rendent notre avancée dans la vie de plus en plus pénible. On craint de s'arrêter en route, car on croit que tous ces poids feront s'enfoncer. Alors on se dit que le meilleur moyen de ne pas sombrer, c'est encore d'avancer, en traînant tous ces boulets avec soi. Mais au contraire, si on marque un temps d'arrêt dans sa vie pour se défaire, un à un, de tous les boulets qui entravent et qu'on traîne derrière soi, on pourra reprendre le chemin de sa vie d'un cœur plus léger, sans porter tout ce poids.

Certaines pourront trouver mes propos farfelus, ésotériques, déconnectés de la réalité. Il revient à chacune de faire face aux enjeux qui se présentent dans sa vie et de les gérer au meilleur de ses capacités. J'ai choisi mon camp. Tu choisiras le tien. Et même si, en fin de compte, toute cette prise de conscience n'a absolument rien à voir avec ce fichu cancer, l'occasion était parfaite pour faire le point. Après tout, je me retrouve maintenant avec un désir de vivre assumé, solidement ancré en moi. De tout ce travail résulte un sentiment profond d'accomplissement personnel et de liberté. Et c'est surtout ce message que je voulais te faire partager.

De l'espoir, pour finir

Parce que les mots sont porteurs d'images et de lumière, je te laisse sur ceux d'un texte affiché au mur, dans le bureau de ma massothérapeute. Ces mots m'apportaient réconfort et espoir. J'espère qu'ils te feront du bien.

« Être, c'est...

Consacrer passionnément la majeure partie de sa vie à la créer.

Vibrer juste à l'idée d'oser questionner, toucher, explorer et évoluer.

Regrouper ses forces autour de ses faiblesses pour les persuader de s'allier.

S'inspirer du passé pour composer le quotidien, jusqu'à ce que l'avenir soit souvenir.

Oublier les heures de labeur pour savourer un instant de bonheur.

Croire que le pire est passé et le meilleur à venir. »

© Francis Pelletier / Les Pelleteurs de Nuages

À toi qui dois passer par là...

Je souhaite que le pire soit bientôt derrière toi et que le meilleur soit déjà à ta porte.

Mireille

Suggestions de lecture

Livres

Béliveau, Dr Richard, et Dr Denis Gingras, *Les aliments contre le cancer : la prévention et le traitement du cancer par l'alimentation*, Montréal, Trécarré, 2005, 214 p.

Pour des explications à la fois détaillées et faciles à comprendre des mécanismes du cancer. Ainsi que pour des suggestions d'alicaments à intégrer à son alimentation de base afin de mettre des bâtons dans les roues à un cancer potentiel.

Brouillard, Dr Gaétan, *La santé repensée : Cessez de chercher la pilule miracle, agissez différemment*, Montréal, Les Éditions de l'Homme, 2015, 206 p.

Pour sa vision globale de la santé et pour les pistes de solutions intéressantes qu'il propose.

Corneau, Guy, *La guérison du cœur : Nos souffrances ont-elles un sens ?*, Montréal, Les Éditions de l'Homme, 2004, 336 p.

Pour celles et ceux qui aiment comprendre les aspects psychologiques inhérents à la maladie et qui aiment explorer des voies différentes.

Hébert, Mona, *La médecine des femmes. Une vision naturelle de la santé au féminin*, Éditions Souffle d'or, Collection Chrysalide, 2011 (nouvelle édition), 324 p.

Pour aborder la santé des femmes d'une manière plus naturelle et respectueuse de ses cycles changeants.

Lanctôt, Dominique, *Tu n'es pas seule. L'expérience du cancer : paroles de femmes,* Montréal, Les Éditions de l'Homme, 2006, 285 p.

Parce que ça fait un bien fou de lire sur l'expérience d'autres femmes qui sont passées par la même épreuve et parce que ce livre offre une panoplie de conseils fort pratiques sur la maladie au quotidien.

Lardon, Filip, *Quand une cellule déraille. Comprendre le cancer,* Bruxelles, Éditions Mardaga, Collection Santé en soi, 2014, 180 p.

Pour comprendre le b-a ba du cancer, ses mécanismes de développement et de propagation, ainsi que les traitements jusqu'à présent disponibles.

Lebed Davis, Sherry, *En pleine forme après un cancer du sein !,* Boisbriand, Éditions Momentum, 2003, 268 p. (ouvrage épuisé mais disponible dans toute bonne bibliothèque municipale).

Pour des exercices appropriés après une chirurgie du sein. Ceux-ci sont bien expliqués, illustrés de photos de femmes de tous âges, passées elles-mêmes par l'épreuve du cancer du sein. Les exercices sont accessibles à toutes, sécuritaires et sont introduits de manière progressive.

Maisano, Gina, *Intimacy after breast cancer,* auto-édition Kindle, 2009, 192 p.

Écrit par une femme ayant survécu à deux cancers du sein. L'auteure décrit les émotions liées aux aspects intimes des suites de la maladie et propose des solutions toutes simples, tant pour les femmes qui vivent en couple que pour celles qui sont célibataires.

PAQUETTE, Mylène, *Dépasser l'horizon*, Montréal, Les éditions La Presse, 2014, 335 p.

D'abord, pour se changer les idées. Ensuite, pour s'inspirer d'une femme qui en a bavé et qui a traversé seule un océan qui lui faisait peur. À lire pour son exemple de détermination, son humilité, sa ténacité, sa capacité à voir la beauté partout, même dans l'adversité, et pour bien d'autres raisons encore.

RÉQUÉNA, Dr Yves, *Les mouvements du bonheur : Wu Dang Dao Yin Qi Gong*, Paris, Guy Trédaniel éditeur, Collection Le Temps d'Agir, 2014, 191 p.

Pour s'initier, dans le confort de son chez-soi, au qi gong. Le livre est abondamment illustré de photos et accompagné d'un DVD qui présente clairement chacun des exercices.

ROBIDOUX, Dr André, *Les raisons d'espérer : Ce que la recherche nous apprend sur le cancer du sein*, Montréal, Les Presses de l'Université de Montréal, 2013, 261 p.

Pour en apprendre davantage sur les avancées de la recherche en ce qui a trait au cancer du sein.

SERVAN-SCHREIBER, Dr David, *Anticancer*, Paris, Robert Laffont, 2010, 442 p.

Pour l'immense contribution de ce médecin chercheur qui invite chacun à adopter une approche préventive de sa santé et à augmenter ainsi ses défenses naturelles contre la maladie. Pendant dix-neuf ans, soit entre deux récidives de cancer du cerveau, cet homme a mis son intelligence, sa science et son cœur à aider les gens atteints de cancer. Il a répertorié mille études faites sur le cancer à travers le monde et en a retenu quelque trois cent cinquante dont il vulgarise ici les résultats. Une passionnante lecture pour mieux comprendre, s'interroger, creuser, fouiller, espérer, être transformée...

Servan-Schreiber, Dr David, *On peut se dire au revoir plusieurs fois*, Paris, Robert Laffont, 2011, 125 p.

Pour le touchant témoignage d'un homme qui a tout donné et qui ne regrette rien. Le regard franc et simple d'un homme qui souhaitait nous dire au revoir avant de partir.

Servan-Schreiber, Dr David, *Notre corps aime la vérité : Chroniques 1999-2011*, Paris, Robert Laffont, 2012, 402 p.

Recueil des brèves chroniques (deux à trois pages chacune) publiées par l'auteur dans le magazine français *Psychologies*, sur une période de quatre ans, et qui commentent diverses études sur le cancer et traitent plus généralement de la santé.

Sites internet

1. Fiches instructives de la masso-kinésithérapeute Jocelyne Rolland sur le massage de la cicatrice après une chirurgie : www.sereconstruireendouceur.com
2. Le site internet de la Fondation du cancer du sein du Québec : www.rubanrose.org
3. Pour les conseils de Josée Masson, travailleuse sociale, fondatrice et directrice de Deuil Jeunesse, sur les manières d'aborder le cancer avec ses enfants. Téléphoner au 1 855 889-3666 ou visiter le site internet : www.deuil-jeunesse.com
4. Pour s'inscrire à des cours d'aqua-forme en cas de lymphœdème : www.aqua-lymphatic-therapy.com
5. Le site internet de l'Association de prévention du lymphœdème : aql@infolympho.ca

6. *La mort m'a dit.* Documentaire de la cinéaste Marcia Pilote sur Anne-Marie Séguin, à regarder sur le site de Radio-Canada : http://ici.radio-canada.ca/tele/1001-VIES/2015/episodes/363116/mort-anne-marie-seguin
7. Pour aborder la sexualité après le cancer d'une manière positive, se familiariser avec l'approche Sensate Focus. Sur le site https://intimacyafterbreastcancer.wordpress.com, les conseils judicieux de madame Gina Maisano qui a surmonté à deux reprises cette épreuve.

Bibliographie

Livres et articles

Agence de la santé et des services sociaux de Chaudière-Appalaches, Québec *Résumé des informations pertinentes à la prise de décision sur l'organisation de services pour le lymphœdème secondaire lié à un cancer,* préparé par Caroline Arsenault, courtière de connaissances, 12 juin 2014, sur le site Internet suivant : www.agencesss12.gouv.qc.ca/fileadmin/documents/publications/REC_Courtage_lymphoedeme_2014-07-11.pdf.

Alberts, David et Lisa M. Hess (éd.), *Fundamentals of cancer prevention,* Berlin/Heidelberg, Springer, 3e édition, 2014, 663 p.

Angiolini, Christine, « Annoncer son cancer à son enfant », *Les Proches,* n° 14, avril 2010, p. 8-16, sur le site : www.ligue-cancer.net/article/download/4338.

Béliveau, Dr Richard, et Dr Denis Gingras, *Les aliments contre le cancer : la prévention et le traitement du cancer par l'alimentation,* Montréal, Trécarré, 2005, 214 p.

Berlangieri, Sonia, « Généralités », Joanie Lévesque, « Cancer du sein : approche traditionnelle et traitement en physiothérapie », Anik Ladouceur, « Effet de l'exercice sur le cancer du sein », Joanie Perron, « Protocoles en place dans différents centres hospitaliers de la région de Montréal », dans *Cancer du sein : Une vision innovatrice de la physiothérapie,* travail présenté à Élaine Chapman dans le cadre du cours PHT-6113, programme de physiothérapie de l'École de réadaptation de l'Université de Montréal, 2012. Nombreuses études de cet ouvrage mises ici à contribution.

BROUILLARD, Dr Gaétan, *La santé repensée : cessez de chercher la pilule miracle, agissez différemment*, Montréal, Les Éditions de l'Homme, 2015, 206 p.

BROWN, Dr Zora K., et Dr Karl K. BOATMAN, *100 questions and answers about breast cancer*, Sudbury, Jones and Bartlett Publishers, 3rd edition, 2009, 259 p.

CHAN, Dr David, *Breast cancer : real questions, real answers*. New York, Marlowe & Company, 2006, 264 p.

CHIA, Mantak, et Juan LI, *Dynamique interne du tai chi : circulation de l'énergie dans le corps en mouvement*, Paris, Guy Trédaniel éditeur, 1997, 196 p.

CORNEAU, Guy, *La guérison du cœur : nos souffrances ont-elles un sens ?*, Montréal, Les Éditions de l'Homme, 2004, 336 p.

DE MARESCHAL, Édouard, « Comment préparer son retour au travail après un cancer », *Le Figaro*, 4 février 2014, sur le site : www.lefigaro.fr/emploi/2014/02/04/09005-20140204ARTFIG00203-comment-preparer-son-retour-au-travail-apres-un-cancer.php.

DEMERS, Dominique, *Chronique d'un cancer ordinaire : ma vie avec Igor*, Montréal, Québec Amérique, 2014, 188 p.

DOYLE, Lyne, technicienne en imagerie médicale (t.i.m.), Pascale LEBLANC, t.i.m., Louise LEBLANC, t.i.m., Sylvie ROY, t.i.m., Josée VADNAIS, t.i.m., Nathalie DUCHESNE, B.Sc., M.D., FRCPC, « Intervention mammaire en 2013 : le rôle de la technicien », *Radiodiagnostic*, mars 2013.

DROLET, Anne, « Lymphoedème : un mal méconnu et non couvert », *Le Soleil* (Québec), 18 août 2008, sur le site : www.lapresse.ca/le-soleil/200809/08/01-658801-lymphoedeme-un-mal-meconnu-et-non-couvert.php.

Gemignani, Dr Mary L., et Caren Goldman, « *The ultimate guide to breast cancer : find help, hope, and healing,* New York, Rodale Inc., « Prevention », 2013, 372 p.

Handfield, Catherine, « Traiter le cancer, soigner la personne », *La Presse* Montréal, 15 mars 2016, sur le site : www.lapresse.ca/vivre/sante/201603/15/01-4960966-traiter-le-cancer-soigner-la-personne.php.

Hébert, Mona, *La médecine des femmes : une vision naturelle de la santé au féminin,* Gap, éditions Le Souffle d'or, collection « Chrysalide », 2012, 324 p.

Irwin, Michael R., *et al.,* « Tai Chi, Cellular Inflammation, and Transcriptome Dynamics in Breast Cancer Survivors With Insomnia : A Randomized Controlled Trial », *Journal of the National Cancer Institute Monographs,* n° 50, Oxford University Press, 2014, p. 295–301, sur le site : www.hopelab.org/wp-content/uploads/2016/04/Irwin-TCC-inflammation-insomnia-JNCI-Monographs-2014.pdf.

Kaelin, Dr Carolyn M., et Francesca Coltrera, *Living through breast cancer : from the experts at Harvard medical* school, New York, McGraw-Hill, « President and Fellows of Harvard College », 2005, 370 p.

Lanctôt, Dominique, *Tu n'es pas seule : l'expérience du cancer, paroles de femmes,* Montréal, Les Éditions de l'Homme, 2006, 285 p.

Lardon, Dr Filip, *Quand une cellule déraille : comprendre le cancer,* Bruxelles, Mardaga, collection « Santé en soi », 2014, 180 p.

Lebed Davis, Sherry, *En pleine forme après un cancer du sein !,* Boisbriand, Éditions Momentum, 2003, 268 p.

Leblanc, Candice, « Quand le cancer du sein affecte la sexualité », *e-santé.be,* 4 janvier 2010, mis à jour par Marion

Garteiser le 12 octobre 2016, sur le site : www.e-sante.be/quand-cancer-sein-affecte-sexualite/2/actualite/616.

LEE, Dr John R., Dr David ZAVA et Dr Virginia HOPKINS, *Tout savoir sur le cancer du sein*, Vannes, éditions Sully, 2002, 460 p.

MAILLARD, Catherine, « Comment parler du cancer avec ses enfants ? », 15 mai 2014, sur le site : www.doctissimo.fr/html/dossiers/cancer/articles/16332-parler-cancer-enfant.htm.

MALBŒUF, Marie-Claude, « Combien de morts ça va prendre ? », *La Presse*, Montréal, 8 septembre 2015, sur le site : http://plus.lapresse.ca/screens/f8dcd823-f94c-4c82-a6a9-12559fa4bd37%7CbIS-rGPwqr6y.html.

MARIEB, Elaine N., *Anatomie et physiologie humaines*, Saint-Laurent, ERPI, 1993, 1014 p.

MASCRET, Damien, « Les effets du cancer sur la vie intime », *Le Figaro*, 11 novembre 2013, sur le site : http://sante.lefigaro.fr/actualite/2013/11/11/21509-effets-cancer-sur-vie-intime.

MASSON, Josée, technicienne en travail social (t.t.s.), « Annoncer son diagnostic à ses enfants », Fondation cancer du sein du Québec, sur le site : https://rubanrose.org/renseignements-pratiques/diagnostic-enfants.

MOSS, Dr Ralph W., *The Moss report on breast cancer (IDC & ILC)*, Lemont, PA Cancer Communications Inc., 2014-2015, 530 p. Nombreuses études de cet ouvrage mises ici à contribution.

ODERMATT, Rahel, Anita WOLFER, Khalil ZAMAN, « Hormonothérapie dans le cancer du sein : efficacité et effets adverses », *La Revue Médicale Suisse*, n° 387, 2013, p.1090-1094.

OVARY, Caroline, « Il y a une vie sexuelle après le cancer du sein », *Top Santé*, (mis à jour le 3 avril 2013), sur le site : www.topsante.com/medecine/cancers/cancer-du-sein/vivre-avec/il-y-a-une-vie-sexuelle-apres-le-cancer-du-sein-11986.

Panes-Ruedin, Benedicte, *Couples et cancer du sein : l'expérience de la sexualité,* mémoire déposé dans le cadre du certificat de formation continue en sexologie clinique, sous la direction de Nicolas Favez, Genève, Université de Genève, 2011. Nombreuses études de cet ouvrage mises ici à contribution.

Patocskai, Dr Erica, « Localisation des tumeurs non palpables », *Le Patient,* 4 septembre 2013.

Rambaud, Aude, « La méditation peut aider les malades atteints de cancer », *Le Figaro,* 24 février 2012, sur le site : http://sante.lefigaro.fr/actualite/2012/02/24/17480-meditation-peut-aider-malades-atteints-cancer.

René de Cotret, Léon, « Le Qi Gong, un allié de la médecine moderne ? Une entrevue avec Jerry Alan Johnson, docteur en Médecine traditionnelle chinoise », collection « Le Temps d'Agir », *Passeport Santé.net,* 23 octobre 2006, sur le site : www.passeportsante.net/fr/Actualites/Entrevues/Fiche.aspx?doc=johnson_j_20061023_ent. Nombreuses études dans ce document mises ici à contribution.

Réquéna, Dr Yves, *Les mouvements du bonheur : Wu Dang Dao Yin Qi Gong,* Paris, Guy Trédaniel éditeur, collection « Le Temps d'Agir », 2014, 191 p.

Robidoux, Dr André, *Les raisons d'espérer : ce que la recherche nous apprend sur le cancer du sein,* Montréal, Les Presses de l'Université de Montréal, 2013, 261 p.

Rochon, Michel, *Des billes radioactives contre le cancer du sein,* série « Le Téléjournal », Montréal, Société Radio-Canada, 20 janvier 2015, sur le site : http://ici.radio-canada.ca/tele/le-telejournal-22h/2014-2015/segments/reportage/895/billes-cancer-sein.

Santi, Pascale, « Les médecines chinoises s'infiltrent à l'hôpital », *Le Monde,* 9 mars 2012, sur le site : www.lemonde.fr/societe/

article/2011/10/11/les-medecines-chinoises-s-infiltrent-a-lhopital_1585753_3224.html#Lh0SIRhbF3KFFjgx.99.

SERVAN-SCHREIBER, Dr David, *Anticancer*, Paris, Robert Laffont, 2010, 442 p.

—, *On peut se dire au revoir plusieurs fois*, Paris, Robert Laffont, 2011,125 p.

—, *Notre corps aime la vérité : chroniques 1999-2011*, Paris, Robert Laffont, 2012, 402 p.

SHOCKNEY, Lillie D., Registered Nurse (RN), Bachelor in Science (BS), Masters in Administrative Science (MAS), *Navigating breast cancer : a guide for the newly diagnosed*, Sudbury, Jones and Bartlett Publishers, 2007,107 p.

SIMON, Stacy, « Breast Cancer Survivor Stays Fit With Tai Chi and Qi Gong », *American Cancer Society*, 12 juin 2014, sur le site : www.cancer.org/treatment/survivorshipduringandaftertreatment/storiesofhope/breast-cancer-survivor-stays-fit-with-tai-chi-and-qi-gong.

SUN TZU, *L'art de la guerre*, traduit du chinois et commenté par Jean Levi, illustrations choisies et commentées par Alain Thote, Québec, Les éditions du Septentrion, 2013, 256 p.

VIGNAU, Elyane, « Cancer : comment en parler à ses proches ? », *Psychologies*, décembre 2010, sur le site : www.psychologies.com/Bien-etre/Sante/Cancer/Articles-et-Dossiers/Cancer-comment-en-parler-a-ses-proches.

—, « Cancer et libido », *Psychologies*, mars 2016, sur le site : www.psychologies.com/Bien-etre/Sante/Cancer/Articles-et-Dossiers/Cancer-et-libido.

[s.a.], « Le qi gong, bien-être garanti », *L'Express* avec AFP, 3 juin 2013, sur le site : www.lexpress.fr/tendances/soin-homme/le-qi-gong-bien-etre-garanti_1254269.html.

[s.a.], « Retravailler après un cancer », *Psychologies*, août 2011, sur le site : www.psychologies.com/Bien-etre/Sante/Cancer/Articles-et-Dossiers/Retravailler-apres-un-cancer.

[s.a.], « La sexualité après le cancer du sein », *Sélection du Reader's Digest*, sur le site : http://selection.readersdigest.ca/sante/vivre-sainement/la-sexualite-apres-le-cancer-du-sein.

Émissions de télé

En direct avec Patrice Roy, Société Radio-Canada, 5 septembre 2016, « Seulement 15 semaines de prestations », entrevue avec Pierre Céré, porte-parole du Conseil national des chômeurs et chômeuses du Québec ; sur le site : http://ici.radio-canada.ca/audio-video/media-7589662/entrevue-avec-pierre-cere-porte-parole-du-conseil-national-des-chomeurs-et-chomeuses.

Le Téléjournal Estrie, Société Radio-Canada, 2 juin 2015, « Dans le même bateau ».

Une pilule... une p'tite granule, Télé-Québec, 14 janvier 2010, « Travail et cancer ».

—, 8 mars 2007, « L'exercice... pour lutter contre le cancer ! ».

Sites Internet des organismes consultés

American Cancer Society : www.cancer.org

Association québécoise de lymphœdème : fr.infolympho.ca/

Cancer Research (Royaume-Uni) : www.cancerresearchuk.org

Centre des maladies du sein Deschênes-Fabia, Centre hospitalier affilié universitaire de Québec : http://centredesmaladiesdusein.ca

Fondation du cancer du sein du Québec : https://rubanrose.org

Fondation québécoise du cancer : www.fqc.qc.ca

Hôpital général juif de Montréal : www.jgh.ca

Institut national du cancer (France) : www.cancer.ca/fr

Institut de recherche de la Société canadienne du cancer (IRSC) (anciennement l'Institut national du cancer du Canada [INCC] : www.cihr-irsc.gc.ca

International Institute of Medical Qigong : www.medicalqigong.org et www.qigongmedicine.com

National Cancer Institute (É.-U.) : http://cancer.gov

National Center for Complementary and Integrative Health (NCCIH) : https://nccih.nih.gov

National Lymphedema Network : www.lymphnet.org

Société canadienne du cancer : http://cancer.ca

Société d'oncologie intégrative : http://drboukaram.com/medecine-integrative/

US National Library of Medicine, National Institutes of Health : www.ncbi.nlm.nih.gov/pubmed/

Remerciements

Je tiens à exprimer ma profonde gratitude envers les personnes suivantes, qui ont fait la différence pour moi à un moment ou l'autre de l'aventure qu'aura été la rédaction de ce livre.

Mon éditrice, madame Marie-Andrée Lamontagne, et les éditions Médiaspaul pour avoir cru en mon projet d'écrire ce livre, pour l'accompagnement tout au long de ce fascinant périple qui mène à la naissance d'un livre. Je les remercie d'avoir respecté mes forces et mon rythme de travail, alors que je finissais tout juste mes traitements et que je plongeais la tête la première dans ce projet. Je les remercie également pour leur généreuse donation d'un dollar à la Fondation du cancer du sein du Québec pour chaque livre vendu : merci !

Le Dr Georges-Étienne Rivard, hémato-oncologue, pour avoir lu, vérifié et approuvé les éléments de nature médicale de mon manuscrit. Je ne vous remercierai jamais assez pour votre générosité.

Merci à Mitra Azari, chercheure-doctorante en oncologie au laboratoire de recherche du CHUL à Québec pour avoir lu et vérifié les passages sur l'hormonothérapie et la thérapie ciblée.

Merci à Lyse Turgeon, psychologue pour enfants pour ses conseils et ses suggestions sur ce sujet dans ce livre.

Linda, Isabelle et feue Guylaine, pour leur incroyable générosité en acceptant de me faire partager leur expérience de l'épreuve qu'est le cancer du sein. Ce livre ne serait pas le même sans votre apport.

Marie, merci pour tes encouragements et pour m'avoir mise sur le chemin de madame Lamontagne : je t'en dois une !

Stéphane, mon ami fidèle qui m'a mise sur le chemin de sa sœur Annie qui, elle, m'a mise sur le chemin du Dr Rivard : je vous en dois une également !

Un grand merci à tous les amis et les collègues avec qui j'ai partagé mon rêve de ce livre en préparation et qui m'ont encouragée.

Ma sœur de cœur, Claire, pour sa présence indéfectible, sa générosité et pour avoir été ma toute première lectrice : merci pour tes judicieux conseils. Merci aussi à Robert. Vous êtes tous les deux des amis précieux à mes yeux.

Finalement… Mon team de trois : ma mère Martine, pour son dévouement, ses encouragements et son infinie confiance en moi, mon frère Martin et mon beau-père Donald, pour leur soutien chaleureux et leur affection : je vous aime.

Table des matières

Avant-propos 9
Mise en garde 17

Première partie — Plonger la tête la première

1. Recevoir un diagnostic de cancer 23
2. Leur apprendre la nouvelle 29
   À l'entourage 29
   Aux enfants 30
   Aux collègues de travail 39
3. Apprendre à naviguer dans le système de santé 45
   L'infirmière-pivot en oncologie 46
   S'organiser 50
      L'agenda 50
      Le dossier médical 51
      Les ressources disponibles 52
      L'aspect financier 55
      Suggestions... en bref 63
      La maîtrise de soi et le calme 64
      Suggestions... en bref 69
4. Les tests 71
   L'auto-examen des seins 71
   La mammographie et l'échographie 76
   Les tests pré-traitements 80
      La biopsie 80
      La scintigraphie osseuse 83
      La radiographie des poumons 84
      L'échographie abdominale 85
      L'analyse sanguine 85
      Le scan et la résonance magnétique 86

L'électrocardiogramme (ECG) 88
La ventriculographie 89
Être accompagnée 91

Deuxième partie — Les traitements

Présentation........ 97
5. La chirurgie........ 99
La tumorectomie et la mastectomie partielle 100
La mastectomie totale........ 101
Le harponnage........ 102
Qu'est-ce que c'est ?........ 104
Comment ça se passe ? 104
La technique du ganglion sentinelle........ 107
6. Récupérer après une chirurgie 113
Le massage des cicatrices........ 116
Suggestions... en bref........ 119
Le syndrome des cordelettes axillaires 121
De quoi s'agit-il ?........ 121
Qu'est-ce que ça fait ?........ 122
Pourquoi ?........ 122
Que faire ?........ 124
Le lymphœdème........ 126
Qu'est-ce que le système lymphatique ?........ 127
Pourquoi un lymphœdème ? 129
En parler d'abord 130
Que faire ?........ 133
Et la prévention ?........ 133
Suggestions... en bref........ 144
7. La chimiothérapie 147
Le cathéter veineux central 148
Les prélèvements sanguins 152
Le déroulement d'une séance type 154
Les éventuels effets secondaires........ 156

Les modes de soulagement 161
L'activité physique 162
Contre les nausées 163
L'acupuncture 164
Le tai chi 171
Suggestions... en bref 176

8. La radiothérapie 181
Qu'est-ce que la radiothérapie ? 181
Le rendez-vous préparatoire 183
Le moulage 184
Le marquage 184
Le déroulement d'une séance type 185
Effets secondaires et modes de soulagement 186
Suggestions... en bref 192

9. La médication périphérique 197
Les antiémétiques 198
La stimulation des globules blancs 201
La thérapie ciblée (Herceptin) 206
L'hormonothérapie 212
Qu'est-ce que c'est ? 213
Les multiples rôles des œstrogènes 214
Les traitements hormonaux 215
Atténuer les effets secondaires 220

10. Perdre ses cheveux 225
Suggestions... en bref 238

11. Quelques astuces pour s'en sortir 241
Demeurer active 241
La visualisation 246
La sexualité et l'image de soi 250
Les symptômes et le vécu 255
Les causes de la perte de la libido 258
Solutions et pistes de réflexion 261

Troisième partie — Et après ?

12. Prendre soin de soi 271
L’alimentation 272
L’activité physique 277
Le calme intérieur 279

13. La convalescence 285
Des effets secondaires à retardement 286

14. Le retour au travail 293
Suggestions… en bref 301

15. Quelques réflexions 303
Prendre soin de son aidant naturel 303
La solitude dans la maladie 305
Des rencontres inspirantes 306
Mon, ton, son, notre, votre, leur… cancer 309
Le risque ultime de la chimio 310
Rester humble devant la maladie 315
Une société de performance… jusque dans la maladie 317
L’idéologie du combat 321
Le cancer dans le cancer 324
De l’espoir, pour finir 331

Suggestions de lecture 333

Bibliographie 338

Remerciements 346